孕期
胎儿发育
一天一页

王琪 主编

中国轻工业出版社

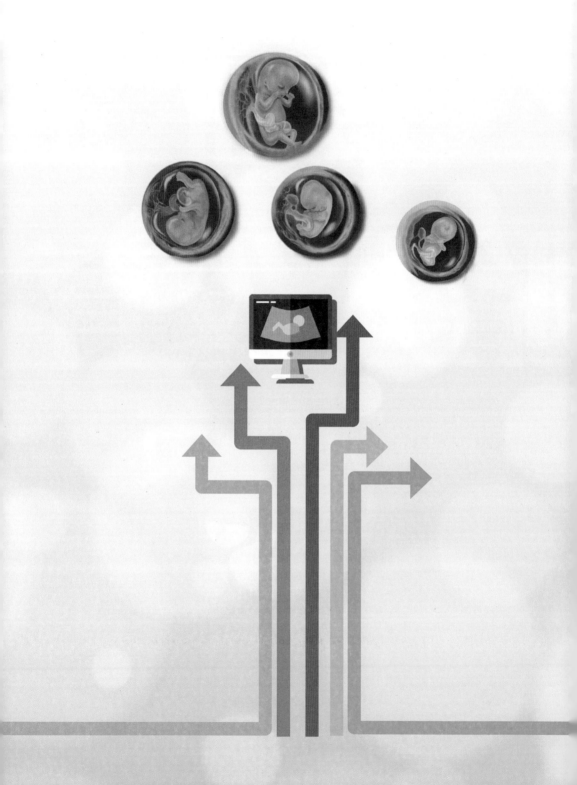

前言

　　怀孕，是一段非常奇妙的时期，它不仅仅是女人一生中最重要的时期，还是一个新生命孕育的时期。在这段珍贵的时光里，我们懂你的幸福，也知道你对未来怀揣着无限期盼，当然也知道你的疑惑和不安，所以有了这本可以告诉你胎宝宝每天在做什么的书，陪伴你度过这短暂又漫长的280天。

　　当你看到腹部慢慢隆起，感受着身上出现的种种不适，不免在心中为自身与胎宝宝的健康担忧着，当真正面临分娩，又会被疼痛、分娩危险等传言吓退。其实，这些是任何一位得知自己怀孕的女性都会有的担忧，你并不需要太过担心，因为即便是怀孕有诸多需要注意的事项，它也是大自然赋予女性的一项本能，是瓜熟蒂落的自然规律。当你翻开这本书，你就能看到胎宝宝每一天发育的模样，能够看到这个可爱的小人儿是如何在你的身体里慢慢生根、发芽、成长的，感受到大自然和生命的奇妙。

　　这里有一张张清晰的彩超图片，陪伴着你整个孕期，不论你处在孕期的哪一天，翻开书就能找到对应的胎儿照片，让你清晰地看到他（她）的发育情况。当然本书还给出孕妈妈需要注意的事项，这些内容都是与孕期胎宝宝的发育情况和孕妈妈的身体变化相结合的，一天一页，能帮助你找到应当注意、想要关心的问题要点，给出切实可行的解决方案。

　　在这里，并不需要你花费太多精力，每天抽出10分钟，便能让你拥有一个舒服、健康的孕期，孕育健康、聪明的宝宝。

目录

孕1月 宝贝驾到

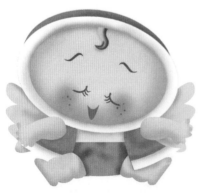

孕2月 努力发育中

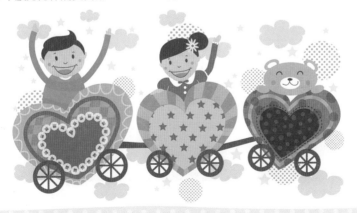

孕3月 听到胎宝宝的心跳了

孕4月 会皱眉的小宝贝

孕5月 胎动真奇妙

孕 6 月　胎宝宝能听到你们说话了

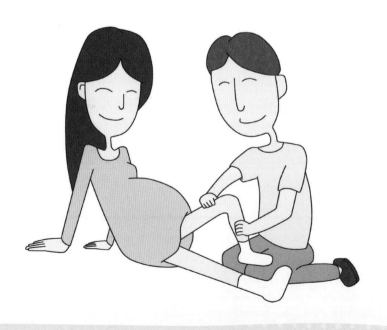

孕7月　胎宝宝也打嗝

孕 8 月　能感觉到光

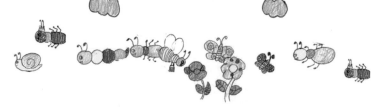

孕9月　已经头朝下了

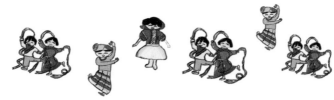

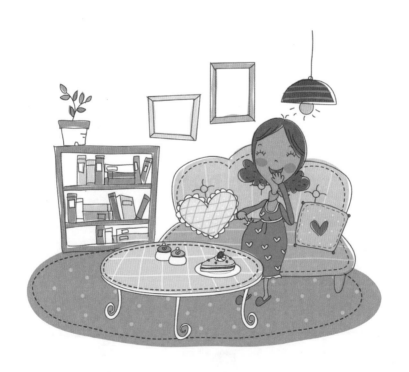

孕 10 月　外面什么样儿

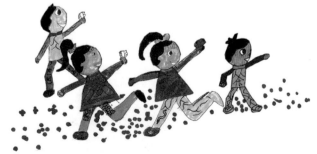

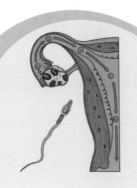

第 1 周

卵子发育成熟

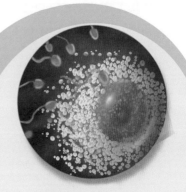

第 2 周

卵子与精子相遇啦

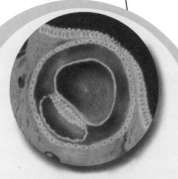

第 3 周

胚胎在最佳地点着床了

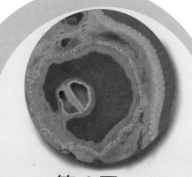

第 4 周

胚泡分化成胎儿和胎盘

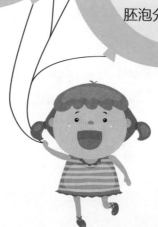

孕1月
宝贝驾到

这个月，你的腹中正在发生一场奇迹，一个小生命经历了从无到有的过程，最终在你的子宫安营扎寨了！

此时，孕妈妈可能会出现各种不适，疲劳、乏力、嗜睡的症状都是胎宝宝在告诉你他(她)已经到来了，这个时候最主要的是放松心情，不要过分紧张，也不要乱吃药。为了腹中的胎宝宝，孕妈妈总是要小心再小心。

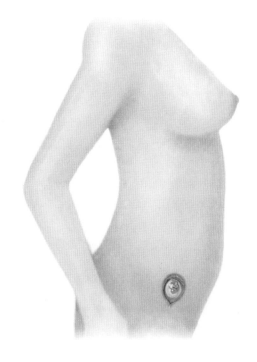

本月要事提前知

　　本月，孕妈妈的身体可能还没有什么特别的表现，但胚芽已经悄悄地在你的子宫里成长了。也许在某天早上你试了几根试纸都明显地出现两条线，那么恭喜你，你就要成为妈妈了！在未来的几周内，孕妈妈体内的胚胎细胞将以惊人的速度分裂，到本月末，胚胎长大到约一颗小小的苹果子大小。孕妈妈要注意照顾好自己的饮食起居，呵护好刚刚到来的胎宝宝，避免发生意外。

胎宝宝真的来了，
孕妈妈要调整自己的日常习惯了！

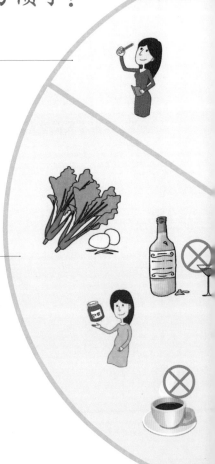

做好万全准备迎接胎宝宝

▶ 学会测算排卵期，让宝宝的到来更顺利。

▶ 调养好身体状态，不在旅途中、子宫未完全恢复时、服过避孕药后怀孕。

▶ 做好怀孕计划，包括准备好从孕期到生产的费用，做好准备才能从容迎接胎宝宝的到来。

还不需要大吃大补

▶ 每日按需补充叶酸，降低胎宝宝致畸概率，如果此前孕妈妈没有补充叶酸，此时也不要想着把原来落下的叶酸补回来，每天只需补充400~800微克即可。

▶ 饮食没有大变化，三餐有规律，与孕前基本保持一致，现在还不用刻意大补。

▶ 告别酒精、咖啡因等影响胎宝宝细胞发育的食物，以避免发生流产、早产情况。

孕 1 月产检项目

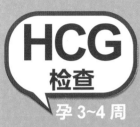

HCG 检查

孕 3~4 周

● 体重检查：测量身体质量指数，便于整个孕期体重管理。
● 血液检查（HCG）：确认是否怀孕，卵子受精后 7 日即可在血清中检测出人绒毛膜促性腺激素（HCG）。
● 了解家族病史：了解过去用药及可能危害母子的情况。

(以上产检项目可作为孕妈妈产检参考，具体产检项目以医院及医生提供的建议为准)

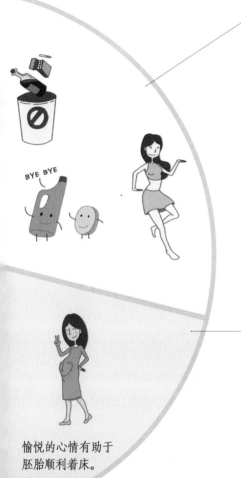

愉悦的心情有助于胚胎顺利着床。

生活需要作出改变了

➤ 改变生活习惯，做到早睡早起、适度锻炼，以调整身体状态，为迎接胎宝宝创造优质环境。

➤ 做家务时，避免使用会产生化学反应、释放有毒气体的清洁剂，可以使用盐、醋、小苏打等"绿色"清洁剂。

➤ 吸烟会增加胎宝宝先天畸形的发生率，可能会引起胎宝宝缺氧，造成流产、早产，因此孕妈准爸要远离香烟及二手烟。

➤ 家中的电器多少都带有辐射，高强度的辐射对胎宝宝有不利影响，因此孕妈妈在使用时要保证安全距离，但也不用过度担心。

你的心情对于你和宝宝都很重要

➤ 在胎宝宝还没有到来时，要放松心态，卸下所有负担，以最佳的心理状态迎接宝宝。

➤ 本月末期，孕妈妈虽然不能明显感觉到自己已经怀孕了，但是也要从心理上把自己当作孕妇，情绪不要大起大落，更不要急躁。

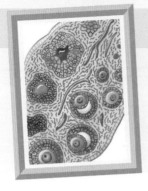

第1~2天 孕1周

胎宝宝：还没有影儿呢

胎宝宝现在还没影儿呢，他仍分别以卵子和精子的形式寄存在准妈妈和准爸爸的体内。怀孕是从备孕女性末次月经的第1天算起，这是个重要的日子，一定要记录下来。

备孕女性：在日历上划下一个圈儿

末次月经的第1天是个非常重要的日子，从今天开始，280天孕期正式开始计算了，备孕女性可以在日历上划下一个圈儿，来记录这个特殊的日子。

不过完全没有必要因此而紧张，保持一个快乐放松的心态，也许更容易怀上宝宝呢。

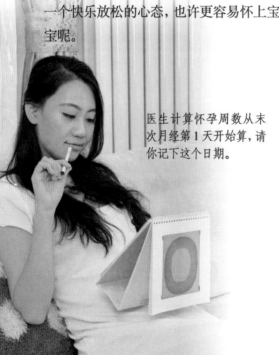

医生计算怀孕周数从末次月经第1天开始算，请你记下这个日期。

为了备孕，不少女性选择了辞职，或者找个闲职，让自己有更多的时间方便跑医院、做检查，积极备孕。但是据调查显示，专门赋闲在家准备要宝宝的备孕女性，怀孕率远不如那些正常工作的女性。这是因为如果将注意力过分集中在要宝宝这件事情上，容易让备孕女性患得患失，顾虑重重，自然不利于怀孕。

对于以脑力劳动为主的备孕女性来说，下班后去游泳半小时，或者慢跑，更容易缓解疲劳。变换一下放松方式，就可以得到更好的休息效果。

还有的备孕女性脑子里总想着会不会怀上、宝宝会不会出现问题等，即使身体放松了，大脑也没有真正放松，其实这种担心完全是多余的，只要日常饮食、生活有所注意，听从医生的建议，大多数孕妈妈都会生下健康的宝宝的。所以，请卸下所有负担，以最佳的心理状态迎接胎宝宝吧。

离预产期278天　　胎宝宝体重0克　　记录末次月经　　放松心态　　患得患失

胎宝宝头臀长0毫米

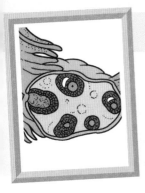

第3~5天 孕1周

胎宝宝：继续等待中

这几天仍处于最后一次月经周期内，备孕女性的身体还没有开始排卵，这周仍旧属于备孕阶段，胎宝宝还在继续等待精子与卵子的相遇，并没有真正到来。

备孕女性：改变生活坏习惯

备孕女性要照顾好自己的身体，调整好自己的作息习惯，为接下来的受孕做好充分的准备。平时不要太劳累，要适当运动。之前没有孕育经验的女性还可以多了解一些怀孕、分娩、育儿方面的知识。

生活起居有规律

现代人都有熬夜的习惯，但备孕期间应该早睡早起、起居有规律，如果此前有熬夜习惯，这个时候一定要改掉。

每天晚上10点前就寝，睡足八九个小时。尤其是晚上11点到次日凌晨4点这段时间内，一定要保证最佳的睡眠质量。

养成有规律的睡眠习惯，晚上在同一时间睡眠，早晨在同一时间起床。可以在中午安排一个短暂的午睡。

多做健康运动

此时备孕女性并不需要静养，适当的运动有助于增强体质，为迎接胎宝宝到来做好准备，应尝试做一些比较舒缓的运动，如慢跑、散步等运动项目，可以与准爸爸一起进行。每周做一两次，每次30分钟左右即可。

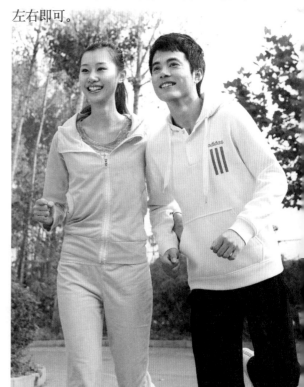

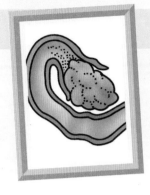

第 6~7 天 孕1周

胎宝宝：不要畸形，不要发育异常

孕早期是胎宝宝致畸高危期，如果在不知情的情况下吃了药物，叶酸补充不足，喝了可乐、咖啡，吸烟酗酒都可能导致胎宝宝畸形、发育异常，因此一定要避免这些情况。

备孕女性：叶酸，赶紧补起来

叶酸是一种水溶性维生素，是蛋白质和核酸合成的必需因子，具有辅助 DNA 合成的作用。它还是胎宝宝神经发育的关键营养素，对预防胎宝宝神经管畸形有重要意义。如果孕妈妈缺乏叶酸，胎宝宝可能会发育异常，生出低体重儿的概率也会增加。因此在备孕期间就要开始补充叶酸。

叶酸片要吃到怀孕后 3 个月

孕早期是胎宝宝中枢神经系统发育的关键期，孕妈妈仍需要每天按量补充叶酸。每天补充 400~800 微克叶酸，即可满足胎宝宝生长需求和孕妈妈自身需要。在怀孕后 3 个月，即整个孕早期都需要补充叶酸，以降低胎宝宝致畸概率，进入孕中期后可停服叶酸片，平时多从绿色蔬菜等富含叶酸的食物中汲取就可以了。

补充叶酸的 3 大法则

1. 最好在医生的指导下，选择、服用叶酸补充制剂。

2. 孕前曾长期服用避孕药、抗惊厥药的孕妈妈，曾经生下过神经管缺陷宝宝的孕妈妈，孕前应在医生指导下，适当调整每日的叶酸补充量。

3. 长期服用叶酸补充制剂会干扰体内的锌代谢，锌一旦摄入不足，就会影响胎宝宝的发育。因此在补充叶酸的同时要注意补锌。

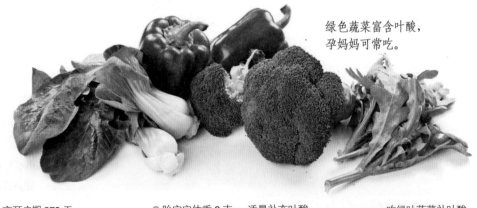

绿色蔬菜富含叶酸，孕妈妈可常吃。

● 离预产期273天　　　● 胎宝宝体重0克　适量补充叶酸　　　　　吃绿叶蔬菜补叶酸

● 胎宝宝头臀长0毫米

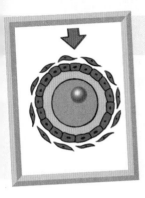

第 8~9 天 孕2周

胎宝宝：为到来做准备

备孕女性的月经结束了，卵子和精子在准妈妈和准爸爸各自的身体里为马上就要到来的相遇做着准备，此时要继续保持健康的生活状态，为即将到来的胎宝宝创造一个最棒的"居所"。

备孕女性：3 种时期别急着怀孕

精子和卵子的质量决定着胎宝宝的健康，而受孕时间则直接影响着胚胎的质量。所以，要有意识地避开以下这些不利于受孕的时期，给胎宝宝一个良好的开始。

旅行中不宜怀孕

长途旅行中体力过度耗损，生活起居没有规律，经常睡眠不足，每日三餐的营养也不均衡……这不仅会影响受精卵的质量，还会反射性引起子宫收缩，使胚胎的着床和生长受到影响，易导致流产或先兆流产的发生。

服用避孕药期间不宜怀孕

无论是口服避孕药还是外用的避孕药膜，一旦受孕都会对受精卵造成不利影响，胎宝宝发生先天畸形的概率增大，出生时的成熟度、体重、生长发育速度等，也都与正常受孕的胎宝宝有明显差别。

流产、宫外孕后半年内不宜怀孕

人工流产手术主要采取负压吸引或刮去妊娠物的方法，这会使孕妈妈的子宫内膜受到一定程度的损伤。内膜恢复正常需要有一个过程。一般流产后至少半年，甚至 1 年的时间，才可尝试受孕。

如果是反复自然流产，应查清原因后再考虑怀孕。患过宫外孕的女性，其输卵管常常不是完全畅通的，在宫外孕治愈后不久就匆匆怀孕是很危险的，极有可能再次发生宫外孕。

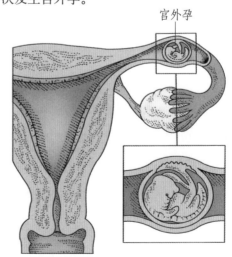

宫外孕

● 离预产期271 天　　　● 胎宝宝体重 0 克　　不匆忙怀孕　　养好身体再怀孕　流产后立即怀孕

✔　　　　✔　　　　✘

● 胎宝宝头臀长 0 毫米

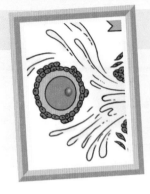

第10~12天 孕2周

胎宝宝：等待着，精卵相遇的那一刻

卵子已经发育成熟了，正在等待排卵，精子也在准爸爸的身体内整装待发，期待着与卵子相遇的那一刻。备孕女性要找准自己的排卵期，但也别太紧张，放松心情，胎宝宝更容易到来。

备孕女性：找准排卵日

计划怀孕时，掌握准确的排卵日期是至关重要的。精子在女性生殖道内可存活两三天，而卵子在排出约24小时后就开始老化。如果在排卵日当天或提前1天同房，那么受孕的概率最高。

月经期为28天的排卵过程图

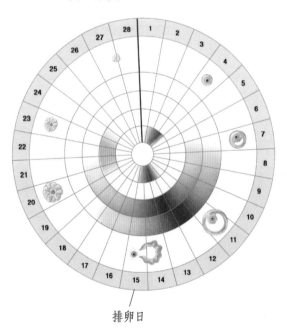

排卵日

测算排卵周期

具体操作方法：如果你的月经一向比较规律，可以采用这种算法：从月经来潮的第1天算起，倒数14±2天就是排卵期。例如，月经周期是28天，这次月经来潮是5月28日，那么5月12~16日就是排卵日。

基础体温法

此方法适用于月经不太规律的女性。

从月经第1天开始测基础体温。早晨醒来，不说话，不下床，用准备于床头的体温计放在舌下，测口腔温度5分钟，记录下体温。每天一次，坚持3个月，找出两次月经间的体温变化曲线。如果有哪天忘记测量，也要记下来，与之前做过的表格比较，以作为参考。将一个月的数据做成曲线表，一眼就能发现这个月的排卵日。

● 离预产期268天　　　● 胎宝宝体重0克　　掌握排卵期　　　坚持测体温　　　太担心排卵日期

● 胎宝宝头臀长0毫米

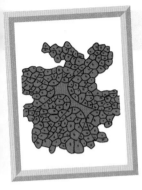

第 13～14 天 孕2周

胎宝宝：卵子准备与精子结合了

排卵啦！卵子正在等待完成自己的使命，与精子结合发育成受精卵，生命的序幕即将拉开。"爸爸妈妈不要着急，我马上就要来了，你们准备好了吗？"

备孕女性：抓住受孕好时机

受孕时的年龄、季节、环境、营养、心情等许多外部环境和主观因素决定着精子和卵子的质量，也决定着受精卵质量的高低。所以，要想孕育一个聪明、健康的宝宝，从受孕之初就要开始准备了。

较佳月份

五六月份怀孕，经过大约 3 个月孕早期的不适阶段后，正值秋季，水果、蔬菜品种丰富、新鲜可口，此时孕妈妈食欲增加，可以有计划地补充营养，调理饮食。

而且，在五六月份怀孕就意味着宝宝会在第 2 年的春天出生，这样既可以避开寒冷干燥的冬季，又可以避开炎热闷湿的夏季，那宝宝得感冒和脱水热的概率就会大大降低。

较佳日子

在排卵日当日及前 3 天或后 1 天同房较佳。排卵日一般在下次月经来前的 14 天左右，大约就是月经周期的中间。

美好时刻

人体的生理现象和机能状态在一天 24 小时内不断变化。上午 7：00-12：00，人的身体机能状态是呈上升趋势的；下午 1：00-2：00，是白天里人体机能最低时刻；下午 5 时再度上升，晚 11 时后又急剧下降。一般来说，晚 9：00-10：00 是同房受孕的最佳时刻。而且此时同房后，女性长时间平躺睡眠有助于精子游动，增加精子与卵子相遇的机会。

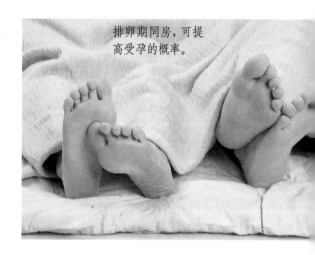

排卵期同房，可提高受孕的概率。

离预产期 266 天　　胎宝宝体重 0 克　晚上九十点同房　排卵期同房　　排卵期每日同房

胎宝宝头臀长 0 毫米

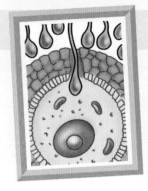

第 15~16 天 孕3周

胎宝宝：妈妈，我来了

生命的序幕在精子与卵子结合的那一刻真正拉开了，之后的数小时后，精子与卵子结合的受精卵复制了 DNA 物质，并一分为二，这也代表胎宝宝真正来了，你已经成为一位真正的孕妈妈了。

孕妈妈：给胎宝宝温柔的呵护

胎宝宝悄悄地到来，此时你也许还感觉不到他的存在。但是他却在你的体内不断地生长，再过一段时间，你就会真实地体验到做孕妈妈的感受了。从现在开始，你就要以一个孕妈妈的标准来要求自己，饮食、休息、情绪上都要考虑到胎宝宝的健康，给小家伙温柔的呵护、关照。

三餐按时，适当加餐

此时你需要更多的营养和能量来保证胎宝宝接下来的生长发育。所以每日三餐一定要按时，孕妈妈可以多吃一些富含叶酸的食物，如菠菜、油菜等绿色蔬菜。

为了给胎宝宝提供更健康的生长环境，除了三餐要定时定量，还可以在上午、下午加餐，以保证充足的营养。

按时作息，适当午睡

充足的睡眠是体力充沛的保证，要知道孕育一个小生命需要消耗大量的能量，虽然现在你可能还感觉不到，但过不久你就可能出现嗜睡、困倦、乏力等症状，这都是身体内能量被大量消耗的证明。所以为了保证胎宝宝的健康，孕妈妈要早睡，不要熬夜，有条件的最好再午睡半小时到1小时，及时缓解身体的劳累。

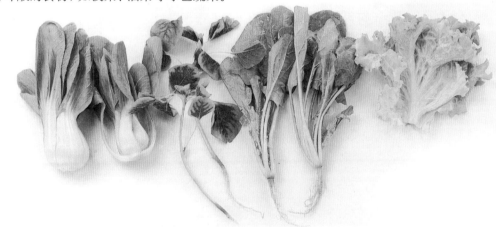

● 离预产期 264 天　　　● 胎宝宝体重 0 克　饮食有营养　按时吃饭　熬夜

● 胎宝宝头臀长 0 毫米

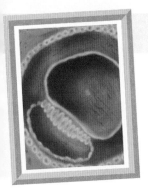

第 17~18 天 孕3周

胎宝宝：王子 or 公主，猜猜猜

受精卵以一分为二的方式进行细胞分裂，并进行 DNA 复制，这时胎宝宝的性别就已经确定了，孕妈妈觉得是"王子"还是"公主"呢？无论是男宝宝还是女宝宝，都是父母的心头肉。

孕妈妈：生男生女一开始就定了

最优秀的精子脱颖而出，你的宝宝的性别已经敲定了。

生男生女的概率各为 50%

胎宝宝的性别是由性染色体决定的。

正常人有 23 对（46 条）带有独特的基因信息的染色体，23 对染色体中有 1 对是决定性别的性染色体，女性是 2 条 X 染色体，而男性只有 1 条 X 染色体，另一条是 Y 染色体。

精子和卵子是生殖细胞经过减数分裂而来的，也就是说各自只带了一半（23 条）的遗传信息。因此，卵子带了 22 条常染色体和 1 条 X 染色体，精子则带了 22 条常染色体和 1 条 X 染色体或 1 条 Y 染色体，也就是说，女性只产生 1 种类型的卵子（X），而男性产生 2 种类型的精子（X、Y）。

卵子与精子结合受精时，可以出现以下两种情况：卵子与带 X 染色体的精子结合，产生 XX 型受精卵，发育成女宝宝；卵子与带 Y 染色体的精子结合，产生 XY 型受精卵，发育成男宝宝。

性别不可更改

一个精子和卵子相遇的瞬间，就决定了宝宝的性别，这是无法改变的。民间有些据说能改变性别的药物都是不科学的，服用了这些药物不但无法改变肚中胎宝宝的性别，还有可能造成胎宝宝的畸形，准爸爸和孕妈妈千万别信以为真。

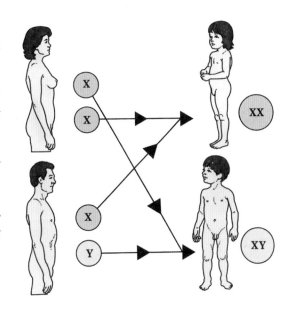

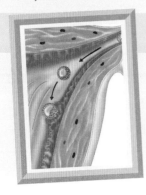

第19~21天 孕3周

胎宝宝：爬上自己的小床喽

就在这几天，胎宝宝将会爬上自己的"小床"美美地睡一觉，孕妈妈可能会有类似经血的污物排出，这是着床导致的轻微出血，它暗示着胎宝宝的到来，孕妈妈不用担心。

孕妈妈：给小家伙测测血型吧

准爸爸和孕妈妈的血型决定了胎宝宝的血型，这也就是为什么习惯上将这种亲情关系称之为"血缘关系"。那么胎宝宝可能的血型是什么呢？用下表来快速地了解一下吧。

ABO 血型与父母遗传关系表

父母血型	宝宝可能遗传的血型	宝宝不可能遗传的血型
O 和 O	O	A、B、AB
A 和 O	A、O	B、AB
A 和 A	A、O	B、AB
B 和 O	B、O	A、AB
B 和 B	B、O	A、AB
A 和 B	A、B、AB、O	–
AB 和 O	A、B	O、AB
AB 和 B	A、B、AB	O
AB 和 A	A、B、AB	O
AB 和 AB	A、B、AB	O

Rh 血型与父母遗传关系表

父母 Rh 血型	宝宝可能遗传的血型	宝宝不可能遗传的血型
Rh+ 和 Rh+	Rh+、Rh–	–
Rh+ 和 Rh–	Rh+、Rh–	–
Rh– 和 Rh–	Rh–、	Rh+

(Rh–：称作 Rh 阴性。Rh+：称作 Rh 阳性)

● 离预产期 259 天　　● 胎宝宝体重 0.1 克　　血型预测性格不可尽信

胎宝宝头臀长 0.1 毫米　　Rh+ 宝宝需预防溶血病

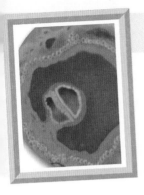

第 22~23 天 孕4周

胎宝宝：绿豆大的小囊泡

胎宝宝此时还没有人的模样，仅仅是孕妈妈子宫内膜中埋着的一粒绿豆大小的囊泡，囊泡分化成两部分，一部分附着在子宫壁上成为原始的胎盘，另一部分发育成了胎儿。

孕妈妈：远离辐射，让囊泡顺利分化

此时期是胎宝宝分化发育的快速期，更需要孕妈妈温暖的呵护，高强辐射会影响到胎宝宝的正常发育，孕妈妈还是要尽量远离辐射源。

微波炉

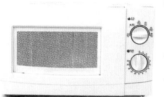

正常情况下，微波炉是安全的，孕妈妈可以放心使用。但如果家用微波炉使用时间较长，或者密封性较差，则应尽量远离微波炉。开启微波炉时，不要站在旁边，应等停止运行时再过去处理食物，不用时要拔掉电源。

漏辐射的微波炉或密闭性差的微波炉，不只孕妈妈不宜使用，其他人也不宜使用。

电脑

孕1~3月，最好冷落电脑，与它保持距离。如果必须使用，要与屏幕保持一臂的距离。孕3月后，胎宝宝的基本发育已经完成，你可以和电脑恢复良好"邦交"了，但也不要整日坐在电脑前。

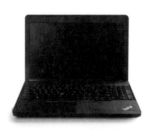

吃些抗辐射的食物

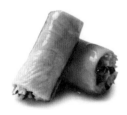

各种电器都能产生辐射，对细胞分裂有破坏作用，会损伤胚胎的微细胞结构，增加生出畸形儿的概率。孕妈妈可多食用一些富含优质蛋白质、磷脂、B族维生素的食物，例如豆制品、鱼、粗粮及绿色蔬菜等，能有效提高孕妈妈身体的抗辐射能力。

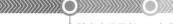

离预产期 257 天　　　胎宝宝体重 0.3 克　　　少看电视　　　吃些豆制品

胎宝宝头臀长 0.5 毫米　　　远离微波炉

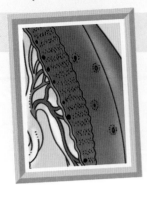

第 24~25 天 孕4周

胎宝宝：胎盘开始慢慢形成

为胎宝宝提供营养的胎盘开始慢慢形成，血液也已经开始在胎盘内循环，孕妈妈对此可能毫无所知，但细心留意，总会发现胎宝宝向新妈妈发出的"我来了"的信号。

孕妈妈：怀孕的几种信号

怀孕了，孕妈妈的身体会出现各种征兆，孕妈妈应留心观察身体上的变化。

怀孕的第一个信号——停经

怀孕的第一信号是月经停止来潮。结婚或有性生活的女性，平时月经规律，一旦月经过期 10~15 天，就有可能是怀孕。

停经是怀孕后最重要的症状，但不是特有的症状。其他原因也可能引起停经，如经期不规律的女性，推迟来月经也是常有的事。不过，当该来月经时，月经未来，但是有少量浅褐色的血流出，这是子宫在少量出血，也是怀孕初期可能出现的现象。

困倦、乳房变化等也可能是怀孕了

昏昏沉沉，好像总是睡不醒的样子，做什么事都没有精力。这是因为孕妈妈体内的变化正在消耗能量。孕妈妈注意多休息、多睡觉，这种症状就可缓解。

随着受精卵的着床，体内激素发生改变，乳房也做出相应反应，会出现乳房发胀，好像变大了，有点刺痛的感觉，乳头颜色也会变深，出现小结块等情况。

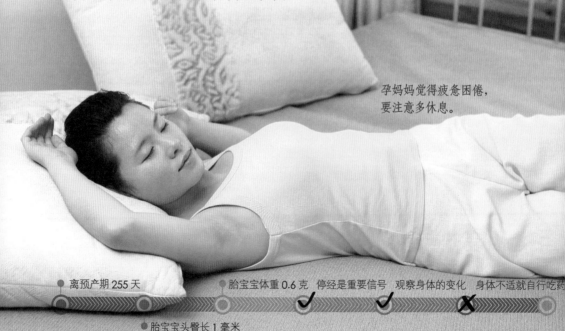

孕妈妈觉得疲惫困倦，
要注意多休息。

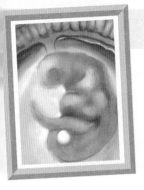

第 26~28 天 孕 4 周

胎宝宝：发育中，拒绝药物打扰

此时胚胎还在继续生长，孕妈妈应避免服用药物，这是因为有些药物能够通过影响母体的内分泌、代谢等间接影响胚胎，容易造成胎宝宝畸形，孕妈妈一定别让药物"打扰"到胎宝宝。

孕妈妈：孕妈妈的用药禁忌

怀孕后，吃喝休息都不是一个人的事情了，吃药更是一件值得重视的大事，孕妈妈一定要慎之又慎。

影响胎宝宝的药物

孕早期是胎宝宝生长发育的关键期，尤其是孕 3~8 周内，此时胚胎对于药物的影响最为敏感，致畸药物可产生致畸作用，但不一定引起自然流产。此时应根据药物毒副作用的大小及有关症状加以判断，若出现与此有关的阴道出血，不宜盲目保胎。

影响胎宝宝的常见药包括激素类药物、抗生素、安眠药、止吐药、感冒药、吗啡、壮阳药、利尿药等。这些药物在一定程度上都会影响胎宝宝的生长发育，严重的可能会导致畸形或流产。

服药期间怀孕如何处理

如果孕妈妈在服药期间意外怀孕了，先不要惊慌。孕妈妈可将自己的服药史和最近服用的药物名称、用量等详细情况告知专业妇产科医生，请医生帮助判断胎宝宝的发育状况以及是否有必要终止妊娠。

怀孕期间感冒怎么办

孕妈妈在怀孕期间最容易得的病就是感冒。所以孕妈妈一定要照顾好自己，注意保暖，注意多喝水，要保证营养均衡，还要多休息，这样才能有效预防疾病。如果不小心感冒了，孕妈妈可以喝一些葱白红糖姜水，并注意休息，可很好地缓解病症。即使孕妈妈感冒非常严重也不要擅自用药，可及时到医院诊治。

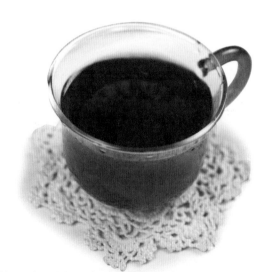

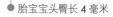

离预产期 252 天　　胎宝宝体重 1 克　感冒别擅自用药　预防患病　　　用药后盲目保胎

胎宝宝头臀长 4 毫米

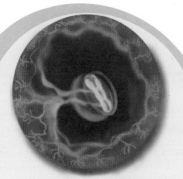

第 5 周

能在家中用试纸
测出怀孕了

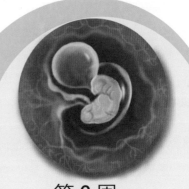

第 6 周

胚胎漂浮在充满液体
的羊膜囊中

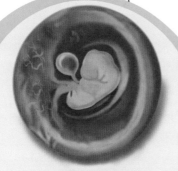

第 7 周

胚胎大小约 1 厘米

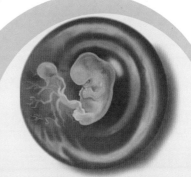

第 8 周

手指和脚趾间看上去
有少量蹼状物

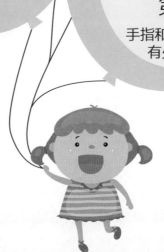

孕2月

努力发育中

　　孕2月，伴随着身体的变化，孕妈妈终于感受到"妈妈"的喜悦与惊奇了。很多孕妈妈其实都是从这个月开始有"妈妈"的感觉的。一些孕期反应会从这个月逐渐出现，比如孕吐、尿频、饮食口味的变化等，这都是正常的生理变化，不用过于担心。这个月，孕妈妈要做的还是放松心情、注意营养的摄入，从容地面对身体和心理的变化。

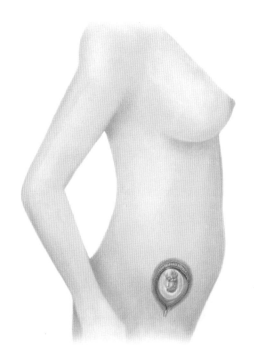

本月要事提前知

这个月，虽然孕妈妈的外表还看不出来已经怀孕了，但是孕妈妈能感受到身体上的变化了。月经停止、子宫开始变大，胸部感到胀痛、乳晕有小结节突出且颜色渐渐变深，都是你已经怀孕的信号，甚至有些孕妈妈开始出现恶心、乏力、食欲不振等早孕反应。

而胎宝宝发育到本月底时，已经能看出面部轮廓，小心脏也开始跳动起来啦。这个月是胎宝宝从细胞团向"小人儿"发育的关键时期，孕妈妈一定要呵护好他哦！

已经确认怀孕了，孕妈妈要呵护好宝宝！

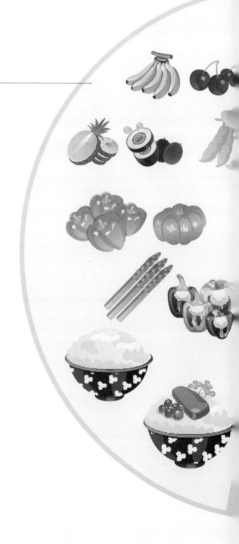

饮食有度

➤ 孕妈妈本月饮食以清淡易消化为主，可以多吃一些富含维生素的蔬果，不要一确定怀孕就想要大补。

➤ 部分孕妈妈已经出现孕吐情况了，看什么都吃不下，这时不要强迫自己进食，现在胎宝宝所需营养有限，孕妈妈也不用担心自己吃得少会影响胎宝宝的发育。

➤ 有些孕妈妈的孕2月较为舒适，没有明显的早孕反应，饮食不受影响，但也要做到饮食有度，吃太多只能导致营养过剩，对胎宝宝是没有什么好处的。

孕 2 月产检项目

超声波检查

孕 6~8 周

● 体重检查：监测孕妈妈体重有无超标。

● 血色素及血细胞比容的检查：检查孕妈妈是否有贫血现象。

● 超声波检查（B 超）：计算出胎囊大小，根据胎儿头至臀部的长度值即可推算出怀孕周数及预产期，此外还能监测有无胎心搏动及卵黄囊等，及时发现胚胎的发育异常情况。

（以上产检项目可作为孕妈妈产检参考，具体产检项目以医院及医生提供的建议为准）

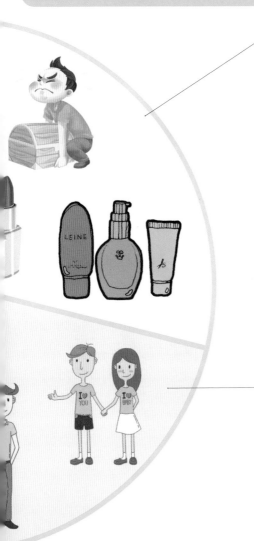

日常多注意一些，胎宝宝更安全一些

❧ 孕妈妈别再熬夜了，这时期正是胎宝宝各器官发育的关键时期，孕妈妈休息好，对胎宝宝的发育更有利。

❧ 家务重新分工吧，准爸爸要主动承担较繁重、较危险的家务。

❧ 避免照射到 X 射线，如果在出行过程中有安检是用 X 射线照射，孕妈妈要跟工作人员说明原因，避免照射 X 射线。

❧ 洗澡时注意时间不宜过长，15 分钟即可，水温控制在 38~42℃为宜。

❧ 为了胎宝宝的健康，口红、香水、指甲油等平时孕妈妈爱用的化妆品暂时搁置吧，其实素颜的孕妈妈也很美。

运动全部要慢

❧ 胎宝宝很娇弱，孕妈妈的动作要放慢，容易让孕妈妈感到疲惫的运动都要禁止了。

❧ 散步是此时最适合的运动，准爸爸带孕妈妈去环境优美、空气新鲜的地方散步吧，不仅可以增进夫妻感情，还能促进胎宝宝的神经发育。

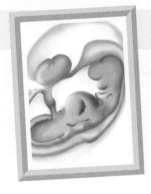

第29~30天 孕5周

胎宝宝：有苹果子那么大了

胎宝宝经过上两周的发育，已经发育成了一个苹果子般大小的胚胎，虽然还不是一个轮廓清晰的小人儿，但是他正在向着这个模样努力着，孕妈妈要继续保持营养的丰富、均衡。

孕妈妈：在家验孕确认胎宝宝的到来

隐隐地觉得身体有了变化，孕妈妈心头涌上一丝甜蜜和不安："难道真的怀孕了？"最便捷的方式就是用早孕试纸、验孕棒在家自测，可怎么验孕才更准确呢？

早孕试纸测试

1.打开锡纸密封的包装，用手持住纸条的上端，不要用手触摸试纸条实验区。

2.取一杯尿液，将试纸带有箭头标志的一端浸入尿杯（尿样不超过 MAX 线），约 3 秒钟后取出平放。

3.反映区内出现一条红线为"阴性"，出现平行的两条红线为"阳性"。"阳性"多表示已经怀孕。

晨尿检测更准确

检测尿液中人绒毛膜促性腺激素（HCG）是判定怀孕的可靠指标。在家验孕时，最好用晨尿，这样检测的结果会比较准，因为此时尿液中的 HCG 激素最易

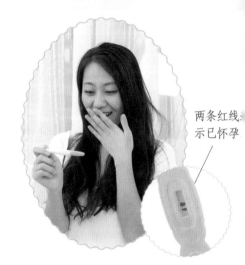

两条红线表示已怀孕

被检测出来。如果在其余时间验孕，尿液需在体内留存 4 个小时以上才能用来进行检测。

应在月经推迟 7 天左右验孕。因为 HCG 值是随着怀孕周数的增加而增加的，太早验孕，数值还没有达到标准，太晚验孕则可能因为数值过高，超出验孕试剂检测范围而检测不出结果。

离预产期 250 天　　胎宝宝体重 1.3 克　　月经推迟 7 天左右验孕

胎宝宝头臀长 5 毫米　　用晨尿检测　　用过期验孕试纸

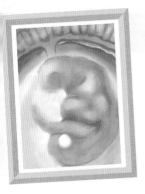

第31天 孕5周

胎宝宝：能看到一个模糊的轮廓

胎宝宝正在继续发育着，不过现在还不是一个轮廓清晰的"小人儿"。孕妈妈要继续保持营养丰富、均衡的饮食，规律的作息习惯，为胎宝宝的生长发育提供最有力的支持。

孕妈妈：算算预产期

一旦确诊你已怀孕，下一个问题肯定是："我的宝宝什么时候出生？"宝宝的预产期是什么时候？这个问题很简单，可以用公式推算，也可以查预产期估算表格。

预产期推算方法

预产期月份：末次月经月份减 3（或加 9）。如果末次月经是在 3 月份以后，那么就在这个月份上减去 3（相当于第 2 年的月份）；如果最后一次月经是在 3 月及 3 月份之前，那么就在这个月份上加 9（相当于当年的月份）。

预产期日期：末次月经日期加上 7，如果得数大于 30，那么将它减去 30 后，得到的数就是预产期的日期，同时预产期月份应加 1。

预产期速算表

宝宝出生的预产期是从末次月经第一天算起，共 280 天（40 周）。这个日期是否准确，要看你的月经周期是否遵守 28 天一个周期的规律。如果月经周期较短或较长，那么你分娩的日期就可能提前或者推后。

如记不清末次月经日期，可根据胎动日期作大概计算。一般胎动日期在怀孕后的 18~20 周，再加上 20 周就能推算出大约的预产期。还可以做超声检查，测胎儿身体的一些径线进行测算，即可测出胎龄，并以此推算出预产期。

以上预产期的算法与实际的分娩日期常相差一两周，若平时月经周期长短变化较大者，预产期可能相差更多。推算出的预产期，只是参考数据，事实证明只有部分宝宝在预产期当天出生，大部分的宝宝都是在预产期的前 2 周或后 2 周出生的。

本书在第 254 页给出一个预产期表格，可以很方便地协助孕妈妈推算预产期。

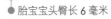

- 离预产期 249 天
- 胎宝宝头臀长 6 毫米
- 胎宝宝体重 1.4 克
- 记录推算的预产日期
- 预产期仅是估算日期

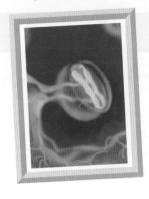

第 32~33 天 孕5周

胎宝宝：体重不断增加

胎宝宝正在努力成长，体重不断增加，身体也在变长，他会直接从孕妈妈的血液里获得营养，所以即便因早孕反应而出现孕吐的孕妈妈也不用担心胎宝宝会缺乏营养。

孕妈妈：吃些有利于胎宝宝"安家"的食物

恶心、呕吐等早孕反应让孕妈妈觉得吃什么都不香，甚至吃了就吐。这种情况下，孕妈妈不用刻意让自己多吃些什么，少食多餐，注意补充以下营养素。

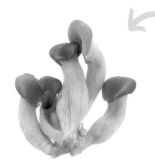

蛋白质——有利于胎宝宝发育

优质、足量的蛋白质可保证胎宝宝的发育，本月每天的供给量以 80 克左右为宜。这个月孕吐严重，对于蛋白质的摄入不必刻意追求一定的数量，但要注意保证质量。可以考虑以植物蛋白质代替一部分动物蛋白质，豆制品和蘑菇等食物可多吃一些。

碳水化合物和脂肪——胎宝宝的"热量站"

碳水化合物和脂肪是为人体提供能量的重要物质，可以防止孕妈妈因低血糖而晕倒。这个月孕妈妈如果实在不愿吃脂肪类食物，也不必强求自己，身体会动用体内储备的脂肪。只要孕前做好了充分的营养准备，此时大可不必担心营养不足。

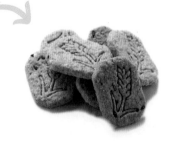

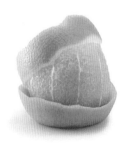

维生素——保护胎宝宝重要器官

维生素对保证早期胚胎器官的形成发育有重要作用，孕妈妈需特别注意多吃一些富含叶酸、B 族维生素、维生素 C 的食物。除需要服用叶酸增补剂之外，其他维生素的补充完全可以采用食补的方法。

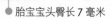

- 离预产期 247 天
- 胎宝宝体重 1.6 克 ✓
- 油腻饮食 ✗
- 强迫进食 ✗
- 胎宝宝头臀长 7 毫米
- 吃些新鲜蔬果

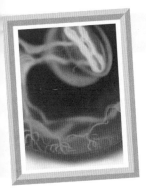

第 34~35 天 孕5周

胎宝宝：小身体一点点舒展开来

小小的胚胎正不断生长，已经能够分辨出头尾了，胎宝宝的神经系统开始发育，脑与脊髓开始形成，肌肉和骨骼开始发育，在不久的将来，心脏会开始跳动，变得更像一个小人儿了。

孕妈妈：做些舒展的运动吧

孕期运动可以使孕妈妈身体强壮，而且能增强对自己身体的控制感，还可以使孕妈妈精力充沛。适当的运动还能加强肠蠕动，从而减少便秘的发生，利于安胎保胎。孕妈妈在孕期也要运动起来，为自己和胎宝宝制订一个小小的运动计划，和他一起感受运动给身心带来的好处。

运动宜慢

孕妈妈此时适宜散步、慢跑、台球等运动，时间每次不超过 30 分钟。以上这些运动，动作都较缓慢，非常适合孕早期的孕妈妈。怀孕前 3 个月，孕妈妈的子宫增大不明显，几乎感觉不到胎宝宝的重量，因此运动起来不会太辛苦，但也不要有太大的动作。散步和慢跑可以帮助消化，促进血液循环，增强心肺功能，而打台球也是有效调节心情的运动。

注意运动安全

孕早期是自然流产的相对高发期，胎盘发育不完善，跳跃、扭曲或快速旋转这样的运动千万不能做，以免发生危险。在进行运动的时候，还要注意衣服要宽松，穿合脚的平跟鞋。

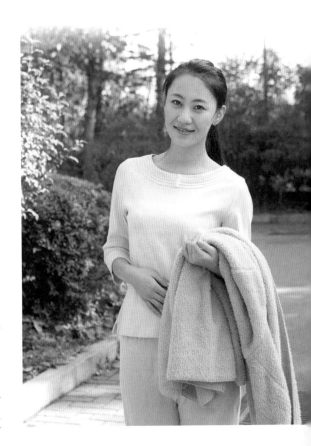

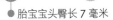

离预产期 245 天　　　胎宝宝体重 1.8 克　　　　激烈运动　　　跑、跳、扭转运动

胎宝宝头臀长 7 毫米　　　　运动前热身

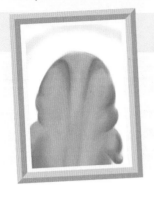

第 36 天 孕6周

胎宝宝：面部开始发育了

胎宝宝面部的线条开始发育，下巴、双颊、上腭和耳朵的原型开始出现，胎宝宝马上就要成为一个"有头有脸"的大人物了，孕妈准爸快来猜猜胎宝宝长得像谁吧。

孕妈妈：洗澡也有讲究

一般来说，如果气候较温暖，有条件的孕妈妈最好能每天洗一次澡，炎热的夏天每天洗两次都可以。即使在寒冷的冬季做不到每天都洗澡，也要尽量用温水擦洗身体，同时保证最少三四天要洗一次澡。

淋浴最好

淋浴可防止脏水进入阴道，减少细菌、病毒的侵入。孕妈妈最好不要去公共浴室洗澡。如果没有其他选择只能去公共浴室，应掌握好时间，尽量选择在人少的早晨去，此时水质干净，浴室内空气也较好。

别洗桑拿

孕妈妈是不能洗桑拿的，特别是怀孕早期胚芽发育成胎儿时，是很忌讳高温和缺氧的。孕早期是胎儿四肢发育的重要阶段，同时也是脑部成形的阶段，高温容易造成四肢畸形，缺氧容易造成胎儿脑部发育不完整，所以在胎宝宝发育的此阶段孕妈妈应特别注意。

水温 38~42℃

洗澡水温度不宜过高，38~42℃最合适。水温过高会使孕妈妈体温升高，羊水的温度也随之升高，对胎宝宝的发育不利。此外，温度过高还会损害胎宝宝的中枢神经系统。

洗澡不要超过 15 分钟

洗澡时间过长不但会引起孕妈妈脑部缺血，发生晕厥，还会造成胎宝宝缺氧，影响胎宝宝神经系统的生长发育。孕妈妈洗澡时间应控制在 15 分钟内。

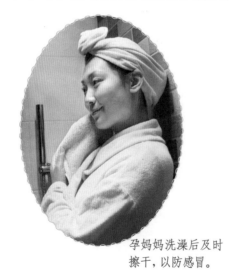

孕妈妈洗澡后及时擦干，以防感冒。

● 离预产期244 天　　　● 胎宝宝体重1.9 克　　　15 分钟洗完澡　　坐浴

● 胎宝宝头臀长8 毫米　　　洗澡水温不过热

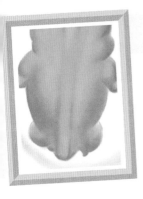

第 37~38 天 孕6周

胎宝宝：扑通扑通，小心脏开始跳动

胎宝宝的小心脏已经开始"扑通扑通"地跳动了，其中 4 个心腔已经有了最初的模样。两颗心一起跳动，孕妈妈听到与胎宝宝一起演奏的"交响乐"了吗？

孕妈妈：孕吐好难受

孕期出现恶心呕吐是一种正常现象，孕妈妈不必有心理负担，保持舒畅的心情，并通过饮食来进行调节，可以使症状得到明显的改善。

这是胎宝宝自我保护的本能

孕吐是孕妈妈保护腹中胎宝宝的一种本能。人们日常食用的各种食物中常含有微量毒素，但对健康并不构成威胁。可孕妈妈不同，腹中弱小的生命不能容忍母体对这些毒素无动于衷。

这些毒素一旦进入胚胎，就会影响胎宝宝的正常生长发育，所以胎宝宝就分泌大量激素，增强孕妈妈孕期嗅觉和呕吐中枢的敏感性，以最大限度将毒素拒之门外。

不用担心胎宝宝营养不足

孕期呕吐症状一般在孕 12 周左右自行消失。虽然孕吐暂时影响了营养的均衡吸收，但在孕早期，胎宝宝的营养需求相比后期较少，而且会从孕妈妈的血液里直接获得。因此孕妈妈不用担心孕吐会影响胎宝宝的营养供给。

调整饮食

怀孕之后，有些孕妈妈爱吃酸味食物，这是因为酸味能够刺激胃液分泌，提高消化酶的活力，促进胃肠蠕动，增强食欲，利于食物的消化吸收。喜吃酸食的孕妈妈，最好选择既有酸味又营养丰富的番茄、樱桃、杨梅、石榴、柑橘、酸枣、葡萄、青苹果等果蔬，不宜吃酸菜、山楂。

营养学家主张孕妈妈的饮食应以"喜纳适口"为原则，尽量满足其饮食的嗜好，但应忌食油腻和不易消化的食物。

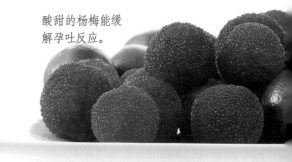

酸甜的杨梅能缓解孕吐反应。

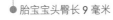

离预产期 242 天　　胎宝宝体重 2.1 克　　喝柠檬水　　吃腌制酸菜

胎宝宝头臀长 9 毫米　　吃天然酸味食物

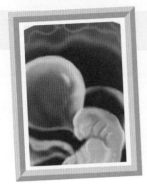

第39~40天 孕6周

胎宝宝：我是滑溜溜的小蚕豆

胎宝宝像一颗饱满的小蚕豆，慢慢地长出体节，不久后，将会变成胎宝宝的小脑袋和小身体。孕妈妈快来尝试认一认哪里是胎宝宝的头，哪里是胎宝宝的身体吧。

孕妈妈：这样做，远离流产

孕早期3个月都是流产高发时段。流产是孕妈妈最担心的事，尤其是那些好不容易才怀上宝宝的孕妈妈。怎么才能预防流产呢？

流产的信号

流产最主要的信号就是阴道出血和腹痛（主要是因为子宫收缩而引起腹痛），出血的颜色可为鲜红色、粉红色或深褐色，主要根据流量和积聚在阴道内的时间不同而有所变化。

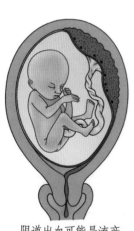

如果孕妈妈发现自己阴道有少量流血，下腹有轻微疼痛、下坠感或者感觉腰酸，可能就是流产的前兆，也是胎宝宝给你传递的"危险信号"，要引起注意，及时就医。

阴道出血可能是流产征兆，要谨慎对待。

生活好习惯，流产靠边站

▶ 不做重体力劳动：尤其是增加腹部压力的劳动，如提重物等。家务活要量力而行。

▶ 避免性生活：同房时腹部受到的挤压和宫颈受到的刺激均会诱发宫缩致流产。

▶ 避免接触有害化学物质：远离苯、砷、汞、放射线等有害物质，避免去空气不流通的场所，不要在孕期装修房屋等。

▶ 保持心情舒畅：孕期心情要舒畅，采用多种方法消除紧张、烦闷和恐惧心理，以轻松的心态看待孕育。

▶ 加强营养：多食蔬菜、水果、豆类、蛋类、肉类等。薏米、山楂、螃蟹、甲鱼等可能引起流产的食物则不能吃。

先兆流产如何保胎

卧床休息，严禁性生活；避免不必要的阴道检查；少做下蹲动作，避免颠簸和剧烈运动。针对激素水平低、黄体功能不良的孕妈妈，医生会建议补充黄体酮，并建议卧床休息，定期复查。还应保持情绪稳定、避免紧张，补充足够的营养。

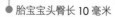

● 离预产期240天　　● 胎宝宝体重2.3克　　保持心情舒畅　　接触有害化学品　　✓　　✓　　✗

● 胎宝宝头臀长10毫米　　重视阴道出血

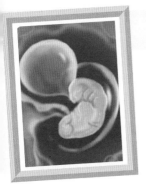

第 41~42 天 孕 6 周

胎宝宝：呈字母 C 状

现在的胎宝宝仍呈现弯曲状态，就像字母 C，较为突出的"肿块"是胎宝宝的头部，位于头部的眼睛开始发育，胎宝宝会变得越来越有人的轮廓。

孕妈妈：下腹隐隐作痛要警惕

孕早期，许多孕妈妈会有腹痛的感觉。一般来说，子宫变大，会由于其韧带受拉扯产生轻微的腹痛，这种情况通常会在两三周后消失，孕妈妈不必担心。但如果腹痛较严重并具有持续性且伴有阴道出血，就一定要重视起来。

宫外孕

宫外孕指的是受精卵在子宫以外的其他位置着床、生长发育。这种胚胎除了因发育位置不对而无法正常成长之外，也会引起母体的病变和伤害。

宫外孕有三大症状，即停经、腹痛、阴道出血。当孕妈妈出现以上症状时，应考虑是否发生了宫外孕，一定要及时处理与治疗。

子宫肌瘤

子宫肌瘤可能在怀孕期间长大，对怀孕的影响包括肌瘤变性坏死、肌瘤扭转及直接干扰胎宝宝发育或阻碍生产等。这种疼痛通常来得突然，且痛点固定不动，属于局部疼痛。但怀孕期间只能以止痛药的支持疗法加以控制。

卵巢肿瘤

如果怀孕时发现有卵巢瘤，请与妇科医师保持密切联系，一旦有绞痛、腹部不适、腹部异常膨大、腹水等情况发生，必须尽快就医。

急性阑尾炎

受子宫膨大的影响，盲肠位置会随着怀孕周数增加而向上推挤，因此，孕妈妈患急性阑尾炎时疼痛的位置也会随之改变。早期症状包括右下腹部压痛、恶心、呕吐、腹部肌肉紧绷等，随着怀孕周数增加，急性阑尾炎的典型症状会越来越不明显。因此，腹痛时一定不要忽视。

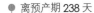

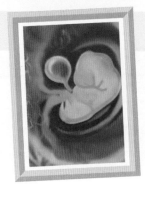

第43天 孕7周

胎宝宝：鼻子开始出现

胎宝宝的面部五官在继续发育，眼睛内的晶状体继续发育，已经能看得出舌头的雏形了，鼻子开始出现，并在慢慢发育成形，淋巴系统也开始发育了，能够过滤细菌，保护自己了。

孕妈妈：B超可以做，但不要频繁做

B超是一种不通过手术来诊断妊娠情况的方法，也是孕妈妈了解胎宝宝的重要途径，一般来说，B超对胎宝宝是安全的，但也应注意不要频繁做B超。

孕早期B超看什么

在停经6周后，孕妈妈应通过B超确定宫内妊娠是否正常。例如宫腔内探查不到任何妊娠征象，而在子宫腔外探到异常的包块，结合其他的临床表现和实验室检查结果就可以考虑宫外孕的可能。

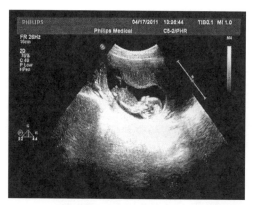

通过B超可及时了解
胎宝宝的发育情况。

B超检查并非多多益善

目前临床上所应用的B超，其探头发射的超声强度小，而且超声检查的时间短，对胎儿的危害极小，不会影响其身体发育。因此，孕妇不必对孕期B超检查产生恐惧心理，适时的B超检查是确保胎儿正常发育的重要手段。

但有些孕妈妈对做B超的真正目的不了解，而且不明白频繁做B超对胎宝宝有不好的影响，为了弄清楚胎儿性别，不惜到多家医院反复进行B超检查，这对孕妈妈和胎宝宝均不利。

B超检查的小秘密

1. 孕早期做超声波检查，需要孕妈妈憋尿，以便更好地看清子宫内的情况，过了2个月就不需要憋尿了，在孕3个月后做超声波检查时，要提前排空尿液。

2. 超声波检查是不需要空腹的。

3. 孕妈妈不要吃易产气的食物，如牛奶、红薯等，避免进食后产生气体，阻碍超声波的穿透，造成所检脏器显像不清。

离预产期237天　胎宝宝体重2.6克　短期少次做B超无害

胎宝宝头臀长12毫米　孕早期B超要憋尿

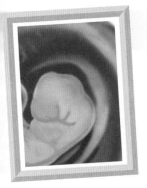

第 44～45 天 孕7周

胎宝宝：小尾巴不见了

胎宝宝的小尾巴基本不见了，看起来有点儿人形了，但胎宝宝的头部仍然是凹凸不平并向前弯曲的，胎宝宝还需要再继续发育一段时间，才能变得更像个小娃娃呢。

孕妈妈：为了胎宝宝，要放松心情哦

很多孕妈妈在怀孕之后，会担心胎宝宝的发育是否正常，心中充满了焦虑与不安，再加上早孕反应的不适，孕妈妈很容易情绪波动。其实，良好的情绪对于胎宝宝的发育更有益处，而且，如今胎宝宝发育得这样好，孕妈妈更应该开开心心地过好每一天。

准爸爸是孕妈妈的情绪控制师

和谐、恩爱的夫妻关系，不但能给孕妈妈以信心应对孕期的各种生理、心理变化，还能够让正在成长发育中的胎宝宝感受到家庭的幸福美满。无论是孕妈妈还是准爸爸，都应为胎宝宝和家庭幸福而努力。

如果孕妈妈出现了伤感、愤怒等情绪，准爸爸应学会包容、忍让，用各种方法去安慰孕妈妈，逗她开心。另外，推掉一切不必要的应酬，多陪陪孕妈妈。也可以通过幽默风趣的语言宽慰和开导她，以调节孕妈妈的情绪。这样，孕妈妈感到准爸爸充满爱意的体贴，心情就会舒畅。

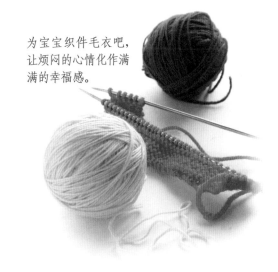

为宝宝织件毛衣吧，让烦闷的心情化作满满的幸福感。

孕妈妈宜调整情绪

孕妈妈和胎宝宝之间血脉相通，孕妈妈的情绪会通过内分泌变化，直接影响胎宝宝。为了胎宝宝的健康，孕妈妈应自我调整情绪。

孕妈妈可多想些开心的事情，多做些自己感兴趣的活动。如买一本编织书和一些五颜六色的毛线，学着为宝宝织点小东西，这个过程会很有成就感。当孕妈妈心情不好时，也可以向家人和朋友倾诉，有时候倾诉也能很好地调整情绪。

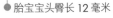

离预产期235 天　　胎宝宝体重 2.8 克　　　　　学会控制情绪　过度责怪自己

胎宝宝头臀长 12 毫米　　　多与朋友谈谈心

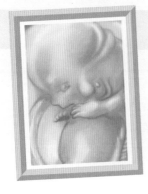

第 46~47 天 孕7周

胎宝宝：我有两只小鱼鳍

胎宝宝身上的小胳膊也开始慢慢发育了，现在看起来还像两只鼓鼓的小鱼鳍。随着时间的推移，"小鱼鳍"会变成真正的小胳膊，到时候胎宝宝就会有各种各样的小动作了哟。

孕妈妈：胎宝宝还小，无需大补

怀孕后很容易陷入大量补充营养的误区，可能就连身边的家人和朋友都在劝孕妈妈多吃，其实孕期只需要适量进行食补，保证为胎宝宝提供充足的营养即可。

先别使劲补

胎宝宝已经在孕妈妈的体内稳稳扎根了，为了给胎宝宝提供肥沃的土壤，孕妈妈可以适当食补来增加营养，以满足自己和胎宝宝的需要，但注意不要过量，避免增加身体的负担。

浓汤厚补还太早

孕2月，很多孕妈妈都开始有早孕反应，不喜欢闻油腻的味道，此时硬逼着吃大鱼大肉，不仅会给孕妈妈造成身体上的痛苦，也会形成心理上的压力，反而不利于胎宝宝发育。不妨就按照孕妈妈平常的饮食习惯，喜欢吃什么就吃什么。

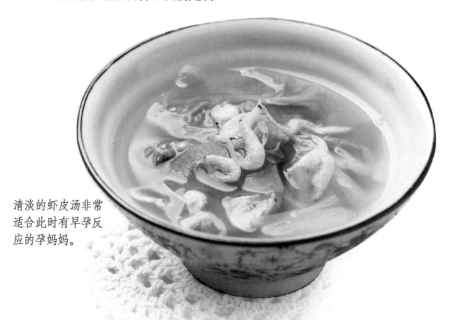

清淡的虾皮汤非常适合此时有早孕反应的孕妈妈。

离预产期 233 天　　　　胎宝宝体重 3 克　保持孕前饮食　喝清汤补充营养　过量食补

胎宝宝头臀长 13 毫米

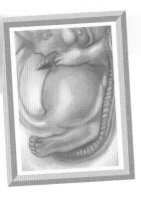

第 48~49 天 孕7周

胎宝宝：大脑迅速发育

胎宝宝的大脑正在迅速发育，因此胎宝宝的头部要比躯干大得多。胎宝宝的小脑在未来的一两天就会开始发育了，孕妈妈可适当吃些补脑的食物。

孕妈妈：吃点健脑食物吧

胎儿期是脑发育最重要的时期之一。因此，孕妈妈应注意多摄入健脑食物，下面介绍几种有利于健脑的食物，以供选食。

鸡蛋 鸡蛋含有人体所必需的8种氨基酸、丰富的卵磷脂以及钙、磷、铁等，有益于胎宝宝大脑的发育。需要注意的是，鸡蛋不易消化，一次不要吃太多。

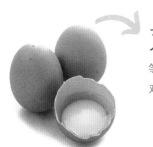

香蕉 香蕉能促进大脑制造血清素，能刺激神经系统，促进大脑的功能发育。

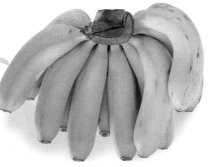

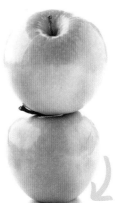

苹果 苹果含有丰富的锌，可增强记忆力，促进思维活跃。苹果是营养、功用都很全面的水果，孕妈妈可选择做苹果粥或苹果沙拉等不同的样式来食用。

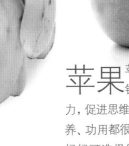

核桃 核桃中含有的矿物质锌和锰是脑垂体的重要成分，可健脑。孕妈妈可以每天吃核桃，但一次量不宜过多，每天吃三四个即可。

● 离预产期 231 天　　● 胎宝宝体重 3.2 克 ✓　　适量吃核桃 ✓　　不吃脂肪 ✗

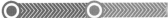
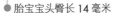

● 胎宝宝头臀长 14 毫米　　每天 1 个鸡蛋

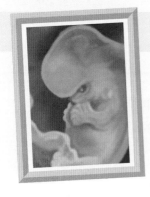

第 50~51 天 孕8周

胎宝宝：嘴唇开始发育

胎宝宝的嘴唇顶部——最初的腭正在形成，此时如果孕妈妈体内缺乏叶酸，就会影响到胎宝宝腭部发育，容易造成唇腭裂（兔唇），因此，孕妈妈一定别忘了继续补充叶酸。

孕妈妈：别忘了继续补叶酸——防止唇腭裂

孕早期补充叶酸可以预防胎儿神经管的缺陷，降低唇腭裂的发生概率，叶酸的补充不在于每天补充很多，而是在于每天都要适当补充一些，不能间断，叶酸补充一般要持续到怀孕后 3 个月。

叶酸并非补得越多越好

在怀孕早期，叶酸缺乏会引起胎宝宝神经管畸形及其他的先天性畸形或早产，也会引起孕妈妈巨红细胞性贫血。但是，过量摄入叶酸会导致某些进行性的、未知的神经损害的危险增加。孕妈妈每天摄入 400~800 微克的叶酸，足以预防神经管畸形和其他生理缺陷。

孕前没吃叶酸也不要担心

有些孕妈妈是意外怀孕，孕前没来得及补充叶酸，她们往往会担心因此影响到胎宝宝的健康。其实，即便是孕前没有补充叶酸，但是从发现怀孕时再开始补充仍然可以起到降低胎宝宝发育异常的危险。这是因为，在怀孕后的前 3 个月是胎宝宝神经管发育的关键时期，孕妈妈每天补充适量的叶酸，就可以明显降低神经管畸形的概率，预防唇腭裂等发育异常。

孕妈妈可千万不要想着多补充，将孕前没有吃的叶酸也补回来，否则会影响锌的吸收，将不利于胎宝宝智力发育。

此时要继续吃叶酸片，预防胎宝宝唇腭裂等发育异常。

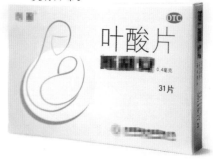

● 离预产期 229 天　　● 胎宝宝体重 3.4 克　　补充叶酸不过量　　大量补充叶酸

● 胎宝宝头臀长 15 毫米　　继续补叶酸

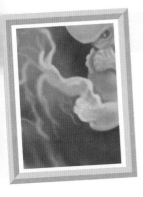

第 52 天 孕 8 周

胎宝宝：已经在为呼吸做准备了

胎宝宝大脑内的嗅觉球（与嗅觉有关）正在发育，气管、喉及支气管（通往肺部的管道）也开始形成，胎宝宝在为了以后的呼吸、闻到气味做着准备呢。

孕妈妈：胎宝宝不喜欢"香水"

一些孕妈妈以前有使用香水的习惯，但是怀上宝宝后就不要继续使用了。因为香水对胎宝宝的发育非常不利。据资料显示，目前大多数香水含有 50~150 种成分，由于香水的用料构成属于商业秘密，各国执法部门并不要求厂家向消费者公布香水中的化学成分，而是将这些成分笼统地称为香精。这样就给使用者带来了安全隐患。其实，许多香水中添加的化学香料（或称人工香味）都具有一定的毒性。

什么是"二手香水"

一般来说，把从别处沾染在身上的或自身所处环境里有刺激的香水味道，称为"二手香水"。

如果周围有人使用香水，孕妈妈也要尽量避开，因为"二手香水"对胎宝宝的危害非常大。

"二手香水"对孕妈妈和胎宝宝的危害

孕妈妈体内激素水平变化较大，使用香水更容易发生过敏，所以孕期应远离香

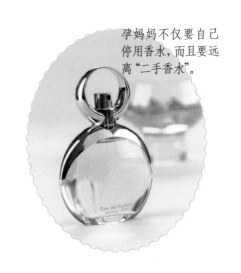

孕妈妈不仅要自己停用香水，而且要远离"二手香水"。

水。曾有一位孕妈妈在使用了香水后，涂过香水的皮肤很快变红发热，几天后开始发黑。医生告诫：孕妈妈在孕期身体会发生各种变化，平时没有问题正常使用的香水，孕期使用也可能会出现问题。

孕妈妈接触"二手香水"，还会影响到胎宝宝。香水中的有毒成分会影响胎宝宝的正常发育，因此孕妈妈要拒绝使用香水，并且远离"二手香水"。

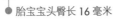

离预产期 228 天　　胎宝宝体重 3.5 克　　远离用香水的人　家里长期熏香

胎宝宝头臀长 16 毫米　　暂时不用香水

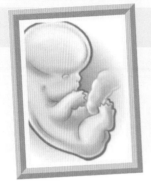

第 53~54 天 孕8周

胎宝宝：胎宝宝的肚子鼓鼓的

现在，胎宝宝的腹部鼓鼓的，但这并不是胎宝宝的肠道，是正在发育的肝脏，而肠道正在脐带内发育着，当胎宝宝的身体长大到足以容纳它们时，肠道会渐渐转移到腹腔中。

孕妈妈：体重下降别担心

孕早期，孕妈妈通常都会受到早孕反应的影响，出现体重不升反降的情况。孕妈妈可不要盲目认为怀孕就应该长胖。

早孕反应强烈导致体重下降

早孕反应严重的孕妈妈，因为常常感到恶心，吃不下多少东西，容易出现体重下降的情况，不用担心，这是正常现象。此时多吃一些清淡、易消化的食物，既可以补充体力，又可以缓解孕吐。油腻、重口味的食物，可能会使早孕反应加重。

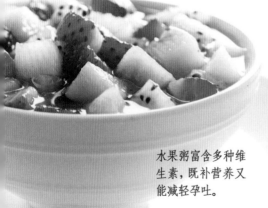

水果粥富含多种维生素，既补营养又能减轻孕吐。

清淡、易消化的食物有富含碳水化合物的主食或点心，如粥、面包干、馒头、苏打饼干、甘薯等；有富含维生素 C 的水果，如鲜枣、猕猴桃等；有坚果，如葵花子、核桃等；还有高蛋白食物，如奶酪、牛奶、酸奶等。

能吃就吃

恶心、呕吐让孕妈妈觉得吃什么都不香，甚至吃了就吐。这种情况下，虽然孕妈妈体重下降了，但也不用刻意让自己多吃些什么，只要根据自己的口味选择喜欢吃的食物就可以了。少吃多餐，能吃就吃，是这个时期孕妈妈饮食的主要方针。

孕妈妈可以多吃些开胃的清淡食物，有助于减轻孕吐反应。早孕反应严重的孕妈妈，因为剧烈的呕吐容易引起体内的水盐代谢失衡，所以要注意补充水分，多吃新鲜水果和蔬菜。为了减轻早孕反应带来的恶心、厌食，可以通过变化烹饪方法和食物种类，采取少食多餐的形式，来保证孕妈妈的营养需求。

离预产期 226 天　　胎宝宝体重 3.8 克　体重减轻别猛吃　少食多餐　　油腻饮食

胎宝宝头臀长 18 毫米

第 55~56 天 孕8周

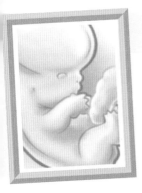

胎宝宝：小心脏分成了 4 个心室

胎宝宝的心脏已经经历了伸长、扭曲、旋转、分离等发育，已经分出了 4 个心室了，再过不久，胎宝宝的心脏就发育到能使血液单向循环，就能与孕妈妈的血液循环区分开来了。

孕妈妈：防辐射服要不要穿

许多孕妈妈担心辐射会影响胎宝宝的健康，都会选择穿防辐射服。那么防辐射服到底有没有作用呢？如果要穿，该如何选择呢？别急，这里就教你几个小办法。

防辐射服果真那么有效吗

现代办公多用电脑，很多孕期女性担心胎宝宝受到辐射影响，在孕期，甚至孕前就开始穿防辐射服了。但实际上防辐射服并不像宣传的那么有用。

有实验证明，目前市场上的防辐射服对单一来源的辐射有效，比如将手机放到折好的防辐射服里，手机很可能没有信号，然而这不能证明防辐射服在生活中能防御所有的辐射。

不过，孕妈妈们也不必担心。由于现代技术的发展，各种电器的辐射量都远远低于安全标准，即使不穿防辐射服也是安全的。

穿不穿取决于孕妈妈心情，虽然实验已证明防辐射服对多源辐射没用，但如果孕妈妈觉得穿防辐射服能让自己更安心，那么穿上也无妨。

防辐射服怎么选

一般防辐射服会附有一小块面料供你检测，用火烧之后会变成金属网状结构；将手机包裹在防辐射服里，手机信号弱或无，无法接收到来电；正规厂家生产的、有权威检测报告的产品。满足了以上这些条件就是一件可以放心穿着的防辐射服了。

至于款式，一般的防辐射肚兜就可以，且适合任何季节。周围辐射较强，如经常接触电脑或电器，可以选择马甲。

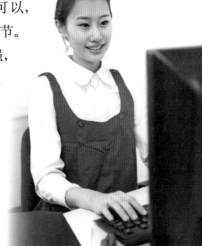

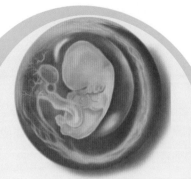

第 9 周

大脑正在发育

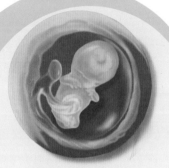

第 10 周

更像个小人儿了

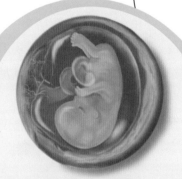

第 11 周

小尾巴不见了

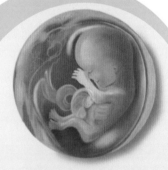

第 12 周

看得出性别了

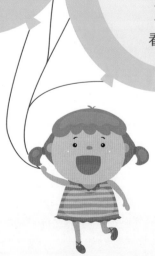

孕3月
听到胎宝宝的心跳了

　　本月是孕早期的最后 1 个月了，当孕 3 月平安度过，胎盘完全形成，孕妈妈就可以轻松地进入相对稳定的孕中期了。而这个月是胚胎器官形成的关键期，此时胎宝宝发育速度虽然很快，但身体重量依然很小，孕妈妈体重一般不会发生大变化。不过，孕妈妈的早孕反应可能更厉害了。

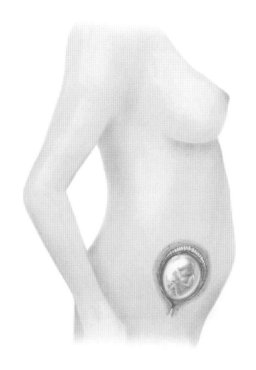

本月要事提前知

　　此时的小家伙已经是一个名副其实的胎宝宝了,他的小脸日渐清晰,内脏逐渐发育,他甚至有了听力……你对他真切的爱与关怀,将使他更健康地成长。这些爱和关怀,就体现在孕妈妈一点一滴的孕期生活里。孕妈妈运动时要根据自身情况选择无危险的运动,最好有家人陪同在侧。孕吐严重的时候要注意多喝水,补充水分。早孕反应严重的孕妈妈要学会转移注意力,多给自己找一些有趣的休闲活动。

早孕反应很快就会过去啦,孕妈妈加油!

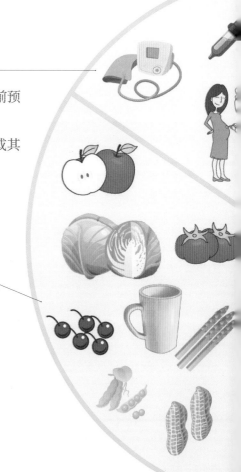

产检每月一次

▶ 大部分医院是在孕 3 月建档,有的医院需要提前预约才能建档。

▶ 建档的时候需要做很多检查,一定要让准爸爸或其他家人相陪。

▶ 本月产检要进行抽血,需要空腹进行。

吃点酸的

▶ 孕吐严重可多吃带酸味的天然食物,如番茄、樱桃、苹果等。

▶ 现在每天喝水时应注意,早饭前先喝一杯温水,可以促进胃肠的蠕动,有利于排便,防止痔疮。

▶ 即便孕吐反应比较厉害,也要吃些水果、蔬菜、豆制品或坚果,以此来保证自己和胎宝宝的营养。

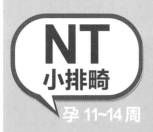

孕 3 月产检项目

NT 小排畸

孕 11~14 周

- ⬤ 体重检查：监测孕妈妈体重有无超标。
- ⬤ 血压检查：是否患有妊娠高血压或妊娠低血压疾病。
- ⬤ 尿常规、血常规检查：了解孕妈妈肾脏情况和有无贫血。
- ⬤ NT 小排畸检查：及早发现唐氏儿和先天性心脏病的胎儿。
- ⬤ 多普勒听胎心音：了解胎宝宝心跳情况。

(以上产检项目可作为孕妈妈产检参考，具体产检项目以医院及医生提供的建议为准)

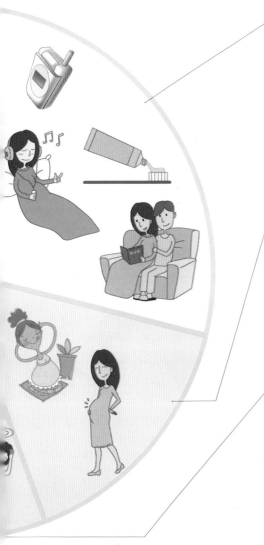

日常生活要留意

⇨ 远离手机，工作和生活中尽量少使用手机，减少辐射。

⇨ 孕妈妈情绪低落的时候，可以听听音乐，看看书，或者与闺蜜聊聊天，千万别让坏情绪郁积在心里。

⇨ 不要长期待在空调房里，要经常开窗通风，保持室内空气流通。

散步是安全的运动

⇨ 孕期可以做专门针对孕妈妈的舒缓瑜伽，但最好有专业人员的指导。

⇨ 对于大多数孕妈妈，最推荐的还是散步，安全又有效。散步的地点适宜选择在林荫道、江边、公园或郊外等空气新鲜人又少的地方。

不可盲目用药

⇨ 轻微感冒头痛一般不需用药，多饮开水，充分休息，一般很快自愈，切不可盲目用药。

⇨ 如果阴道持续或间歇性地"见红"，还伴有腹痛，要立即就医。

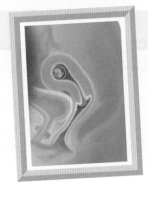

第 57~58 天 孕9周

胎宝宝：身体在不断长长

胎宝宝的颈部和躯干可以伸展了，身体在不断长长，已经是初具雏形的小人儿了，但是此时的胎宝宝还很弱小，需要孕妈妈提供一个稳定、安全的环境才能长得更好、更壮。

孕妈妈：出行路上的安全攻略

现在，孕妈妈会有意无意地保护着自己的肚子，虽然已经知道少到人多的地方去，但是上班或者出行总是难以避免。现在就让我们来"预习"一下上班路上可能遇到的种种隐患，为胎宝宝做好保卫措施！

走路一族

走路上班的孕妈妈单位离家不会太远，步行上班还可以健身。但每次步行上班的时间不宜过长，一般以不超过30分钟为宜，而且行走时速度不能太快，以免绊倒摔跤。

自行车一族

平时喜欢骑自行出行的孕妈妈，一旦怀孕，就不适宜骑自行车了。因为骑自行车会使腹部受压，易导致盆腔充血，不利于胎宝宝发育。而且若路面不平坦，骑车上下颠簸，还会增加子宫震动，不利于胎宝宝在子宫内的稳定。

公共交通一族

首先，最好能避开上下班乘车高峰期，以免拥挤使腹部受到挤压撞击。其次，应视情况需要，主动向别人要座位，以免紧急刹车时失去平衡而摔倒。还有一点很重要，那就是到站后，一定要等车完全停稳后再下车。

自驾车一族

自己开车上班的孕妈妈，一要避免安全带直接勒压腹部，应将其贴在耻骨、腹股沟的位置；二是驾驶姿势不能过于前倾，以免腹部受到压迫，引发流产或早产；三要避免紧急制动、紧急转向。

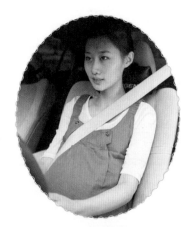

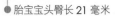

● 离预产期 222 天　　● 胎宝宝体重 4.4 克　　保持身体平衡　　去人多拥挤的地方

● 胎宝宝头臀长 21 毫米　　步行不超过 30 分钟

第 59~60 天 孕9周

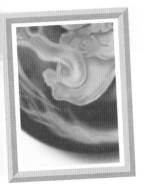

胎宝宝：肾脏开始产生尿液了

胎宝宝的肾脏已经发育得很好，并开始产生尿液了。肾脏就像树叶一样，通过汲取新鲜有营养的净水，再过滤掉多余无用的脏水，让大树长得更魁梧。

孕妈妈：告别重口味，清淡更健康

处于特殊时期的孕妈妈无论平时如何喜爱重口味，现在也必须暂时告别味蕾刺激，而寻求清淡健康的食物。清淡食物对孕妈妈和胎宝宝的身体都有好处，而重口味食物则会对胎宝宝造成不利影响。

盐

人不可一日无盐，因为盐中的钠离子不仅能促使胃酸的分泌，而且能够促进人体的新陈代谢。但是喜欢重口味的人群很容易过量食用盐，人体摄入的盐量过多，则会破坏正常的新陈代谢，进而引发许多疾病。

过多摄入食盐会导致尿液中的蛋白质增多从而加重肾脏负担，损害肾脏，严重的可导致肾结石；过量食用盐，会导致人体内的钠离子含量大增。而钠离子可促使脑细胞释放一种兴奋因子，因此人体内的钠含量过高容易使人激动，得高血压的概率也较高。除此之外，钠离子还有亲钙性，极易携带钙质通过尿液流失，造成人

体缺钙。如果孕妈妈摄入食盐过多，容易引起水肿、妊娠高血压疾病和骨质疏松，而胎宝宝也会因缺钙而影响发育。

辣椒

经常吃辣椒会对肠胃黏膜造成强烈的刺激，容易使肠胃功能减弱的孕妈妈出现呕吐、胃酸、腹痛等症状，严重的则会引起结肠炎或肠胃炎；辣椒会导致孕妈妈便秘严重，加重孕妈妈的痛苦；辣椒性大热，孕妈妈食用后容易上火，也会导致胎宝宝内热加重。

孕期应尽量少吃辣椒。

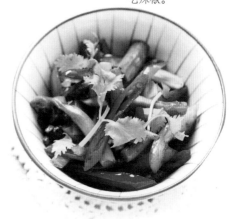

离预产期 220 天　　胎宝宝体重 5 克　少吃盐　　饮食清淡　　刺激性食物

胎宝宝头臀长 23 毫米

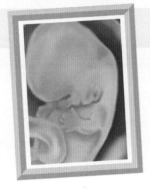

第61天 孕9周

胎宝宝：脸部有了大致轮廓

胎宝宝的面部有了大致的轮廓，通过B超就可以看到这初具雏形的小人儿，在未来的几个月中，胎宝宝还会不断地继续发育。

孕妈妈：摘掉隐形眼镜吧

很多孕妈妈在怀孕前一直戴着隐形眼镜，可同一副隐形眼镜在孕期戴着却会经常感觉不舒服，不再像以前一样可以长时间佩戴，甚至无法适应。为什么会有这样的变化呢？

暂时把隐形眼镜搁置吧

怀孕之后，孕妈妈戴隐形眼镜，眼睛会出现异物感、干涩感，所以最好不要再戴隐形眼镜了。如果非戴不可，尽量缩短佩戴时间。

妊娠期眼睛也有变化

怀孕期间，孕妈妈角膜的含水量比常人高，若戴隐形眼镜，容易因为缺氧导致角膜水肿，从而引起角膜发炎、溃疡，甚至最终导致失明。

同时，角膜的敏感度在怀孕期间是最低的，会影响角膜反射及保护眼球的功能。据研究报道，角膜弧度在怀孕期间会变得比较陡，可使眼镜度数有25~125度的改变。而这些度数改变很可能在产后复原。如果勉强戴隐形眼镜，容易因为不适而造成眼球新生血管明显损伤，甚至导致角膜上皮剥落。

什么时候可以再戴

最好产后3个月再重新佩戴。一定要戴时，选择日抛型，要严格做好镜片清洁保养工作。只要稍有不适症状就要尽快找眼科医生诊治，切勿持拖延心态。

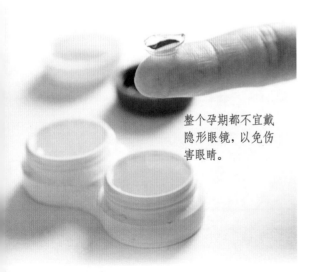

整个孕期都不宜戴隐形眼镜，以免伤害眼睛。

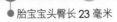

● 离预产期 219 天　　● 胎宝宝体重 5.3 克　　保护眼部卫生　　用眼过度

● 胎宝宝头臀长 23 毫米　　　暂别隐形眼镜

第62天 孕9周

胎宝宝：眼睑已经形成

胎宝宝的眼睑已经形成，虽然眼睛还没有成熟到能够进行视觉加工，但结构已经发育得很好了，在未来的一段时间还会继续发育，孕妈妈注意多吃一些有益眼睛的食物。

孕妈妈：吃对食物，让胎宝宝的眼睛更明亮

胎宝宝的好视力跟孕妈妈的饮食大有关系，对胎宝宝视力有好处的食物孕妈妈要适当食用。一想到未来的宝宝有一双黑黑的、亮亮的大眼睛，孕妈妈心里是不是感到特别高兴？

多吃鱼和含胡萝卜素的食物

孕妈妈每周至少吃1次鱼，最好买鲜鱼自己烹饪，不建议孕妈妈吃鱼类罐头食品，因为罐头食品的部分营养会被破坏，并含有大量食品添加剂。

多食用含胡萝卜素的食物以及绿叶蔬菜，可以预防孕妈妈B族维生素、维生素A、维生素E的缺乏。尤其是早孕反应剧烈、持续时间比较长，甚至影响进食的孕妈妈，一定要注意维生素和微量元素的补充。如果早孕反应剧烈，可以在舌下含一颗话梅，这个方法可以适当缓解呕吐。

枸杞子也是明目佳品

枸杞子对胎宝宝的眼部发育也有帮助，因为枸杞子含有丰富的胡萝卜素以及维生素A、烟酸、核黄素、维生素C、钙、铁等，具有清肝明目的功效，对眼睛有益。炖汤或做菜时可放10克枸杞子，既调味，又营养。

钙让胎宝宝眼睛更明亮

为了你腹中的胎宝宝有一双明亮健康的眼睛，怀孕期间补充足够的钙是非常必要的。缺钙的孕妈妈所生的孩子在少年时患近视眼的概率比不缺钙的孩子高三四倍。富含钙的食物有牛奶、奶酪、无花果、大豆、虾皮等，孕妈妈可根据自己的喜好进行选择。

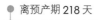

离预产期218天　　胎宝宝体重5.6克　　　　　　补充胡萝卜素　　吃鱼罐头

胎宝宝头臀长24毫米　　　　每周吃次鱼

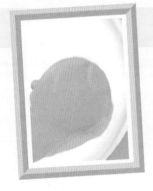

第 63 天 孕9周

胎宝宝：大脑继续发育

孕 3 月是胎儿脑发育的高峰期，此时胎宝宝的大脑正在继续发育着，开始成为人类特有的圆形，而且有着深深的沟回，胎宝宝也会像孕妈妈和准爸爸一样聪明的。

孕妈妈：这样吃，胎宝宝聪明长得壮

进入了孕 3 月，胎宝宝的大脑和骨骼开始发育，脑细胞发育非常活跃，而孕 3~6 月是脑细胞迅速增殖的第一阶段，称为"脑迅速增长期"。

从食物中摄取维生素 E

怀孕 3~6 月是胎宝宝脑细胞迅速增殖的第一阶段，孕妈妈应大量摄取有益于大脑发育的含维生素 E 的食物，如核桃、葵花子等坚果。孕期每天需要补充 10 毫克左右的维生素 E。

补充 DHA 和 EPA

鱼肉含有两种不饱和脂肪酸，即二十二碳六烯酸 (DHA) 和二十碳五烯酸 (EPA)，这两种不饱和脂肪酸对大脑的发育非常重要。孕妈妈多吃鱼，有益于胎宝宝身体和大脑的健康成长。

及时补充钙质，对孕妈妈和胎宝宝都好

本周，胎宝宝需要大量钙质发育骨骼，如果供给不足，胎宝宝就会抢夺孕妈妈体内储存的钙，导致孕妈妈缺钙；钙缺乏严重时，胎宝宝也容易得"软骨病"。

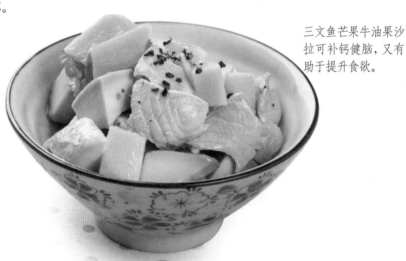

三文鱼芒果牛油果沙拉可补钙健脑，又有助于提升食欲。

● 离预产期 217 天　　　● 胎宝宝体重 6 克　　每天一把坚果　　补充 DHA　　补充过量

● 胎宝宝头臀长 25 毫米

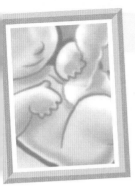

第64天 孕10周

胎宝宝：手指已经出现

胎宝宝的手指已经出现，不过它们短小且相互之间有皮肤褶皱相连，好像鸭子的脚蹼，帮助胎宝宝自由自在地在孕妈妈子宫里游来游去。

孕妈妈：细节多注意，吃得更健康

孕妈妈为追求饮食营养，必然精心安排每日的饮食。但是不要忽略了食品安全问题，现在有很多食物会对胎宝宝造成危害。

精心买食物

买乳制品、肉、家禽和鱼时，要注意查看保质期，过了保质期的食物不要吃，千万不要购买包装破损的食物。多购买绿色食品、有机食品，并彻底地清洗水果和蔬菜，将有毒物质的摄入量降到最低。

生熟食要分开

生熟食品要分开存放。不要重复冰冻已融化的食物。烹饪前要将手、器具、工作台面清洗干净。切生肉的菜板、菜刀要和切熟食、蔬菜的菜板、菜刀分开。

肉蛋类要煮熟煮透

孕妈妈的消化功能减弱，对病菌的抵抗能力降低。因此孕妈妈食用肉类、蛋类时，一定要保证食物彻底熟透，这样既可以杀灭病菌，又有助于孕妈妈消化吸收。

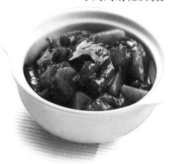

肉类要煮熟煮软，利于孕妈妈消化吸收。

吃饭要细嚼慢咽

食物未经充分咀嚼，进入胃肠道之后，与消化液的接触面积就会减少。食物与消化液不能充分混合，就会影响人体对食物的消化、吸收，使食物中的大量营养不能被人体所用就排出体外。所以，孕妈妈为了自己和胎宝宝的健康考虑，要做到细细嚼、慢慢咽，让每一种营养都不白白地流失，充分地为身体所用。同时，细嚼慢咽还可以避免进食过量。

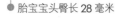

离预产期216天　　胎宝宝体重7克　选择新鲜食物　食材要煮熟透　狼吞虎咽

胎宝宝头臀长28毫米

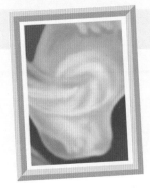

第 65~66 天 孕10周

胎宝宝：生殖器官开始发育

胎宝宝的性别从成为受精卵时就确定了，不过胎宝宝的生殖器官此时才开始发育，女宝宝的阴蒂、男宝宝的阴茎开始发育，此后一周左右，男宝宝的生殖器就基本能通过 B 超辨认出来了。

孕妈妈：你应该知道的食物中的添加剂

现在市售食物中的添加剂越来越多了，令孕妈妈防不胜防。有些食品添加剂长期食用可能会对胎宝宝造成危害，所以孕妈妈要谨慎选择含有食品添加剂的食物。

认识食品添加剂

食品添加剂是为保持食物营养质量，增强食物色、香、味的非营养物质。食品添加剂主要包括防腐剂、抗氧化剂、漂白剂、膨松剂、着色剂、乳化剂、稳定剂和凝固剂、甜味剂、增稠剂、食品用香料等。

尽量少吃含添加剂的食品。

食品添加剂分为天然添加剂和化学合成添加剂。虽然很多人认为天然添加剂更具安全性，但食品添加剂是否安全，目前还没有权威的说法。只能说越少食用对人体越无碍。

购买需谨慎

虽然合理食用食品添加剂不会对人体造成危害，但孕妈妈腹中的胎宝宝对各种物质都非常敏感，因此建议孕妈妈尽量购买绿色有机食品。

绿色有机食品分为 A 级、AA 级，其中 A 级食品可以添加有限的化学合成物质，但 AA 级绿色有机食品则不允许添加任何化学合成物质。孕妈妈在购买食品和饮料的时候，要注意查看配料表，不买违规使用添加剂的商品。

另外，味道浓郁、色彩艳丽的食品，化学添加剂过多，建议孕妈妈不购买、不食用。

● 离预产期 214 天　　● 胎宝宝体重 8 克　　仔细看配料表　　吃绿色有机食品　　吃方便面

● 胎宝宝头臀长 32 毫米

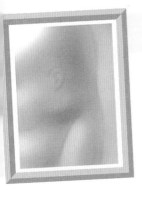

第 67 天 孕 10 周

胎宝宝：外耳道即将发育完成

胎宝宝的外耳道即将完成发育，腭骨开始在胎宝宝舌头表层形成了，胎宝宝的五官在进一步发育，胎宝宝的面部会越来越立体。

孕妈妈：远离有毒物质，保证胎宝宝的安全

孕妈妈在怀孕期间，要远离可能包含有毒物质的地方，例如刚装修完的新房，刚喷洒完农药的草坪等。

汽油味

难闻的汽油味会使孕妈妈感到头晕、恶心、呕吐、烦躁，不但会影响食欲，而且会严重影响孕妈妈的精神状态。

在交通运输行业应用的汽油中还加入了一定量的四乙基铅，汽油燃烧时释放的铅随废气排入大气中。孕期接触微量铅，即可造成胎宝宝生长发育明显抑制，神经系统也同样受连累，智力较未受到铅侵害的母亲所生的宝宝差。

农药

农药是一种毒性很强的化学药品，妊娠期若不断接触农药等刺激性化学药品，会影响胎宝宝中枢神经系统的发育及性腺的分化，造成胎宝宝生长发育迟缓及出生后可能发生器官功能障碍，生活能力低下，不易喂养且易患病。

放射线

放射线能够穿透人体，使组织细胞和体液发生物理与化学变化，引起不同程度的损伤。胎宝宝对 X 射线及各种射线敏感性更高，过多接触放射线可能出现致畸、严重智力低下、致癌等情况。

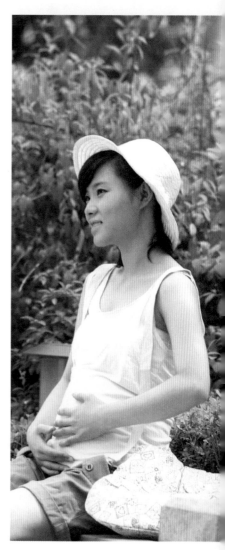

离预产期 213 天　　胎宝宝体重 8.5 克　　远离汽油　　接触园艺用化肥

胎宝宝头臀长 34 毫米　　远离农药

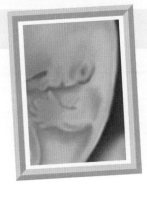

第 68 天 孕10周

胎宝宝：小耳朵在生长

胎宝宝的耳朵正在继续发育，外耳即将完成发育过程，头的两侧已经有了一个小小的、月牙形状的突起了，孕妈妈要保护好胎宝宝娇嫩的耳朵，别去太吵闹的地方。

孕妈妈：胎宝宝不喜欢噪声

孕妈妈都知道要小心地避开对胎宝宝不利的环境。但往往会忽略噪声污染，噪声对孕妈妈和胎宝宝都会产生不良影响，孕妈妈和家人一定要注意。

噪声对胎宝宝有哪些危害

孕妈妈受噪声影响会导致胎心跳动加快，胎动增加，对胎宝宝极为不利，并容易诱发子宫收缩，引起早产、流产、新生儿体重低及先天性畸形。

胎宝宝的内耳蜗处于生长发育阶段，大量低频率噪声会影响胎宝宝耳蜗发育和大脑的发育。所以在孕期，孕妈妈要远离噪声，避免长期处于噪声的环境中。

噪声对孕妈妈的危害

接触噪声的孕妈妈容易出现特别剧烈的恶心、呕吐等早孕反应，以至于影响进食，有的甚至需要输液治疗。而且接触噪声的孕妈妈更容易得妊娠高血压疾病，主要表现为血压高、水肿和蛋白尿。

尽可能降低噪音

尽管在目前的生活条件中，要完全做到没有噪声还是比较困难的，但是孕妈妈一定要尽可能创造条件，把接触噪声的机会降到最小限度：

1. 必要时可临时调换居住地点，如躲开机场或纺织厂。

2. 周末不要到交通拥挤、人流量大的闹市区，更不要去歌舞厅等喧闹嘈杂的娱乐场所。

3. 必要情况下，戴上耳机，关好门窗，静下心来休息片刻。

音量	影响
0~20 分贝	很静、几乎感觉不到
20~40 分贝	安静、犹如轻声絮语
40~60 分贝	一般、普通室内谈话
60~70 分贝	吵闹、有损神经
70~90 分贝	很吵、神经细胞受到破坏
90~100 分贝	吵闹加剧、听力受损
100~120 分贝	难以忍受、待1分钟即可暂时致聋
120 分贝以上	可致聋及致心肌受损等

离预产期 212 天　　胎宝宝体重 9 克　临近街边的孕妈妈关好门窗　　出现噪音及时远离

胎宝宝头臀长 36 毫米

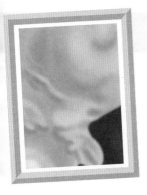

第69天 孕10周

胎宝宝：眼睛半闭着

此时胎宝宝的视网膜着色已经完成了，眼睑开始合拢，眼睛半闭着，有些胎宝宝已经能够感觉到光了，如果胎宝宝还不能感觉到光，也不用担心，那是胎宝宝还没有做好准备。

孕妈妈：轻松应对日常小问题

此时，胎宝宝还在不断地发育成长，孕妈妈会发现近期身上容易出现一些与孕前不同的"小异常"，如何应对它们成了孕妈妈担心的问题。

尿频怎么办

本月，孕妈妈仍会受到孕激素的影响，而且增大的子宫主要位于骨盆腔内压迫膀胱，影响其贮存尿液，因此孕妈妈会出现尿频的现象。只要没有尿急、尿痛、尿不尽的症状，就不必紧张。建议饮食口味不要太重，睡前排空尿液。有流产史的孕妈妈，孕早期尽量多卧床休息，不要过分紧张。

如何应对轻微感冒头痛

轻度感冒仅有鼻塞、轻微头痛的孕妈妈一般不需用药，应多饮开水，充分休息，一般很快自愈。如果有高热、烦躁等症状的要马上去看医生，在医生指导下采取相应措施对症处理，切不可盲目用退热剂之类的药物。

自然面对嗜睡

孕早期，孕妈妈总会觉得很疲惫，眼皮也经常"打架"，总也睡不够似的。其实这是受体内激素分泌变化的影响，一般在怀孕3个月以后才能缓解。

所以，孕妈妈晚上睡觉的质量要高，尤其不能再熬夜了。工作期间觉得累了，可以闭目休息片刻，也可以站立起来舒展肢体，或出去做短暂的散步。

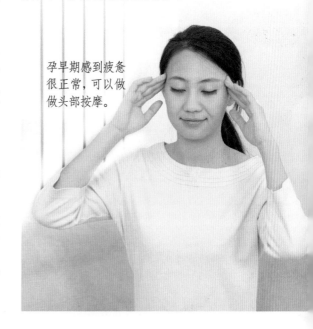

孕早期感到疲惫很正常，可以做做头部按摩。

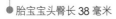

● 离预产期 211 天　　● 胎宝宝体重 9.5 克　　睡眠充足　　随意吃药

● 胎宝宝头臀长 38 毫米　　有尿意就去厕所

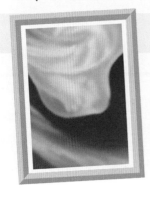

第70天 孕10周

胎宝宝：脚像小扇子一样

胎宝宝的手指仍然短小且有蹼相连，现在双脚也发育得像扇子一样，中间也有蹼连着，孕妈妈你能想象到胎宝宝在你肚子里划水的样子吗？就像小鸭子一样。

孕妈妈：居住环境要静与净

如果说孕妈妈本身是胎宝宝生长发育的"小环境"，那么孕妈妈所处的居室环境便是胎宝宝生长发育的"大环境"。居室环境对孕妈妈能否安度孕期是有一定影响的，室内的布局不仅要与孕妈妈的身体变化相适宜，还要对孕妈妈调适心情有利。

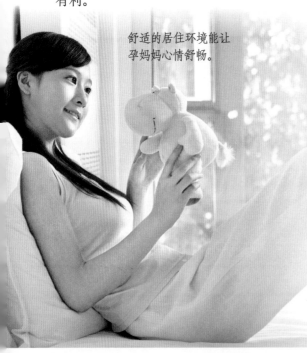

舒适的居住环境能让孕妈妈心情舒畅。

居室宁静很重要

孕妈妈的居室一定要安静，这能使孕妈妈得到良好的休息，并能保持宁静的心境。环境静，人心就静，心静气血就容易调和，这有利于孕妈妈和胎宝宝的健康。如果孕妈妈居住的屋子紧挨马路，声音总是很嘈杂，应想办法改善居住环境。如实在不行，最好让孕妈妈转移地方，如到父母家去暂住一段时间。

居住环境要通风、不潮湿

屋子或附近环境如果太潮湿，对孕妈妈和胎宝宝都不好，因为环境过于潮湿，容易滋生细菌病毒，增加患病概率。另外，房间要经常通风，保持空气清新、干净。

物品设施摆放要方便孕妈妈

把孕妈妈的日常用品、衣服、书籍放在随手可得之处，不需孕妈妈爬高就低。

家中的设施安置要便于孕妈妈从事家务劳动，如厨具、熨衣具、晾衣具等的高度要适当，以孕妈妈站立操作时不弯腰、不屈膝、不踮脚为宜。

离预产期 210 天　　胎宝宝体重 10 克　　　　　保持通风　　物品摆放在手边

胎宝宝头臀长 41 毫米　　　　保持室内洁净

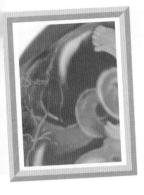

第 71~72 天 孕 11 周

胎宝宝：尿液是无色的

胎宝宝在孕妈妈的肚子里时也是会排尿的，不过胎宝宝的尿液是无色的，会排到羊水里，之后会跟随孕妈妈自身的代谢排出体外，所以，孕妈妈平时要注意补水，最好是喝白开水。

孕妈妈：喝水的学问

多喝水对孕妈妈有好处，但是孕期喝水不仅仅是"多喝"那么简单。喝什么水，怎么喝，什么时候喝，都是有讲究的。

孕期为什么要多喝水

人体的血液中含水量约占 80%，孕妈妈通过血液把营养带给胎宝宝，同时带走胎宝宝和孕妈妈自身的代谢物。多喝水尿液会保持较低的浓度，减少尿道感染的风险。水还可以改善便秘，并有助于预防痔疮。

这样喝水才健康

1. 每天 8 杯水：一般孕妈妈每天可喝 1~1.5 升水，但不能超过 2 升，孕晚期以 1 升以内为宜。每做 1 小时的轻微运动要多喝 1 杯水。

2. 早晨 1 杯新鲜水：早饭前 30 分钟，以小口慢饮的方式喝 200 毫升 25~30℃的新鲜温开水，可以温润胃肠，刺激肠胃蠕动，有利于定时排便，防止痔疮、便秘。

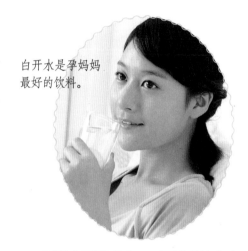

白开水是孕妈妈最好的饮料。

3. 不渴也要常喝水：口渴说明体内水分已经失衡，体内细胞脱水已经到了一定的程度。孕妈妈喝水无需定时，次数不限。

4. 反复煮沸或久沸的水不能喝：反复煮沸的水，水中的亚硝酸盐以及砷等有害物质的浓度相对增加。喝了以后，有可能会导致中毒。

5. 不能喝在热水瓶中贮存超过 24 小时的开水。

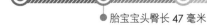

离预产期 208 天　　胎宝宝体重 11.2 克　　每天 8 杯水　　喝放置很久的水

胎宝宝头臀长 47 毫米　　最宜饮白开水

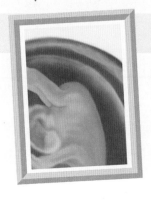

第 73 天 孕 11 周

胎宝宝: 尾巴消失了

此时, 胎宝宝最明显的变化就是尾巴消失了, 覆盖胎宝宝的外胚层将被细胞层(将发育成胎宝宝的皮肤)所代替, 胎宝宝又向新生儿的模样迈进了一步。

孕妈妈: 这些食物慎吃

孕早期就要过去了, 孕妈妈是不是觉得胃口好起来了呢? 这里还是要提醒你不要太馋嘴了哟, 有些美味还是要忌口的, 暂时忍忍吧, 胎宝宝的健康最重要。

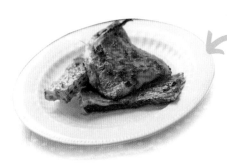

烧烤 香飘四溢、外焦里嫩的烤肉总能让孕妈妈食指大动。然而, 烤焦的外表中含有致癌物质; 而没有完全烤熟的牛羊肉可能含有弓形虫, 孕妈妈一旦感染会严重损害胎宝宝的健康。为了胎宝宝, 孕妈妈要抵挡住美食的诱惑!

腌制品 咸肉、咸鱼、咸蛋中过高的盐分会使体内潴留更多的水分, 容易导致孕妈妈身体水肿, 还可能引起妊娠高血压疾病。所以孕妈妈少吃高盐的食物, 口味以清淡为主。

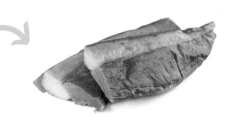

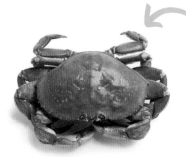

水产类 秋风起, 蟹黄肥, 大闸蟹的鲜美定会让你蠢蠢欲动。不过孕妈妈可不要为了一时嘴馋而毫无节制。中医认为, 螃蟹性寒, 吃多了会伤脾胃, 而且螃蟹有活血祛瘀作用, 易导致流产。生鱼片鲜美可口, 质地柔软, 蛋白质、维生素和矿物质含量丰富, 不过由于缺少加温烹饪过程, 里面可能存在的寄生虫和病菌会给胎宝宝带来伤害。如果孕妈妈实在控制不了口腹之欲, 将鱼片做熟后再食用吧。

● 离预产期 207 天 ● 胎宝宝体重 11.8 克 ✓ 不吃易过敏食物 ✓ 不吃高盐食物
● 胎宝宝头臀长 50 毫米 ✓ 不吃烧烤类食物

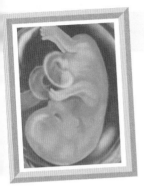

第74天 孕11周

胎宝宝：头部占身长的一半

此时，胎宝宝的头部变圆了，发育到占身长的一半了，不过脸部看起来还是又扁又平，双眼也分得很开，孕妈妈不用觉得奇怪，因为此时的胎宝宝还在飞速发育着呢。

孕妈妈：吃好早餐，为胎宝宝保驾护航

这个月大部分孕妈妈还处于孕吐期，很可能吃什么都没有胃口。但是无论孕吐有多么厉害，孕妈妈都一定要坚持吃饭，尤其是吃早饭。

早餐的重要性

很多人认为早餐无关紧要，可吃可不吃。但是正确的饮食习惯应该是"早吃饱，午吃好，晚吃少"。这是因为人体即使是处于睡眠状态，也依然在保持正常的新陈代谢。如果不吃早餐，人体所提供的能量将不足以维持整个上午的活动。

而且，孕妈妈不仅负责自身的营养供给，还要为胎宝宝输送营养。如果孕妈妈不吃早餐，不仅会造成自身能量的缺乏而导致贫血、头晕甚至昏迷，还会影响胎宝宝的发育。

孕妈妈早餐这样吃

处于孕吐中的孕妈妈不仅肠胃功能减弱，而且会对某些食物和气味过于敏感。

因此，孕妈妈要清楚自身的变化，杜绝这些食物。

除此之外，孕妈妈早餐要尽量吃一些清淡易消化的食物，例如鸡蛋青菜面、绿豆大米粥、小米南瓜粥等。一次吃不下太多，可以分两次吃。

早餐喝碗粥，养胃又营养。

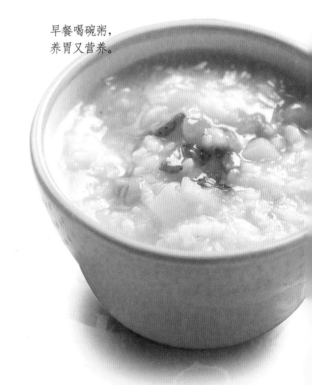

离预产期 206 天　　胎宝宝体重 12.4 克　　早餐吃个鸡蛋　早餐不要太油腻

胎宝宝头臀长 53 毫米　　早餐一定要吃

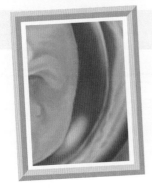

第75天 孕11周

胎宝宝：皮肤正在增厚

胎宝宝的皮肤正在慢慢增厚，并且变得不那么透明了，不过，胎宝宝此时的皮肤还很娇弱，还不能像孕妈妈的皮肤一样完全保护自己。

孕妈妈：护理皮肤，不要妊娠纹

只要一说起妊娠纹，许多孕妈妈就会谈"纹"色变。如何对妊娠纹说"不"呢？

孕早期就开始按摩预防妊娠纹

从怀孕早期，就应开始着手预防妊娠纹的产生了。适度按摩肌肤，尤其是按摩那些容易堆积脂肪产生妊娠纹的部位，如腹部、臀部下侧、腰臀之际、大腿内外侧、乳房等，可以有效增加皮肤的弹性，减轻或阻止妊娠纹的产生。

按摩的同时也可做些皮肤护理，选用橄榄油可保持肌肤滋润，让按摩更容易进行，如果是专业的预防妊娠纹的按摩油效果会更好。孕妈妈可以自己做，也可以到美容院，要注意选择那种天然的能增强皮肤弹性的按摩霜；也可以在洗澡时用软毛浴刷轻轻按摩腹部的皮肤，增强皮肤的弹性。

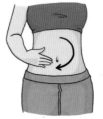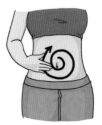

腹部：由肚脐开始，在肚脐周围顺时针方向画圈，慢慢地由小到大，按摩腹部皮肤。

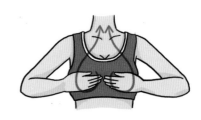

乳房：从乳沟处开始，用指腹由下往上、由内至外轻轻按摩，直到推进至下巴、脖子为止。

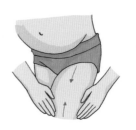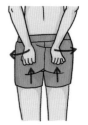

大腿：由膝盖开始，向大腿根部按摩。
臀部：将双手放在臀部下方，用手腕的力量由下往上，由内至外轻轻按摩即可。

离预产期 205 天　　胎宝宝体重 13 克　　注意控制体重　　体重大增

胎宝宝头臀长 56 毫米　　按摩预防妊娠纹

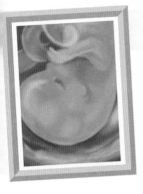

第 76~77 天 孕 11 周

胎宝宝: 更像新生儿了

胎宝宝的身体继续伸展, 骨骼与肌肉也在迅速生长, 躯干变得更直, 身体比例越来越接近新生儿, 而且身上的皮肤慢慢在增厚, 看起来更像新生儿了。

孕妈妈: 调节心情, 远离抑郁

怀孕是一次全新的体验, 孕妈妈或激情高昂, 或情绪失落, 这既有激素变化的生理因素, 也代表着孕妈妈很重视这段经历, 不过, 孕妈妈还要积极调节不良情绪, 别让孕期抑郁钻了空子。

孕期抑郁症的症状

如果在一段时间(至少 2 周) 内有以下 4 种或以上的症状, 则表明你可能已患有孕期抑郁症。如果其中的一种或两种情况近期特别困扰你, 则应该引起你的高度重视。

1. 不能集中注意力。
2. 焦虑。
3. 极端易怒。
4. 睡眠不好。
5. 非常容易疲劳, 或有持续的疲劳感。
6. 不停地想吃东西或者毫无食欲。
7. 对什么都不感兴趣, 总提不起精神。
8. 持续的情绪低落, 想哭。
9. 情绪起伏很大, 喜怒无常。

导致孕期抑郁症的原因

激素的变化将使你比以往更容易感觉焦虑, 因此, 当你情绪变化起伏不定时, 应注意提醒自己, 以免陷入痛苦和失望的情绪中不能自拔。家族或个人的抑郁史是导致孕期抑郁的一个重要原因。

学会平复情绪

为了预防孕期抑郁, 孕妈妈首先要保持平和的心情, 告诉自己: 怀孕分娩是一个正常的生理过程, 没有什么可怕的。

孕妈妈胡思乱想时, 不要听之任之, 要出去走走, 或找朋友聊聊天, 哪怕打个电话也好。思路被分散后, 你就不会沉浸其中了。

还有一个平复情绪的办法就是睡觉, 充足的睡眠会让孕妈妈精力充沛, 心情舒畅。孕妈妈还可以学着为宝宝织点东西, 这个过程会让孕妈妈的心情恢复平静。

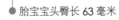

离预产期 203 天　　　胎宝宝体重 14 克　　　多与朋友谈心　　准爸爸多关爱

胎宝宝头臀长 63 毫米　　　郁闷时出门散步

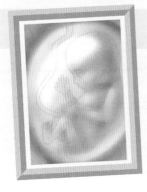

第 78 天 孕 12 周

胎宝宝：声带正在形成

胎宝宝的声带正在形成，虽然很快就会发育完善，但此时的胎宝宝还不能发出声音，只有离开孕妈妈身体的那一刻，呼吸到第一口新鲜的空气，胎宝宝才能发出美妙的声音。

准爸爸：再多宠爱孕妈妈一点

爱妈妈就是爱宝宝，爱宝宝就是爱妈妈，准爸爸一定要懂得这个道理啊！你的爱，会让母子平安、幸福。

认同孕妈妈的感受

怀孕一开始，孕妈妈并未真实地感受到"孩子"的存在。随着腹部的隆起和胎动的出现，才使孕妈妈真正激发出母性。同时她非常在意准爸爸对"孩子"是否认可。她会对准爸爸触摸胎动和倾听胎心感到很满足。准爸爸对"孩子"的接受程度越高，孕妈妈对不适的耐受程度就越高。

不间断地亲密交流

在孕早期，准爸爸要和孕妈妈寻找一些轻松浪漫的话题，使孕妈妈的心情放松，以便在一个良好的状态里孕育新生命，愉快地接受怀孕，让孕妈妈顺利进入母亲角色。夫妻之间多一些亲密浪漫的举动，可以让孕妈妈保持轻松愉快的心情，更好地孕育胎宝宝。

爱她不断变化的身体

每个月为你亲爱的妻子照侧身像，记录她身形的变化。准爸爸也要理解，随着孕期的增长，她的身形将不复原来的苗条，但是增加了一种独特"孕"味，准爸爸要不断地告诉她：你很漂亮迷人。

此外，你会发现你们的性生活也在一段时期内减少了。由于妻子体内雌激素的变化、背部疼痛、孕吐以及她对子宫内胎宝宝的担忧，所有这一切都使得你们几乎无暇享受性生活的快乐，这些准爸爸都要理解和包容。

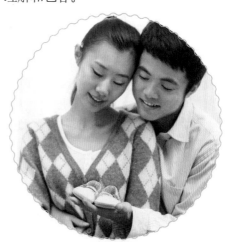

● 离预产期 202 天　　　● 胎宝宝体重 14.6 克　　　与孕妈妈散散步

● 胎宝宝头臀长 65 毫米　　　工作忙也要多和孕妈妈相处

第 79~80 天 孕12周

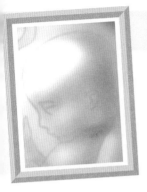

胎宝宝：会张开嘴巴了

这时候，胎宝宝已经能够张开嘴巴了，孕妈妈会不会认为胎宝宝是在好奇周围的羊水是什么味道的呢？其实，胎宝宝的嘴一张一合地吞咽和吐出羊水，是在获取氧气和养分呢。

孕妈妈：做家务要小心

怀孕之后做适度的家务劳动可以活动身体，有助于分娩。但毕竟腹中多了个小生命，孕妈妈身体的灵活度及体力都大不如前，做家务也要当心了。

孕期做家务应以舒缓为原则，可适当降低清洁要求，以缓慢舒适、不直接压迫到肚子的姿势作为最基本的原则。最好能将时间妥善安排，分段进行。

购物时避免发生危险

购物会使孕妈妈的心情舒畅，感到放松，而且逛街等于散步，也是一种很好的锻炼。但也要注意安全，不可大意。

购物时一定要有人陪同，不去人多拥挤的超市或者市场购物，不要行走过多，行走速度不宜快，更不要穿高跟鞋，一次性购物注意不要太多，重物不要亲自提，注意避让来往的行人，尤其是横冲直撞的小孩子。

孕期家务事指南

1. 不要长时间站立，在做了 15~20 分钟家务后，要休息 10 分钟左右。

2. 不要登高打扫卫生，也不要搬抬沉重的东西。

3. 弯着腰或长时间蹲着的活也要少干或不干，扫地时使用手柄较长的扫把。

4. 不要长时间和冷水打交道。

5. 容易打滑的地方要远离，必要时做好防滑准备。

6. 晾衣服用升降式晾衣架或让准爸爸代劳，尽量避免向上伸腰的动作。

孕妈妈捡东西时不要弯腰，慢慢蹲下后拾取。

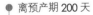

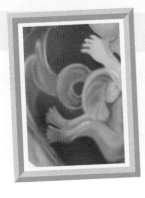

第 81~82 天 孕12周

胎宝宝：个头像拇指姑娘

孕早期已经将近尾声了，这个月胎宝宝的发育极快，个头已经像拇指姑娘一样大了，他时常会在妈妈的子宫里自由地玩耍，但因为他还太小，孕妈妈还感觉不到胎动。

孕妈妈：可以到医院建档了

目前大多数医院都要求孕妈妈提前确定在哪里分娩，方便在医院建档。各家医院都有一个最后期限，比如28周之前必须确定。

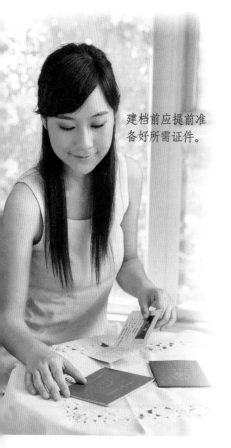

建档前应提前准备好所需证件。

建档有什么好处

医院为孕妈妈建个人病历，主要是为了能够更全面地了解孕妈妈的身体状况以及胎宝宝的发育情况，以便更好地应对孕期发生的状况，并且为以后的分娩做好准备。因此最好能够提前确定自己的分娩医院，并且在同一家医院进行产检。

建档条件

一般来说，只要第一次检查的结果符合要求，医院就会允许建档。如果从其他的医院转过来，虽然可以带着原来医院的化验单，但不全的项目，必须要在新医院重新补做，合格后才可以建档。

怎么选择建档医院

离家近点：到最后快要生产的时候，大多数孕妈妈都在家休假了，所以最好选择离家近的医院。

就医环境：专科医院比综合医院就医人员相对单纯，交叉感染的概率要小一点儿，环境也会更舒适。

医生的整体素质：医生水平高，能更好地保证母婴安全。

离预产期 198 天   胎宝宝体重 17 克   检查合格后尽早建档   向医院了解所需材料

胎宝宝头臀长 73 毫米

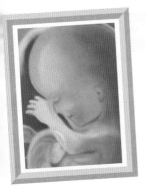

第 83~84 天 孕12周

胎宝宝：小鼻子已经发育好了

时至今日，胎宝宝的小鼻子已经和嘴巴分开，并且发育好了，通过它，胎宝宝可以在孕妈妈的子宫里自由呼吸了，只不过，与孕妈妈不同的是他吸入和呼出的是羊水，不是空气。

孕妈妈：出现危险症状及时就医

孕早期胎盘没有巩固，胎宝宝对来自各方面的影响特别敏感，一旦出现以下异常情况，孕妈妈需要第一时间就医。

剧吐

持续出现恶心、频繁呕吐、不能进食、明显消瘦、自觉全身乏力等症状，就必须就医。剧吐会影响孕期的营养吸收，引起血压下降、脱水等不良反应，严重时会损害肝肾功能，影响胎宝宝的营养吸收和生长发育。

见红

少量断断续续的流血称见红，如有见红但无腹痛，可以先卧床休息。如休息后见红仍不止或反而增多，应立即去医院检查胚胎发育是否良好，流产是否可以避免，以确定治疗方案。如果出血量超过月经，更是不正常，此时要注意是否有组织物排出，如果有，应立即去医院，并把阴道排出的组织物一并带去，方便医生诊断。

腹痛

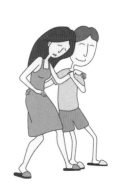

孕早期出现腹痛，特别是下腹部痛，首先应该想到是否是妊娠并发症。如果症状是阵发性小腹痛，伴有见红，可能是先兆流产；如是单侧下腹部剧痛，伴有见红及昏厥，可能是宫外孕。如果孕期出现上述两种腹痛，一定要及时去医院治疗，盲目采取卧床保胎的措施是不可取的。

体温升高

发热是常见的致畸因素。温度越高，持续越久，致畸性越强。因此，孕早期要注意冷暖，少去空气不洁、人多拥挤的公共场所。另外，高温作业、桑拿浴、热盆浴等也是造成体温升高的原因，这些活动均不适于孕早期的孕妈妈。

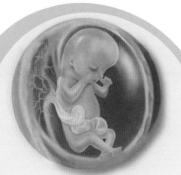

第 13 周

可以手舞足蹈了

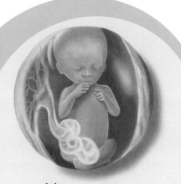

第 14 周

眼睛和鼻子清晰可见

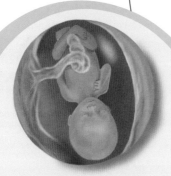

第 15 周

又长大了一点儿

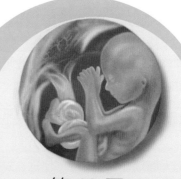

第 16 周

会打哈欠、吸吮和皱眉了

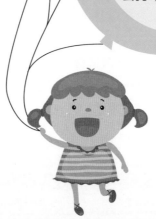

孕4月

会皱眉的小宝贝

孕妈妈已经度过了孕早期，开始进入较为安全、舒适的孕中期了，胎宝宝也变成一个漂亮的小娃娃了。孕妈妈怀着美好、幸福的心情继续前行，与胎宝宝一起迎接每个崭新的日子吧！

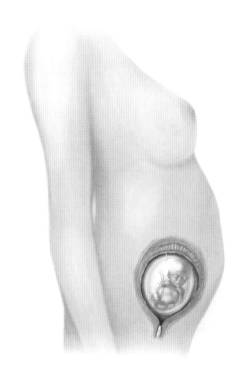

本月要事提前知

　　进入孕 4 月，孕吐消失了，胃口也渐渐好了，孕妈妈轻松、甜蜜的日子正式开始啦！从这个月起，胎宝宝已经非常稳固地在孕妈妈的肚子里"安营扎寨"了，外界环境对他的影响变小了，孕妈妈也顺利度过了孕早期的危险期，开始进入相对舒适、稳定、安全的孕中期了。

舒适的孕中期，
孕妈妈别暴饮暴食！

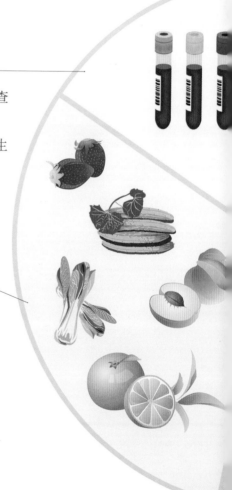

唐氏筛查

▶ 提前了解医院是否有做唐氏综合征产前筛选检查（后文简称唐氏筛查）的资质。

▶ 唐氏筛查检查时间为孕 14~20 周，孕妈妈咨询医生后，在恰当的时间前去医院检查。

▶ 唐氏筛查不需要空腹抽血。

饮食要全面

▶ 本月是胎宝宝骨骼发育时期，孕妈妈注意补钙。

▶ 孕中期，胎宝宝需要更多营养，孕妈妈摄入营养要全面，别挑食、别偏食。

▶ 水果可以帮孕妈妈补充维生素，有利于母子健康，但水果的糖分较高，孕妈妈别多吃。

孕 4 月产检项目

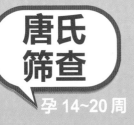

唐氏筛查 孕 14~20 周

- 水肿检查：间接监控血压情况，预防妊娠高血压疾病。
- 尿常规、血常规检查：了解孕妈妈肾脏情况和有无贫血。
- 测量宫高、腹围：直接了解胎宝宝生长情况。
- 唐氏筛查：化验血液中甲胎蛋白（AFP）、人绒毛膜促性腺激素（β-HCG）、游离雌三醇（uE3）和抑制素 A（InhibinA）的浓度，并结合孕妈妈年龄，算出怀有唐氏症胎儿的概率。

(以上产检项目可作为孕妈妈产检参考，具体产检项目以医院及医生提供的建议为准)

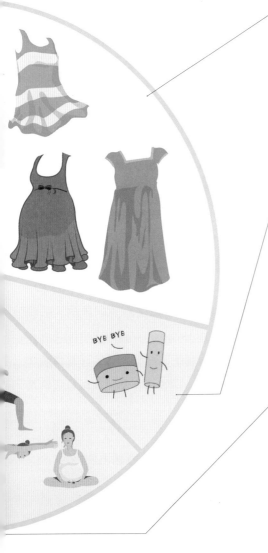

穿出孕味

➤ 孕妈妈应穿着面料舒适、穿脱方便、腹部宽松、颜色柔和的衣服。

➤ 孕妈妈可以穿 A 字裙、背带裙或连衣裙，既不压迫腹部，也能穿出女人味。

肚子渐大也要美美的

➤ 有些孕妈妈怀孕后皮肤变得粗糙，每天应坚持洁肤、护肤，护肤品最好选用天然、无刺激的孕妇专用产品。

➤ 整个孕期孕妈妈都别化妆，每日清洁皮肤，心情愉快，一样可以以素颜美出新境界。

➤ 出门晒太阳时要注意做好防晒工作，避免长妊娠斑。

散步、孕期瑜伽要坚持做

➤ 出门散步这项运动，孕妈妈要坚持做，有利于孕妈妈增强体质、保持合理体重，不过散步时要注意安全，行走、上下楼梯都要稳。

➤ 孕期瑜伽可以开始做了，不过孕妈妈要避免做高难度动作，要量力而行，也要避免压迫到腹部。

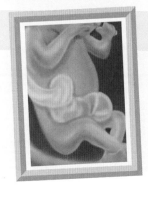

第85天 孕13周

胎宝宝：心跳更有力了

胎宝宝现在的小心脏跳得更有力了，咚咚咚，像马蹄声。孕妈妈可以通过多普勒胎心仪听到胎宝宝的心跳声。

孕妈妈：为了胎宝宝的安全别乱吃

本周，有些孕妈妈可能已经感觉到胎动了，此时更应注意健康饮食、合理补充营养。

宜适量摄入碘

胎宝宝的甲状腺在孕14周左右就开始起作用，分泌甲状腺激素。如果孕妈妈碘摄入不足，可能会影响胎宝宝的大脑发育，也可能造成出生后甲状腺功能低下。所以这个时候孕妈妈要开始注意补碘了。

一般，孕妈妈每天需要摄入碘175毫克，相当于每日食用6克碘盐。如果孕妈妈查尿碘含量低于100微克／升，则要加大碘食物的摄入，孕妈妈应在医生的指导下科学补充碘。鱼类、贝类和海藻等海产品都含有丰富的碘，建议每周至少吃2次。

不宜吃火锅

大家在吃火锅时，习惯把鲜嫩的肉片放到煮开的汤料中稍稍一烫即进食，这种短暂的加热不能杀死寄生在肉片内的弓形虫幼虫，进食后幼虫可在肠道中穿过肠

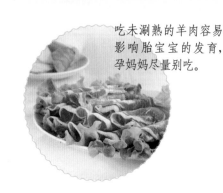

吃未涮熟的羊肉容易影响胎宝宝的发育，孕妈妈尽量别吃。

壁随血液扩散至全身。弓形虫幼虫可以通过胎盘传染胎宝宝，严重者可发生流产、死胎，或影响胎宝宝大脑的发育而发生小头、大头（脑积水）或无脑儿等畸形。因此，孕妈妈最好不吃火锅。

不宜过量补钙

孕妈妈缺钙可诱发手足抽筋，胎宝宝也易得先天性佝偻病和缺钙抽搐。但是如果孕妈妈补钙过量，胎宝宝可能患高血钙症，也不利于胎宝宝发育，且有损胎宝宝颜面美观。孕妈妈在孕早期每日需钙量为800毫克，孕中后期，增加到1100毫克。这并不需要特别补充，只要从日常的鱼、肉、蛋、奶等食物中合理摄取即可。

离预产期 195 天　　胎宝宝体重 18.6 克　　食材做熟透再吃

胎宝宝头臀长 77 毫米　　每日食盐量 6 克　　过量补充营养素

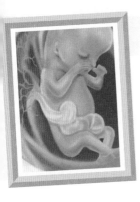

第 86 天 孕 13 周

胎宝宝：和 2 颗圣女果差不多重

胎宝宝现在差不多有 2 颗圣女果那么重了，皮肤也变得更加红润，毛发正在开始生长，孕妈妈一定不可以挑食、偏食，这样，胎宝宝才会健康地成长。

孕妈妈：千万别挑食

此时孕妈妈的饮食重点是营养全面、均衡，做到不挑食、不偏食，这样胎宝宝才能全面吸收到营养，长得壮壮的。

不挑食、不偏食

孕妈妈如果挑食、偏食，摄入营养单一，使体内长期缺乏某些营养物质，易造成孕妈妈营养不良，导致妊娠合并症增加，如贫血或骨质软化症等。同时不能为胎宝宝生长发育提供所需要的营养物质，会导致流产、早产或胎儿宫内发育不良等，或出生后由于宝宝瘦小、先天不足，以致体弱多病，造成喂养困难。

另外，若缺乏蛋白质、不饱和脂肪酸，易造成胎宝宝发育不良，以致出生体重偏低，智力也会受到影响。所以孕妈妈饮食应该丰富多样，保证营养全面均衡。

开始重点补充钙和铁

钙、维生素 D：现在是胎宝宝长牙根的时期，对钙的需求量增加。因此，继续补充维生素 D 和钙质，对宝宝拥有一口好牙极其重要。富含钙的食物有牛奶、奶酪、鸡蛋、豆制品、虾皮、芝麻等。富含维生素 D 的食物有海鱼、动物肝脏、蛋黄和瘦肉等。

铁：此时，胎宝宝对铁的需求量较大，致使母体循环血量增加，容易出现贫血的症状。孕妈妈一旦发现自己有心慌气短、头晕乏力等症状时，应立即去医院咨询医生，然后合理地补充铁质。富含铁的食物有瘦肉、猪肝、猪血、芝麻酱、鸡蛋、海带、菠菜、木耳等。

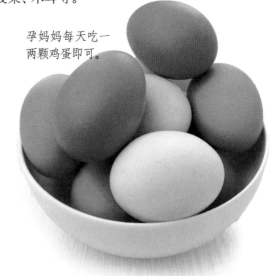

孕妈妈每天吃一两颗鸡蛋即可。

离预产期 194 天　　胎宝宝体重 19.2 克　　✓　　✗　不喜欢吃的食物就不吃

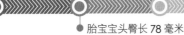

胎宝宝头臀长 78 毫米　　每天五餐饭，营养更全面

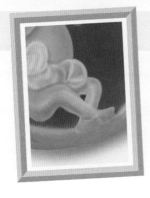

第 87 天 孕 13 周

胎宝宝：肌肉和神经发育更好了

此前，胎宝宝的肌肉和神经发育还不完全，所以活动起来有点儿机械，但是现在，胎宝宝的反应已经很灵活了，活动起来也跟新生儿一样了。

孕妈妈：乳糖不耐受怎么办

很多孕妈妈在领取产检报告时，产检医生会告诉你有乳糖不耐受症。究竟什么是乳糖不耐受症？

乳糖的作用

乳糖是糖类中的一种，哺乳动物的乳汁是乳糖的主要来源。乳糖对孕妈妈和胎宝宝来说都十分重要。因为孕妈妈的大脑、肌肉、神经等活动需要乳糖提供的热量，如果缺少乳糖，孕妈妈就会出现头晕、恶心等症状。乳糖对促进胎宝宝的大脑、神经的健全发育至关重要，如果胎宝宝吸收不到足够的乳糖，就会发育迟缓。

什么是乳糖不耐受

乳糖不耐受主要是指由于人体肠胃中缺乏专门消化乳糖的乳糖酶，而造成人在食用乳糖后出现消化不良，而引起各种不适，比如腹痛、腹泻等。

怎样补充乳糖

首先，乳糖不耐受的孕妈妈切忌空腹饮用牛奶或其他奶制品，因为这样会刺激肠胃，加重乳糖不耐受症状；孕妈妈可以"少食多餐"的方式每天多次饮用牛奶，这样不仅不会加重肠胃的消化负担，而且吸收会更好；孕妈妈可以通过饮用酸奶来补充乳糖，因为酸奶中很大一部分乳糖已经被溶解，便于吸收。乳糖不耐受严重的孕妈妈要尽早求医问诊，通过服用乳糖酶缓解病情。

乳糖不耐受的孕妈妈切忌空腹喝牛奶。

离预产期 193 天　　胎宝宝体重 19.8 克　　少量多次喝牛奶　空腹喝牛奶

胎宝宝头臀长 79 毫米　　腹泻后调整饮食

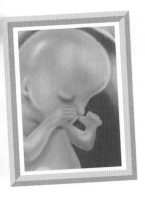

第88天 孕13周

胎宝宝：乳牙及牙槽形成

胎宝宝齿龈内全部20颗乳牙及牙槽形成，将来会长出小小的牙齿，并用它们咀嚼食物，孕妈妈现在的饮食也要注意，别随意乱吃油炸、辛辣等食品，还要在胃口好了之后控制食量。

孕妈妈：胃口大开就能随便吃了吗

经过了2个月左右的孕吐时光，孕妈妈突然发现自己对某些气味和食物不再讨厌了，即使吃些油腻的食物也不再有呕吐感了，食欲好得似乎可以吞下一头牛。但是，无论如何，孕妈妈在饮食上都不能随心所欲。

吃东西要小心

经历了那么长一段时间的孕吐，对于胃口终于好起来的孕妈妈来说，美食具有不可抵抗的诱惑。但是，无论如何，孕妈妈在饮食上都不能毫无节制地吃喝。

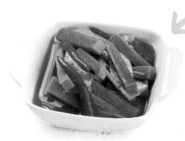

辛辣 辛辣食物会加重孕妈妈消化不良和便秘、痔疮等症状，也会影响孕妈妈对胎儿营养的供给，甚至增加分娩的困难。

腌烤 少进食火腿、香肠、咸肉、腌鱼、咸菜等含有亚硝酸盐的腌制食品，不要吃熏烤食品如烤肠、烤羊肉串等。

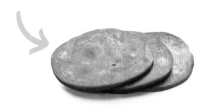

高糖 在孕期经常食用高糖食物，可能引起糖代谢紊乱，极易出现妊娠糖尿病，胎宝宝也可能成为巨大儿或大脑发育障碍患者。

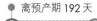
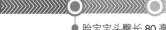
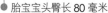

离预产期 192 天　　胎宝宝体重 20.4 克　　吃辛辣食物　　暴饮暴食
✔　　　　　　　　　　✘　　　　✘

胎宝宝头臀长 80 毫米　　常备些小零食

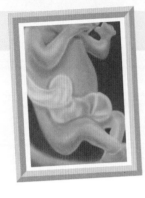

第89天 孕13周

胎宝宝：发育得很快

虽然胎宝宝现在长得很快，但是重量增长也应该合理，别让胎宝宝做超重儿，孕妈妈也要注意控制自己的体重，避免出现营养过剩的情况。

孕妈妈：孕期体重都长哪儿了

孕妈妈常常会在饮食、行为方面陷入误区，多吃少动的不良习惯往往会导致孕期体重的失控。难道孕期体重真的可以无视吗？答案也许并不像你想象的那样。

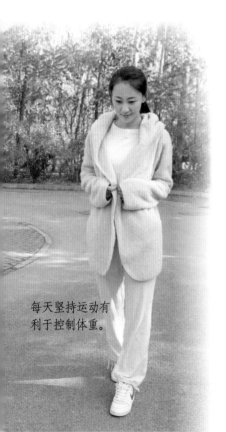

每天坚持运动有利于控制体重。

孕期体重都长在了哪儿

孕妈妈不要以为所有增长的重量都是自己身上的肉，也不要以为你增加的重量就等同于胎宝宝的重量。孕期增加的体重可参看下文，不过，这只是一个平均值，仅供孕妈妈参考。

孕期增重的适宜范围

一般来说，孕期的理想增重范围是11~15千克，但是这个数值只适合于体重正常，且只怀有一个胎宝宝的情况。如果你的体重不在正常范围之内，或者是双胞胎或多胞胎，那就另当别论了。

如果自己的体重增长过少，则可能造成胎宝宝发育缓慢，严重的可能造成胎停育；如果孕妈妈体重增长过快，则可能导致胎宝宝营养过剩而成为巨大儿，给孕妈妈的生产带来不便。

如何合理控制体重

孕妈妈要想合理控制体重，首先要养成良好的饮食习惯，坚持营养均衡，少食多餐，切忌暴饮暴食。其次，孕妈妈要坚持合理运动，每天散散步、做做操。

● 离预产期 191 天　　● 胎宝宝体重 21 克　　运动控制体重　　完全比对标准

● 胎宝宝头臀长 81 毫米　　少食多餐

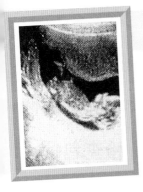

第 90 天 孕 13 周

胎宝宝：脾脏发育成形

胎宝宝的脾脏已经发育成形了，它的形状像一朵奇怪的蘑菇，通过脾脏，胎宝宝可以清除已经老化的血细胞，并制造抗体，以提高自身的免疫力。

孕妈妈：孕妇奶粉要不要喝

孕妇配方奶粉是在牛奶的基础上，进一步添加孕期所需要的营养素制成的。这些营养素包括叶酸、铁、钙、DHA 等，可以满足孕妈妈在孕期的营养需要，提高孕妈妈体质，让孕育更顺利。

喝孕妇奶粉有讲究

1. 冲调奶粉的温度不宜过高，使用温水冲调，开水冲调会使其中的营养成分发生分解变化而降低其营养价值。

2. 如果血色素偏低，选择添加了铁剂的配方奶粉能够有效帮助预防贫血。

3. 挑选的时候要看厂家、看保质期，最好选择大厂家的品牌孕妇配方奶粉。要仔细查看执行标准和卫生许可证编号。阅读营养素标准，看是否满足自己需要。

4. 辨别优质的孕妇奶粉。手捏住包装摇动，听是否会发出清晰的"沙沙"声。打开后无异常气味。优质孕妇奶粉应是乳白色或乳黄色，冲泡后无沉淀。

5. 开罐后在奶粉桶盖上贴上开盖日期，因为开盖后奶粉的保质期仅为 3 周。

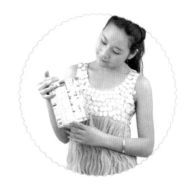

喝孕妇奶粉每天不超过 2 杯

喝孕妇奶粉要控制量，每天不能超过 2 杯，更不能把孕妇奶粉当水喝，也不能既喝孕妇奶粉，又喝其他牛奶、酸奶，或者吃大量奶酪等奶制品，这样会增加肾脏负担，影响肾功能。

饮食均衡，体重等各项指标都在正常值范围内，或者是已经超标的孕妈妈，不需要喝孕妇奶粉，否则可能造成胎宝宝营养过剩，出现巨大儿，孕妈妈本身也有可能变得肥胖。作为早餐，孕妈妈可以先吃一些全麦面包，再喝 1 杯孕妇奶粉，健康又营养。

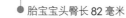

离预产期 190 天　　胎宝宝体重 22 克　　　　　　　孕妇奶粉代替正常饮食

胎宝宝头臀长 82 毫米　　每天喝孕妇奶粉不超过 2 杯

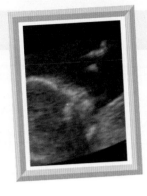

第91天 孕13周

胎宝宝：忙着呢

胎宝宝现在更加忙碌了，肝脏开始分泌胆汁，胰腺也开始分泌胰岛素了，声带马上就要在喉部形成了，在这个时期，孕妈妈要保护好自己，避免生病，让胎宝宝顺顺利利完成发育。

孕妈妈：别感冒，让胎宝宝更好地发育

感冒了，没什么大不了，孕妈妈一定要从思想上轻视它，但是却要从行动上重视它，给自己和胎宝宝最大的关怀和保护。

感冒的危害

感冒多数是由普通感冒病毒引起，部分由流感病毒引起。高热时产生的毒素可通过胎盘进入胎宝宝体内，影响胎宝宝脑细胞发育，尤其是在孕早期危害更大。

孕期感冒巧应对

轻度感冒仅有鼻塞、轻微头痛者一般不需用药，应多饮开水，充分休息，一般很快会自愈。

如果有高热症状，应在医生指导下采取相应措施对症处理，切不可盲目使用退热剂之类的药物。

预防最重要

注意保暖，防止季节性感冒。秋冬季节气温低，温差大，孕妈妈要注意保暖，特别是足部的保暖十分重要。

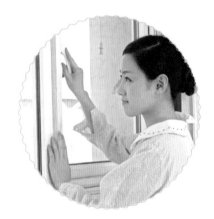

孕妈妈要勤洗手，尤其是在碰触了钱、门把手、水龙头等后，防止病从口入。

少去人群密集的公共场所，防止被传染。外出时尽量戴上纯棉或棉纱材质的口罩。

保持适宜的室内温度、湿度。居室要经常开窗通气。一般来说，适宜的室内温度为17~23℃，湿度为40%~60%。如果屋内空气干燥，孕妈妈可以用加湿器加湿；住在潮湿之处的孕妈妈，要利用除湿机去除空气中的湿气。

● 离预产期189天　　● 胎宝宝体重23克　　每天开窗通风　　盲目使用退热剂

● 胎宝宝头臀长83毫米　　轻度感冒不吃药

第 92 天 孕 14 周

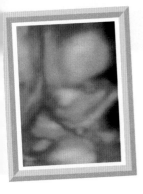

胎宝宝：肠道长出绒毛

胎宝宝的肠道已经开始变粗，并形成褶皱，肠内壁也长出很多绒毛，像蜜蜂腿上的绒毛用来粘存花粉一样，肠内壁上的绒毛可以帮助吸取养分。

孕妈妈：为什么会头晕

由于怀孕使孕妈妈全身出现不同程度的生理变化，孕妈妈如果不能适应这些变化，或者本身体质较弱，就会出现多种多样的症状，头晕是不少孕妈妈会有的。

头晕的原因

发生在此时的头晕，多无不良后果。怀孕后孕妈妈的自主神经系统失调，调节血管的运动神经不稳定，会在体位突然发生改变时，因短暂性脑缺血出现头晕等。

怀孕后孕妈妈的血容量增加，以适应胎宝宝的生长需要。此时孕妈妈的血循环量可增加 20%~30%，其中血浆增加 40%、红细胞增加 20% 左右，血液相应地稀释，就会形成生理性贫血，使孕妈妈感到头晕。

由于早孕反应引起进食少，常伴有低血糖，因而容易引起头晕。特别是在突然站起、长时间站立、洗澡或在拥挤的人流中更易发生。

如何预防头晕

为预防头晕，孕妈妈应注意站立起身时速度要慢，并避免长时间站立，如果发生上述症状时应立即蹲下，或躺下休息一会儿。若经常出现这种现象，就有患贫血、低血压、高血压、营养不良或心脏病的可能，应及时就医检查。

如果头晕发生在孕中晚期，特别是伴有水肿、高血压等症状时，绝不能忽视，它常是某些严重并发症（如子痫）的先兆，应尽快就诊，否则后果极为严重。

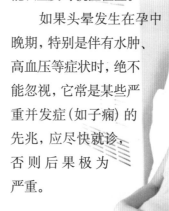

出现头晕时，孕妈妈要坐下来休息一会儿。

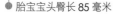

离预产期 188 天　　胎宝宝体重 23.7 克　　　　注意补血　　长时间站立

胎宝宝头臀长 85 毫米　　站起时速度要慢

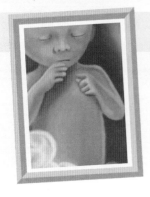

第 93~94 天 孕14周

胎宝宝：小手、小脚活动自如了

胎宝宝的小手、小脚长得越来越完美了，可以自如地活动手指了，小腿和小脚丫也可以在孕妈妈的肚子里伸伸踢踢了，为了让他的骨骼长得更好，孕妈妈要注意补钙哦。

孕妈妈：你补钙了吗

关于补钙的问题，孕妈妈最好听取医生的建议，不要自己去购买各种钙片，因为补钙过量，对胎宝宝有害无益。

缺钙的信号

孕妈妈的身体担负着过多的重量，很容易疲劳。如果没有摄取足够的钙质，容易导致孕妈妈血液和骨骼中的钙含量下降，促使其肌肉神经兴奋，从而发生抽筋的情况。

每日补充量

胎宝宝正处于生长关键期，孕妈妈要适当补充钙。钙是胎宝宝骨骼和牙齿发育的"原动力"，缺乏时胎宝宝易发生骨骼病变、生长迟缓以及佝偻病、新生儿脊髓炎等。补钙要讲究适度、适量、适时原则，孕中期每天需补充 1000 毫克钙。

食物来源

每天早晚喝牛奶各 250 毫升，可补钙约 600 毫克；多吃含钙丰富的食物，如鱼、虾等。如果牛奶、鱼、虾等含钙食物补充

虾皮含钙量高，是孕妈妈的补钙佳品。

足够，基本不需要补充钙剂，以免补充过量。不爱喝牛奶的孕妈妈，可以在医生指导下每天补充 600 毫克容易吸收的钙剂。

不可补钙过量

孕妈妈补钙过量，胎宝宝可能患高血钙症，不利于胎宝宝发育且有损胎宝宝颜面美观。所以如果孕妈妈自身不缺钙，只要从日常的鱼、肉、蛋、奶等食物中合理摄取即可，不用服用钙片。

补钙小窍门

补钙要"少食多餐"，更容易吸收；植物草酸容易和钙结合为不被吸收的钙化物，应避免钙片与菠菜等含草酸的蔬菜同食；减少盐的摄入，盐中的钠离子具有亲钙性，会携带钙质通过尿液流失。

离预产期 186 天　　　　胎宝宝体重 25.1 克　　　　晒太阳 30 分钟　　依赖补充剂补钙

胎宝宝头臀长 89 毫米　　　　食物补钙更安全

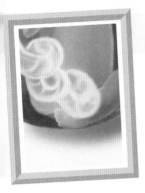

第 95~96 天 孕14周

胎宝宝：外生殖器已经发育完善了

胎宝宝的外生殖器已经发育完善了，能够很清晰地辨别出男孩还是女孩了，不过不管是王子还是公主，胎宝宝都是孕妈妈和准爸爸最珍贵的宝贝。

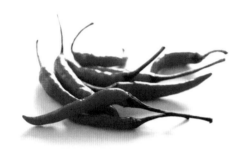

孕妈妈：偶尔吃点儿辣也没关系

很多孕妈妈在整个怀孕过程中都不食用辛辣的食物。但万事无绝对，适量地食用辣椒对孕妈妈也有一定的好处。不过能否吃辣主要取决于孕妈妈的饮食习惯。

辣椒也营养

辣椒含丰富的营养成分，蛋白质、脂肪、碳水化合物、维生素、矿物质通通都包含。辣椒可以给孕妈妈提供全面的营养素，而且适量地食用辣椒还可以增强孕妈妈的食欲，改善孕妈妈的心情。因为辣椒可以刺激口腔及肠胃，增加消化液分泌量，使孕妈妈食欲大增，不再愁眉苦脸，没有胃口。

控制好摄入量

食用辣椒还可以缓解感冒症状，促进血液循环，改善孕妈妈怕冷、怕风等症状。但辣椒是把双刃剑，有利也会有弊，尤其是对于孕妈妈来说，一定要控制好辣椒的食用量。

过量食用辣椒可能危害胎宝宝

过量食用辣椒会对肠胃黏膜造成刺激，容易使孕妈妈出现呕吐、胃酸、腹痛等症状，严重的则会引起结肠炎或肠胃炎；过食辣椒会导致孕妈妈便秘严重，加重孕妈妈的痛苦；辣椒性大热，孕妈妈过量食用后，容易上火，也会导致内热加重，对胎宝宝发育不利。

不宜吃辣的孕妈妈

有痔疮、溃疡病、急慢性咽炎或经常便秘的孕妈妈最好不吃或少吃辣椒，因为辣椒有刺激血管扩张的作用，会加重症状。

离预产期 184 天　　胎宝宝体重 26.5 克　　　　辣椒刺激食欲　　吃辣度高的辣椒

胎宝宝头臀长 93 毫米　　　　适量食用辣椒

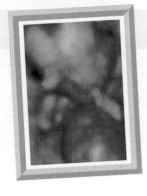

第 97~98 天 孕14周

胎宝宝：口部发育有进步

胎宝宝口部发育有很大进步，用来吸吮的肌肉使得双颊丰满起来，牙床在牙肉里已经出现，食道及气管也已呈现出来，喉部开始形成。

孕妈妈：护好宝宝的"粮袋"

胎宝宝的口部已经发育得很好了，出生后就可以吸吮妈妈的乳汁了，孕妈妈从此刻开始保护好宝宝的"粮袋"吧，让宝宝出生后就能吃饱。

乳房保护方案

坚持支托：乳房日益增大，此时不能为了舒服和方便就不戴文胸了，文胸的作用就是维持正常而又美观的乳房外形。所以一定要选购合适的文胸，并且坚持每天穿戴，包括哺乳期。注意文胸不能太紧也不能太松，太紧了不舒服且压迫乳房，太松了则起不到支撑的作用。

坚持清洁：清洁乳房不仅可以保持乳腺管的通畅，还有助于增加乳头的韧性，减少哺乳期乳头皲裂等并发症的发生。

坚持护理：如果乳房胀得难受，可以每天轻柔地按摩，以促进乳腺的发育，也可以采用热敷的方法来缓解疼痛。

选择专用文胸

怀孕时，乳房是从下半部往外扩张的，所以最好选用孕妇专用文胸，这类文胸多采用纯棉材料，罩杯、肩带都经过设计和处理，不会压迫乳腺组织和乳头。

另外，孕妈妈要尽量选择透气性好的文胸，如果两面都能透气就更好了。

乳房按摩方法

方法1：由外向里，用右手覆盖在左侧腋窝附近，然后从左向右按摩乳房。另一侧乳房按摩方向相反。

方法2：由下向上，用右手由下向上轻轻按摩左侧乳房，再用左手由下向上轻轻按摩右侧乳房。

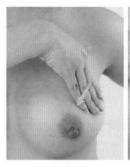
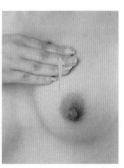

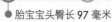

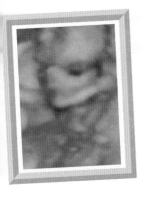

第99天 孕15周

胎宝宝：练习吞咽和吸吮

胎宝宝通过练习吞咽和吸吮动作，将部分羊水吸入体内，这些羊水将会被胎宝宝日趋成熟的消化道消化，就像以后加工食物那样。

孕妈妈：职场孕妈妈的必备零食

孕妈妈已经过了早孕反应期，食欲开始大增，容易感觉到饥饿。所以，孕妈妈要常备一些零食在身边。

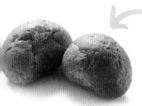

全麦面包
全麦面包膳食纤维含量高，还能补充多种营养，有便秘问题的孕妈妈可以适当吃一些。

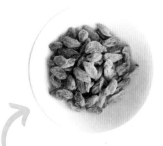

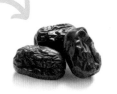

大枣
营养价值很高，含有丰富的维生素C，还能给孕妈妈补充铁，但吃多了容易使孕妈妈胀气，一天吃3颗就够了。

葡萄干
能补气血，其含铁量非常高，可以预防孕期贫血和水肿，但患有妊娠糖尿病的孕妈妈不要吃。

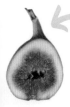

无花果
富含多种维生素、果糖以及矿物质，能健胃润肠。孕期便秘的孕妈妈可以适量多吃鲜果，少吃无花果干。

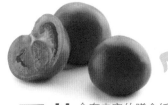

番茄
含有丰富的膳食纤维、碳水化合物、胡萝卜素等营养成分，可以消除疲劳、增进食欲，还能提高对蛋白质的消化，减少胃胀积食的症状。

● 离预产期 181 天　　　● 胎宝宝体重 31.6 克　　　零食别多吃　　油炸零食

● 胎宝宝头臀长 98 毫米　　　低热量零食　✓　　　✓　　　✗

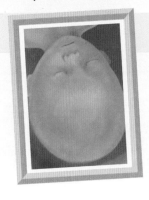

第 100 天 孕15周

胎宝宝：又将进入快速发育阶段

胎宝宝在孕妈妈的肚子里已经发育 100 天了，从此时开始，胎宝宝又将进入快速发育阶段，为了以后与宝宝的幸福相遇，孕妈妈在日常生活中的一举一动都要小心再小心。

孕妈妈：你注意到坐、站、走都不同了吗

孕中期开始，孕妈妈的腹部已经逐渐变大了，生活中坐、站、行走都有变化，孕妈妈知道什么样的姿势最适合孕中期的你吗?

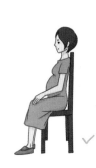

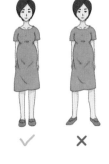

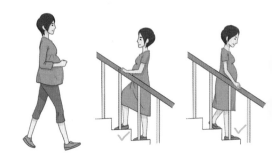

坐

孕妈妈坐时，宜把后背靠在椅子背上，必要时还可以在腰部放一个靠垫或小枕头。臀部要贴着椅子的后部而坐，双脚平放在地面。

站

若孕妈妈需保持站姿，宜选择让自己身体最舒适的姿势站立，而且应不断转换重心，如把重心从脚趾移到脚跟，从一条腿移到另一条腿等。

行走

孕妈妈行走时宜保持身直，或上身稍稍向后仰，双肩放松，步子不宜迈得太大，鞋子应选择舒适、防滑的运动鞋；行走时间不过长，一旦感觉疲劳就要坐下来休息。

上下楼梯

上楼梯应扶着扶手，腰部挺直，脚尖先踩地，脚后跟再落地。

下楼梯时，手要攀着扶手，不要过于弯腰，看准脚前阶梯再迈步。

● 离预产期 180 天　　　● 宝宝体重 35.2 克　任何动作都要稳　出行有人陪伴　　久坐、久站

● 胎宝宝头臀长 100 毫米

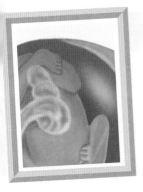

第 101～102 天 孕15周

胎宝宝：更加灵巧活泼了

胎宝宝持续的发育使得他比以往更加灵巧、活泼，例如，他可以转头、张嘴、挥舞小手了，这对于一个只有 40 克左右的小人儿来说已经相当不错了。

孕妈妈：警惕坐骨神经痛

很多孕妈妈都会抱怨自己患有坐骨神经痛，严重的已经影响到她们正常的生活。还没有这个症状的孕妈妈也最好了解一下这方面的内容，做好预防措施。

坐骨神经痛的原因

了解引起坐骨神经痛的原因，才能更好地预防和缓解已经发生的症状，以下为 3 种常见原因，孕妈妈一起来了解一下吧。

1. 孕妈妈如果缺钙就会引发坐骨神经痛。

2. 孕妈妈如果缺 B 族维生素会引发坐骨神经痛。

3. 不断增大的子宫压迫到坐骨神经，会引发孕妈妈坐骨神经痛。

患有坐骨神经痛的孕妈妈注意休息

患有坐骨神经痛的孕妈妈会觉得臀部疼痛、麻木，甚至伴随着针刺样的感觉，严重者会导致活动困难，比如不能站立、走动或翻身。

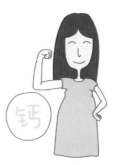

有坐骨神经痛的孕妈妈要注意休息，不要提拿重物。因为劳累只会加重孕妈妈盆骨压力，使病情加重。补充钙和 B 族维生素，可以避免骨质疏松和缓解坐骨神经痛。如果孕妈妈的病情十分严重，感觉到疼痛难忍，则应该及时求医问诊。

别睡太软的床

很多孕妈妈喜欢睡软床，觉得这样舒服，会睡得更好。其实，睡软床对身体并不好，很容易引发坐骨神经痛。因为太软的床垫不能为身体尤其是骨盆提供很好的支撑，会增加身体自身的压力，而硬床则恰恰相反，可以为骨盆提供很好的支撑，避免孕妈妈的病情加重。

所以准爸爸最好检查一下家中的床垫，如果过软，要为孕妈妈更换掉，换上软硬适中的床垫。

离预产期 178 天　　胎宝宝体重 42.2 克　　　　及时适量补钙　　睡太软的床

胎宝宝头臀长 104 毫米　　　　疼痛时及时就医

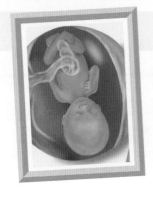

第103天 孕15周

胎宝宝：自由自在地活动

胎宝宝现在已经相当活跃了，因为他实在太小了，所以在鹅蛋大的空间里也可以轻松地转动，如果胎宝宝觉得无聊，他会在孕妈妈的子宫里动来动去，玩儿得不亦乐乎。

孕妈妈：练习瑜伽好处多

孕期的运动要以轻柔为主，很多孕妈妈都想到孕期瑜伽。的确，孕期瑜伽好处多多。但孕期瑜伽什么时候开始好呢？练习过程中要注意什么呢？

如何安全练习瑜伽

在整个怀孕过程中，孕妈妈可以练习不同的瑜伽姿势，但必须以个人的需要和舒适度为准，瑜伽的练习因人而异，练习时如有不适感，应改用更适合自己的练习姿势。分娩要消耗大量的体力，因此大多数孕妈妈在分娩来临前会有不安的情绪，这是很正常的现象，而练习瑜伽可以让这个过程变得相对轻松简单，并有助于孕妈妈在产前保持平和的心态。

孕4月更适合练瑜伽

从孕4月正式开始练瑜伽：在孕早期（孕1~3月）阶段，因为胎盘的不稳定及早孕反应等原因，孕妈妈做任何费力的动作常常会因不易坚持而最终放弃。而有过流产史的孕妈妈更不要轻举妄动。因此建议孕妈妈从怀孕第4个月再开始进行锻炼。

练习瑜伽好处多

孕妈妈练习瑜伽可以增强体力和骨盆、肌肉张力，增强身体的平衡感，提高整个肌肉组织的柔韧度和灵活度。同时加快血液循环，还能够很好地控制呼吸。练习瑜伽还可以起到按摩身体内部器官的作用，有助于改善睡眠，让孕妈妈健康、舒适，形成积极健康的生活态度。瑜伽还能帮助孕妈妈进行自我调控，使身心合二为一。

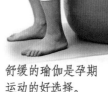

舒缓的瑜伽是孕期运动的好选择。

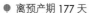

● 离预产期177天　　● 胎宝宝体重46克　动作舒适为宜　身心放松　　家人在旁看护

● 胎宝宝头臀长110毫米

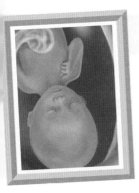

第 104～105 天 孕 15 周

胎宝宝：脑袋形状已经确定

现在，胎宝宝小脑袋的形状已经确定下来了，不久之后，一些胎宝宝还会长出胎发，出生后会跟孕妈妈一样拥有浓密黝黑的头发，孕妈妈你护理好自己的头发了吗？

孕妈妈：好好呵护秀发

有的孕妈妈觉得孕期洗头发很麻烦，干脆直接剪成短发，方便打理，这不失为一个好办法。不过，长发的孕妈妈也不必纠结，不管头发长短，只要掌握正确的洗发和护发方法，都能在孕期拥有飘逸的头发。

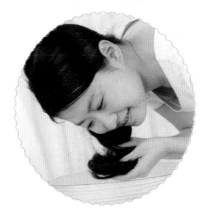

洗发水的选择

孕妈妈的皮肤十分敏感，为了防止刺激头皮影响到胎宝宝，孕妈妈要选择适合自己发质且性质比较温和的洗发水。

一般来说，怀孕前用什么品牌的洗发水，如果发质没有因为雌激素的改变而发生太大的改变，最好继续延用。如果突然换用以前从未使用过的品牌，皮肤可能会不适应，容易导致过敏。

有些孕妈妈的头发会变得又干又脆，这是因为头发缺乏蛋白质，洗头发时先使用洗发水后使用护发素，会得到改善。

正确洗头发

短发的孕妈妈，可坐在高度适宜、可让膝盖弯成 90°的椅子上，头往前倾，慢慢地清洗。长发的孕妈妈，最好坐在有靠背的椅子上，请家人帮忙冲洗。

洗头后湿发的处理

洗完头后，如何处理湿发也是让孕妈妈头疼的问题。顶着湿漉漉的头发外出或上床睡觉非但不舒服，而且容易着凉，引起感冒。

干发帽、干发巾就可以很好地解决这个问题。戴上吸水性强、透气性好的干发帽、干发巾，很快就可以弄干头发，不过要注意选用抑菌又卫生、质地柔软的。

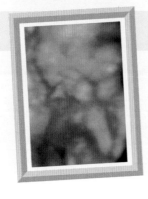

第106天 孕16周

胎宝宝：会踢腿了

现阶段，胎宝宝的腿和脚都已经有了相当大的活动幅度，他会踢腿，把脚朝里转又朝外转，也会弯曲脚趾头或摇晃小脚丫，就像在做运动一样，孕妈妈也做一做运动吧。

孕妈妈：一起做运动吧

孕中期开始到分娩前，胎宝宝的发育比较稳定，孕妈妈常做做孕妇操，可以促进身体血液循环，增强腹部及骨盆肌肉力量，可增加产力，减轻紧张情绪。选择一个合适的时间，放松心情，一起来做孕妇操吧！但要注意安全，从简单的动作开始。

锻炼骨盆

1.坐在床上，双脚脚掌相贴，向身体靠近，坐直。双膝上下活动，宛如蝴蝶振翅，重复10次。

2.同一姿势，吸气伸直脊背，呼气身体稍向前倾，重复10次。双手分别放在两膝上，呼气时轻轻下压膝盖，吸气时慢慢收回，共做10次。

强化会阴部的肌肉

1.坐位，双臂在身后支撑身体，两腿交叉向内侧夹紧、紧闭肛门，收紧会阴肌肉，然后放松。重复10次后，把下面的腿搭到上面的腿上，再重复10次。

2.日常站立或坐着时，可随时做提肛运动，收紧会阴肌肉，像憋住大小便那样，5~10秒后放松。每次重复10次。

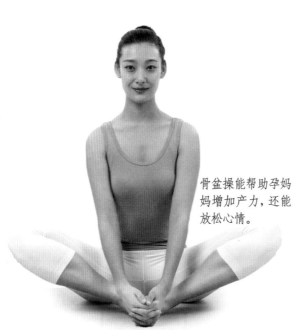

骨盆操能帮助孕妈妈增加产力，还能放松心情。

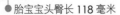

离预产期174天　　胎宝宝体重66克　运动以舒缓为宜　避免压迫腹部　做高难度的动作

胎宝宝头臀长118毫米

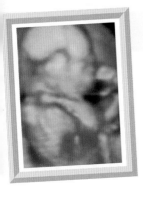

第107天 孕16周

胎宝宝：脖子发育成形

此前，胎宝宝的头和躯干紧连着，看起来像稻田里的稻草人，不过，现在胎宝宝的脖子已经发育成形了，头部和躯干有所区分了。

孕妈妈：怀孕期间也能"爱爱"吗

有些孕妈妈惧怕性生活，害怕阴茎触及胎宝宝的头部，进而影响胎宝宝智力。但是事实却与此相反。孕期的性生活不仅有利于夫妻和谐，而且更有利于胎宝宝的发育。愉悦的情绪和随之产生的激素会促进胎宝宝脑神经的发育。

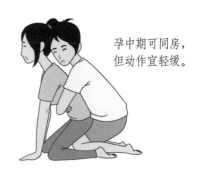

孕中期可同房，但动作宜轻缓。

亲密接触只有孕中期能做

孕早期胎盘尚未发育完善，是流产的高发期。性高潮时强烈的子宫收缩，有造成流产的危险，所以应避免房事。

孕中期胎盘已经形成，怀孕较稳定，性器官分泌物也增多了。此时虽可以性交，但应当有所节制。尽量选择比较舒服省力的姿势，同时要考虑腹部免受压迫，并兼顾性交前爱抚部位的接触。

孕晚期3个月一般应禁止性生活。此时胎宝宝已经成熟，子宫已经下降，子宫口逐渐张开。如果这时性交，羊水感染的可能性较大。

要使用安全套

孕期性生活最好使用安全套或做体外排精，这是因为男性精液中的前列腺素被阴道黏膜吸收后，可促使怀孕后的子宫发生强烈收缩，不仅会引起孕妈妈腹痛，还易导致流产、早产。另外，怀孕期间，孕妈妈阴道分泌物增加，阴道内环境改变，很容易滋生真菌。在进行性生活时，准爸爸使用安全套，可以减少体液的接触，避免引起孕妈妈阴道感染、子宫颈发炎以及早期破水等情况。

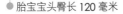

离预产期 173 天　　胎宝宝体重 82 克　不压迫腹部　　保持身体平衡　　注意性行为卫生

胎宝宝头臀长 120 毫米

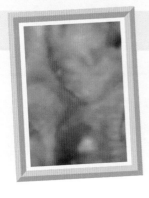

第108天 孕16周

胎宝宝：有更多的骨头正在形成

胎宝宝快速、稳定的发育在此时继续进行着，未来的几天，胎宝宝的颈项会变直，这是因为有更多的骨头形成的缘故，背部也会变得更强壮一些。

孕妈妈：多接触阳光，告别佝偻宝宝

此时胎宝宝骨骼正在发育，孕妈妈适时补钙可以预防胎宝宝出生后患佝偻病，不过补钙并不只有补充钙剂一种方法，多晒晒太阳也是很好的补钙途径。

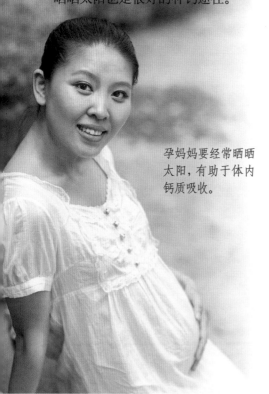

孕妈妈要经常晒晒太阳，有助于体内钙质吸收。

孕妈妈要多晒太阳

阳光中的紫外线可促使身体合成维生素D，有助于体内钙质的吸收。而且紫外线还具有杀菌、消毒作用，所以孕妈妈适当晒太阳，不仅可补钙，还可提高抵抗力，预防感染性疾病，利于胎宝宝发育。

尤其是孕中期以后，腹中胎宝宝进入快速生长期，从母体汲取的钙质和其他营养素越来越多，如果母体的供给跟不上，孕妈妈易出现牙齿松动、指甲变薄变软、梦中盗汗和小腿抽筋等现象。

不要隔着玻璃晒太阳

阳光中的紫外线有利于人体合成维生素D，但紫外线无法穿透普通的玻璃。坐在屋子里隔着玻璃晒太阳实际上只是得到了阳光的温度，却拒绝了阳光的营养。所以孕妈妈尽可能在自然条件下晒太阳。

掌握每天最佳日晒时间

晒太阳时间要足量，冬季每天不少于1小时，夏季每天不少于半小时。上午的9：00-10：00，下午的3：00-5：00，是每日最佳日晒时间。

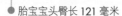

● 离预产期 172 天　　● 胎宝宝体重 98 克　晒太阳促钙吸收　要涂防晒霜　　长时间晒太阳

● 胎宝宝头臀长 121 毫米

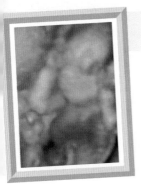

第109天 孕16周

胎宝宝：脊背肌肉在生长

胎宝宝脊背上的肌肉像顽强的爬山虎一样不停地生长延伸着，直到覆盖他的整个躯体。胎宝宝将会变成一个坚强有力的宝宝。

孕妈妈：猜男猜女是娱乐

怀孕期间，周围人都会猜测孕妈妈肚子里究竟是男孩还是女孩，依据理由也是五花八门，不过这些都没有科学根据。不过可以当作一种娱乐，在某一天和准爸爸、家人或朋友猜一猜，也是一件非常快乐的事。

肚形

民间传说，肚尖是男，肚圆是女。不过孕妈妈肚形基本由胎宝宝个头决定，尽管男孩在出生时的体重一般要重过女孩，不过这种差距并不足以让孕妈妈隆起的肚子让人一眼看出性别。

此外，胎宝宝在子宫中的体位也会影响孕妈妈的肚形。如果胎宝宝在子宫中背朝孕妈妈，孕妈妈的肚子就会更突出；如果面对孕妈妈，孕妈妈腹部就会显得更平坦。

皮肤

有人说，孕妈妈的皮肤变得光滑，可能怀的是女孩，反之则可能怀的是男孩。

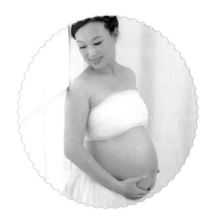

可能是因为女孩的内分泌系统多分泌雌性激素，所以孕妈妈的内分泌系统等于有了额外的产出，皮肤自然会越来越好。而男孩的内分泌系统多分泌雄性激素，所以孕妈妈的皮肤会出现相反症状。但目前并没有相关的研究可以证明这一点。

胎动

有人说，左边动是男孩，右边动是女孩。殊不知，胎位位置的改变可以有多种情况，例如胎宝宝可能正在变换姿势，或因妈妈的坐姿或站姿令他感到不适而移动，跟性别无关。

离预产期 171 天 　　胎宝宝体重 114 克 　　说男说女别当真　男孩女孩都是宝

胎宝宝头臀长 122 毫米 　　猜测性别是娱乐

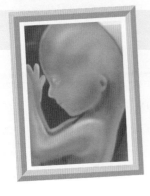

第 110 天 孕 16 周

胎宝宝：脑部发育减慢了

前段日子胎宝宝的脑部发育特别快，现在它已经趋于完善，因此脑部的发育速度逐渐减慢了。孕妈妈是不是担心胎宝宝不够聪明啊？做个唐氏筛查检测一下吧。

孕妈妈：带你真正了解唐氏筛查

生个健康、聪明的宝宝是每个家庭的期望。但在漫长的怀孕过程中，众多的致畸因素可致胎宝宝畸形，为了避免唐氏儿的出生，每位孕妈妈都应到医院进行相关产检，确保胎宝宝的健康。

什么是唐氏筛查

唐氏筛查是孕期胎儿唐氏综合征产前筛选检查的简称。唐氏综合征俗称先天性痴呆，是最常见的一种染色体疾病，目

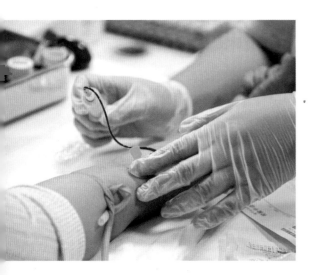

前尚无有效的治疗方法，最好的办法是在生产前终止妊娠。所以，每一位孕妈妈都有必要进行唐氏筛查，做到防患于未然。

什么时候进行唐氏筛查

孕 14 周就可进行。筛查的最佳时期为孕 14~20 周。唐氏筛查无副作用，只要抽取孕妈妈 2 毫升静脉血即可检查。

唐氏综合征与哪些因素有关

年龄因素：35 岁以上的孕妈妈是高危人群，其唐氏阳性率为 44%，35 岁以下为 6%。另外，也有研究指出准爸爸的年龄也与此症有一定的关系，当准爸爸年龄超过 40 岁时风险要高于正常人群。

其他因素：以往有畸形儿、家族中有唐氏儿，孕前和孕期的病毒感染也是诱发唐氏综合征的原因之一。环境污染、接触有害物质，有吸烟、喝酒等不良嗜好的也容易使精子或卵子发生畸变，从而导致染色体变异。

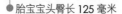

● 离预产期 170 天　　　● 胎宝宝体重 130 克　　　年轻孕妈妈对唐筛不重礼

● 胎宝宝头臀长 125 毫米　　孕14~20周都可进行唐氏筛查

第 111~112 天 孕 16 周

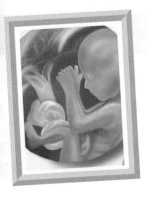

胎宝宝：正在茁壮成长

胎宝宝像春天雨后的竹笋，对生长有着急切和执着的热情。现在的胎宝宝，无论是身长还是体重都是两周前的两倍。这段时间形成的好习惯，孕妈妈要继续保持。

孕妈妈：读懂唐氏筛查报告

孕妈妈也来学习一下怎么看唐氏筛查报告吧，别让一串串的数据和让人提心吊胆的高危险迷惑了你。

看懂唐氏筛查报告单

唐氏筛查报告单上一般会有 AFP、HCG、uE3 这 3 个数据。

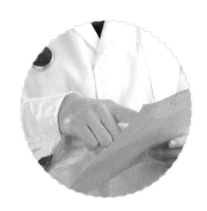

▷ AFP：是孕妈妈血液中的甲型胎儿蛋白，作用是维护正常妊娠，保护胎宝宝不受母体排斥（起保胎作用）。甲型胎儿蛋白（AFP）正常范围为 0.7~2.5MoM，高于 2.5MoM 则为高风险。

▷ HCG：为绒毛膜促性腺激素的浓度，如果血液 HCG 超出正常值，还要做羊水穿刺，检测羊水中的 HCG 含量。怀有唐氏综合征胎宝宝的孕妈妈，羊水中 HCG 含量在孕中期时比正常妊娠含量平均高 17 倍。

▷ uE3：为游离雌三醇，是由胎盘合成的一种性激素，uE3 的正常值小于等于 0.25MoM。怀有唐氏儿的孕妈妈血清中

uE3 的水平比正常孕妈妈平均低 29%。

结果为高风险怎么办

唐氏筛查结果是"高风险"，也不代表胎宝宝一定会患病，孕妈妈要做进一步的检查进行确认。因为唐氏筛查只能测出胎儿患上唐氏综合征的概率，进一步做羊水穿刺或绒毛取样来检查才会更准确。

另外，一般唐氏筛查会结合 NT 检查一起来诊断，可以大大提高唐氏筛查的准确性。而唐氏儿的颈部脂肪层厚度与正常宝宝的厚度会有明显差异，因此医生会通过 B 超观察胎宝宝颈部后侧脂肪层厚度。因此，孕妈妈不要过分紧张，听从医生建议，进行进一步检查。

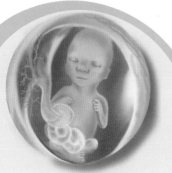

第 17 周

经常在孕妈妈肚子里
手舞足蹈

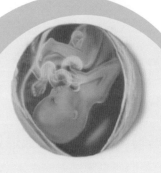

第 18 周

长出少量胎发

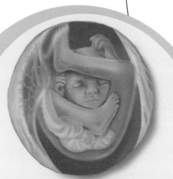

第 19 周

胃肠开始工作啦

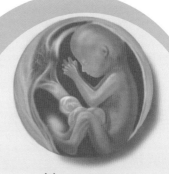

第 20 周

能听出妈妈的声音了

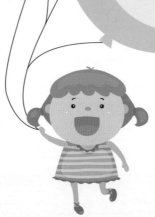

孕5月

胎动真奇妙

这个月，胎宝宝在你温暖的子宫里贪婪地汲取营养，抓住每分每秒努力地成长。随着胎宝宝个头越来越大，孕妈妈已经能感受到他在腹中的动作，这就是胎动了。胎动是多么奇妙啊，好像胎宝宝在跟孕妈妈闹着玩，孕妈妈是不是感到很幸福呢？

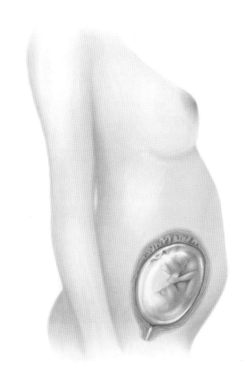

本月要事提前知

　　耐不住寂寞的胎宝宝终于爆发他的小宇宙了，他用尽全身的力气踢蹬着你的子宫，试图引起你的注意。幸福的孕妈妈，记得一定要及时回应啊。轻轻地拍拍他，摸摸他，聪明的小家伙也会非常兴奋的。这时候，如果准爸爸能积极参与，和小家伙轻轻说几句话，那他会马上变得安静，因为他可能在想：这个熟悉的声音是谁的呢?

胎动来了，
孕妈妈听听胎宝宝的动静吧!

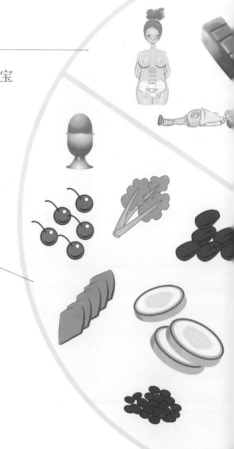

产检并不难

🢒 胎动监测前吃些巧克力、晃动晃动肚子，叫醒胎宝宝，以方便检查。

🢒 宫高、腹围测量时，孕妈妈放松自己即可。

饮食滋补有侧重

🢒 孕中期孕妈妈更易贫血，平时注意补充铁和维生素 C，对补血有一定帮助。

🢒 切忌盲目滋补，骨头汤、桂圆、人参、鹿茸等滋补品不可盲目进食。

🢒 因为孕妈妈的腹部渐大，压迫到下肢，容易造成水肿，平时孕妈妈可以多吃一些利水消肿的食物，如冬瓜、红豆等。

孕 5 月产检项目

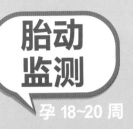

胎动监测

孕 18~20 周

● 体重检查：监测孕妈妈体重有无超标。

● 测量宫高、腹围：了解胎儿宫内发育情况，是否发育迟缓或为巨大儿。

● 尿常规、血常规检查：了解孕妈妈肾脏情况和有无贫血。

● 胎动监测：胎动的次数、快慢、强弱等提示胎宝宝的安危。

● 听胎心音：了解胎宝宝心跳、发育情况。

(以上产检项目可作为孕妈妈产检参考，具体产检项目以医院及医生提供的建议为准)

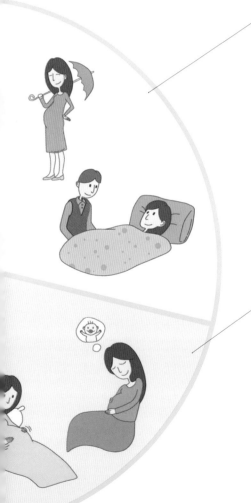

不可忽视的生活小细节

» 孕妈妈的鞋一定要选舒适的，后跟略微有一些倾斜，可以调节身体的重心，缓解孕妈妈脚部压力。

» 夏季出门要注意防晒，打一把伞、不在日照强烈的时间出门。

» 孕妈妈感到有压力时要积极调节自己的情绪，学会把情绪表达出来。

» 眼药水不能随便点，如果孕妈妈患上细菌性结膜炎、角膜炎，一定要严格按照医生的指导用药，以保证胎宝宝的健康发育。

胎动，你感觉到了吗

» 好动的胎宝宝已经会在孕妈妈的子宫里动来动去了，孕妈妈细心留意也许能感觉到动静了。

» 晚上睡觉前、饭后、听音乐时都是胎宝宝爱动的时候，孕妈妈可以留心感受一下。

» 有的孕妈妈此时还没有感觉到胎动，孕妈妈也不要着急，这都是正常的，下个月可能就能感觉到胎宝宝的大动作了。

» 每天坚持数胎动，并做好记录，以便观察胎宝宝的发育情况。

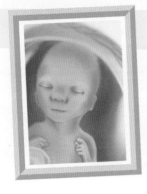

第 113~114 天 孕17周

胎宝宝：生长速度很快

进入孕5月，胎宝宝的生长速度很快，小骨骼和小肌肉越来越强壮了，因为长得太快，偶尔会跟孕妈妈抢夺体内的铁元素，引起孕妈妈贫血，所以孕妈妈一定要注意补铁。

孕妈妈：补铁补血，支持胎宝宝快速生长

不管是否贫血，孕妈妈都要补充铁，这是因为孕妈妈在孕期血容量会比孕前增加50%，但红细胞的增加跟不上血液总量的增加速度，血液被稀释，就会出现贫血症状。

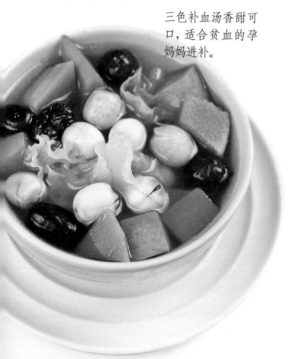

三色补血汤香甜可口，适合贫血的孕妈妈进补。

贫血的症状

如果孕妈妈经常感到疲惫和倦怠、头晕眼花、耳鸣、失眠怕冷、脸色发黄、指甲苍白脆弱，就要特别注意，可能已患贫血了。如果血常规结果显示血红蛋白低于110克/升，就可以诊断为贫血。

贫血的原因

孕期会遭遇两大类贫血：叶酸性贫血和缺铁性贫血。前者主要是由于怀孕后身体缺乏叶酸引起的；后者是因为孕妈妈孕前体内铁存储量不足，怀孕后未能及时通过饮食补充而引起的。大部分孕妈妈贫血是因为缺少铁。

专家教你怎么补血

多数孕妈妈贫血是胎宝宝发育中铁的需求增加造成的，补铁要多吃富含铁的食物，像红豆、红枣、鸡蛋、豆浆、动物的肝脏、鸭血、鸡肉、猪瘦肉都是不错的选择。但是孕妈妈要注意，这些补血的食物要搭着吃，同一种食物不能摄入过量。也可以在医生的指导下服用铁剂。

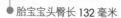

离预产期 166 天　　　胎宝宝体重 156 克　　　及时补铁　　　只单纯补充铁剂

胎宝宝头臀长 132 毫米　　　每周吃 1 次鸭血

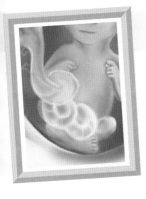

第115天 孕17周

胎宝宝：继续发育着

如果现在胎宝宝的肌肉是一株牵牛花，那么他的骨骼就是一架墙梯，任其伸展攀缘，在这个月胎宝宝仍会继续快速发育，到月末，胎宝宝的身长将达到出生时的一半了。

孕妈妈：调整好作息时间

孕妈妈可不要扰乱胎宝宝的生活习惯，在他睡眠的时候，千万不要以做胎教为名，用声音、光亮或是动作去叫醒他，否则胎宝宝会不高兴的。

作息习惯很像妈妈

瑞士儿科医生研究发现，新生儿的睡眠类型与孕妈妈的睡眠类型有关。研究人员将孕妈妈分为早起和晚睡两种类型，然后对她们所生的孩子进行调查。结果发现，早起型母亲所生的孩子，一生下来就有早起的习惯，而晚睡型母亲所生的孩子，一生出来就有晚睡的习惯。所以，在胎宝宝出生前，胎宝宝和母亲就形成了相似的生活习惯。这一研究证明，母亲和子宫内的胎宝宝存在沟通。出生后母子间的情感沟通是出生前母子间沟通的延续。

可以通过光照胎教来调整胎宝宝作息

孕期可以通过光照胎教调整胎宝宝的作息，能使胎宝宝出生后仍然保持良好的作息，即夜晚睡觉，白天活跃。用手电筒的微光照射孕妈妈腹部，训练胎宝宝的昼夜节律，促进胎宝宝视觉的健康发育。但要注意切忌用强光照射，且时间不宜过长。

规律作息对孕妈妈也有好处

坚持早睡早起，可以保证孕妈妈的精力充沛，还有助于排出毒素、促进新陈代谢、改善孕妈妈的皮肤。胎宝宝也会因为有良好的作息习惯，而发育得更好。

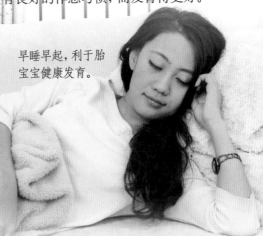

早睡早起，利于胎宝宝健康发育。

● 离预产期 165 天　　　● 胎宝宝体重 159 克　　　中午小憩半小时　孕妈妈时常熬夜　　✓　　✓　　✗

● 胎宝宝头臀长 134 毫米　　　23：00 前睡觉

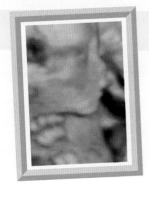

第116天 孕17周

胎宝宝：身高、体重有了大变化

现在，由于骨骼的坚固，胎宝宝的小脑袋不再蜷缩在胸前了，身高、体重也发生了很大的变化，胎宝宝不再是拇指大小了，而更像一颗芒果了。

孕妈妈：职场孕妈妈午睡妙招

怀孕是一件幸福的事，也是一件很辛苦的事。孕妈妈通常都会嗜睡，适当的午休能很好地缓解孕妈妈的疲劳，帮助孕妈妈保持充沛的精力以应对工作。可是职场孕妈妈应该怎样午休才能保证睡眠质量呢？

伏案而睡不可取

很多身处职场的孕妈妈在午休时间会赶紧趴在桌上小睡一会儿，虽然醒来后会感觉精神好多了，但这种午睡不但保证不了睡眠质量，而且还会对身体造成伤害。首先，伏案而睡并不能让孕妈妈的身体得到有效的放松和休息。其次，孕妈妈长期伏案而睡会压迫腹部导致胎宝宝缺氧，还会压迫手臂神经造成手臂麻痛。再次，伏案而睡会使孕妈妈的眼球承受过大的血压，导致孕妈妈醒来后视力模糊。

自带午睡小道具

孕妈妈其实凭借几个简单的小道具就可轻松解决午休问题。自备一把折叠躺椅，操作方便简单，也不占多少空间。午休的时候孕妈妈就可以在自己的工位上打开折叠躺椅，躺下来舒舒服服地睡一觉。当然，靠背垫和毛毯也是必不可少的。靠背垫可以用来做枕头，毛毯可以减少孕妈妈着凉感冒的概率。睡觉特别轻的孕妈妈还可以准备一副眼罩和耳塞。有了这些小道具，孕妈妈就可以利用午休时间做一个甜甜的美梦了。

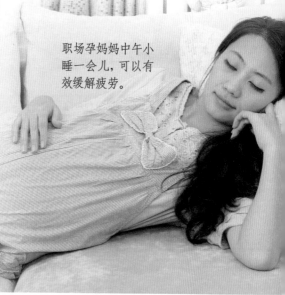

职场孕妈妈中午小睡一会儿，可以有效缓解疲劳。

离预产期 164 天

胎宝宝体重 162 克

睡 30 分钟即可　趴桌子午睡

胎宝宝头臀长 135 毫米

自备躺椅

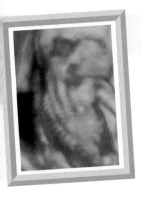

第 117 天 孕 17 周

胎宝宝：在发育、在学新本领

胎宝宝在孕妈妈的肚子里还在继续发育、学习新本领，据说他出生后就可以做超过七十多种反射动作，孕妈妈要做到的就是保护好胎宝宝，让他健健康康继续发育。

孕妈妈：高龄孕妈妈必做 B 超

对高龄孕妈妈来说，最担心的就是生育一个不健康的宝宝。医生已经可以在孕妈妈怀孕 5 个月时及时发现许多引起先天性缺陷的遗传异常。有些情况可以在出生前或分娩后进行及时治疗。

高龄孕妈妈必须做的 7 项检查

1. 监测血压。由于高龄孕妈妈容易出现妊娠期高血压疾病，所以要在孕期定期监测血压，如果出现头痛、血压升高等情况，应尽快去医院诊治。

2. 血糖筛查试验。高龄孕妈妈出现妊娠糖尿病的概率也较高。应在怀孕 28 周左右进行血糖筛查试验。

3. 唐氏综合征筛查。通过抽取孕妈妈血清，计算生出先天缺陷胎儿的危险系数。

4. 羊膜腔穿刺术。随着女性年龄的增加，胎宝宝出现染色体异常的概率增加，所以高龄孕妈妈应做羊膜腔穿刺，检测胎宝宝有无染色体异常。

5. B 超检查。这是孕期常做的一项检查，高龄孕妈妈在怀孕期间至少要做两三次 B 超检查，不仅能了解胎宝宝的发育状况，还可以排除非常严重的畸形，例如心脏结构畸形等。

6. 胎心监护。在怀孕的最后 1 个月，高龄孕妈妈要特别注意胎动情况，有条件者应每周做 1 次胎心监护，以了解胎宝宝在宫内的安危。

7. 骨盆测量。在怀孕晚期，高龄孕妈妈应接受产科医生所做的骨盆测量，并结合胎宝宝的大小来决定分娩的方式和时机。

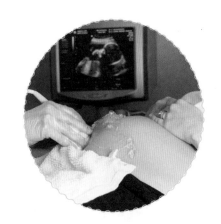

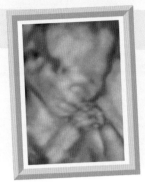

第118~119天 孕17周

胎宝宝：身体系统可正常运作

在胎盘和脐带的帮助下，胎宝宝的身体系统已经能像新生儿那样运作了，他拥有其自身的循环了，由心脏将血液泵向全身，现阶段，每天可泵出相当于 23.65 升的血量。

孕妈妈：营养要跟上

为满足胎宝宝的生长发育需求，孕妈妈要重视加餐和零食的作用，红枣、板栗、花生、葵花子都是很好的选择，可以换着吃，满足口味变化的需要。

合理安排正餐和加餐

随着胎宝宝的生长，孕妈妈胃部受到挤压，容量减少，应选择营养价值高的食品，并少食多餐，可将全天所需食物分五六餐进食。孕妈妈可在正餐之间安排加餐。在时间的安排上，上午加餐的时间应在上午 10 点左右，这时少吃一些，能够预防饥饿引起的低血糖；下午加餐的时间可以选择在下午三四点，这是职场孕妈妈最容易感到饥饿的时间；晚上也可以加餐，在晚上九点左右少吃一些，可以让孕妈妈睡得好，但是不要吃太多、太油腻的食物，一般一杯热牛奶就够了。

少食多餐防胀气

本月也是孕妈妈胀气严重的时期，适当安排加餐，用每餐分量减少的方式来进食，有助于预防、缓解胀气。应多选择半固体食物进食，多吃蔬菜、水果等膳食纤维含量高的食物。

每日饮食结构

虽然孕妈妈可以适当加餐，保证摄取充足的营养，但是也应注意不能影响正餐的进食。孕中期孕妈妈每日饮食结构列举如下，可助孕妈妈做到心中有数。

- 谷类：350~450 克，其中杂粮不少于 1/5。
- 鱼、禽、瘦肉：交替选用约 150 克。
- 鸡蛋：每日 1 个或半个。
- 蔬菜：500 克，其中绿叶菜不少于 300 克。
- 水果：500 克。
- 牛奶、酸奶：250~500 克，或相当量的奶制品（如奶粉 35~70 克）。
- 植物油：20~25 克。

离预产期 161 天

胎宝宝体重 170 克

每天喝点儿汤

零食即正餐

胎宝宝头臀长 139 毫米

记录每天饮食

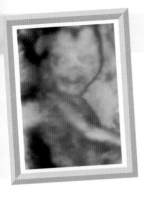

第120天 孕18周

胎宝宝：无聊时自娱自乐

在睡醒后的无聊时光里，胎宝宝开始练习吸吮和眨眼来自娱自乐，趁着这段时间，给胎宝宝做做胎教吧，让胎宝宝提早感受到这个美丽的世界，让胎宝宝发育得更好。

孕妈妈：给胎宝宝做做胎教吧

从现在起，将胎教计划付诸实践吧，精心准备孕期胎教，让胎宝宝从中感受艺术的熏陶、体验语言的奥妙、徜徉知识的海洋、接受美丽事物的熏陶……

胎教很重要

胎教是调节孕期母体内外环境，促进胚胎发育，改善胎宝宝素质的科学方法。育儿专家曾对接受过胎教的婴儿进行行为测评，发现经过胎教的宝宝出生后在情绪方面、视听等感觉能力方面、小手的抓握能力方面都表现得更优秀。胎教不仅是给胎宝宝听音乐、讲故事，孕妈妈良好的精神状态也对胎宝宝有积极的影响。

胎教不是培养天才

不少人认为胎教的目的是为了培育小天才，创造奇迹，这种想法是对胎教的误读。胎教是为了促进孕妈妈身体健康，预防胎宝宝发育不良，它不能改变遗传因素，也无法预知宝宝出生后的教育和环境，所以也不能确保培养出"天才"。

抚摸胎教：按压胎教法

孕妈妈仰卧，放松腹部，先用手在腹部从上到下、从左到右来回抚摸，然后轻轻地按压和拍打。如果胎宝宝喜欢你的抚摸，他会轻轻地蠕动或转动手脚，这时你可以继续进行。如果感觉胎宝宝用力挣扎或蹬腿，则表明他不太喜欢这种方式，孕妈妈应立即停止。

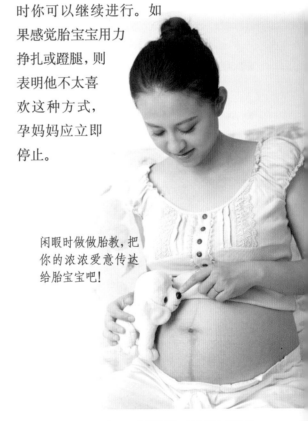

闲暇时做做胎教，把你的浓浓爱意传达给胎宝宝吧！

离预产期 160 天　　胎宝宝体重 174 克　　每天 5 分钟即可　好心情也是胎教

胎宝宝头臀长 140 毫米　　胎教需要坚持

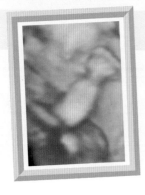

第121天 孕18周

胎宝宝：全身发育时期

胎宝宝进入了一个快速的、全身的发育时期，已出现的器官不断增大，日趋成熟，孕妈妈给胎宝宝营造一个好的孕育环境吧。

孕妈妈：容易忽视的营养

除了必要的食物营养之外，水和空气、阳光也是生命活动所必需的物质。孕妈妈不要只顾着饮食营养，而忽略了这些"天然绿色营养"的摄入。

水

水占人体体重的60%，是人体体液的主要成分，饮水不足不仅会喉咙干渴，同时关系到体内的电解质平衡和养分的运送。调节体内各组织的功能，维持正常的物质代谢都离不开水。所以，在孕期要养成多喝水的习惯。孕妈妈切忌感到口渴时才喝水。应该每隔半小时喝1次，一天喝十几次水，大约1.5升。

新鲜空气

孕妈妈应该在风和日丽的时候，到近郊走走，多呼吸一些新鲜空气。即使不出门，孕妈妈也要注意室内通风，经常给身体"换气"。但是，有些孕妈妈因为怕感冒，屋中常年不开窗，影响了新鲜空气的流通，长此以往，会对孕妈妈的健康带来危害。因此，一定要注意室内空气的清新。孕妈妈也可以选择在阳台或者室内种植绿植，来促进室内空气更新，但是一定要避免香味过浓的鲜花。

阳光

阳光中的紫外线具有杀菌消毒的作用，更重要的是通过阳光对人体皮肤的照射，能够促进人体合成维生素D，进而促进钙质的吸收和防止胎宝宝患先天性佝偻病。因此，在怀孕期间要多进行一些室外活动，这样既可以提高孕妈妈的抗病能力，又有益于胎宝宝的发育。孕妈妈可以在清晨或者傍晚，阳光不是很刺眼的时候出去散散步，做做简易的体操，锻炼身体的同时，也有利于肚子里胎宝宝的发育成长。

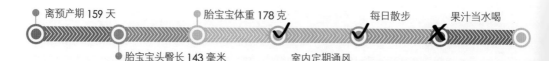

离预产期 159 天　　胎宝宝体重 178 克　　每日散步　　果汁当水喝

胎宝宝头臀长 143 毫米　　室内定期通风

第122天 孕18周

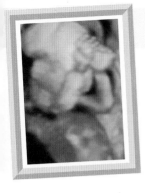

胎宝宝：各器官在长大

现在，胎宝宝身体里的器官仍在不断增大，变得越来越成熟，已经不会再有新的器官出现了，孕妈妈现在需要做的就是均衡饮食，保证给胎宝宝输送全面的营养。

孕妈妈：支持胎宝宝发育并不是要多吃

孕中期，孕妈妈需要将更多的精力放到增加营养上，食物花样要不断变换，还要格外注意营养均衡和饮食搭配，但这并不代表着孕妈妈就可以无所顾忌地吃喝。

不要狂吃补营养，更不要节食

在本周，胎宝宝正在快速发育，迅速长大，有些孕妈妈总是怕胎宝宝营养不够，每餐都吃很多，富含蛋白质、脂肪的肉类更是吃了不少。但是，这样做并不一定是对胎宝宝好，要知道，孕妈妈狂吃猛补最有可能造成的就是孕妈妈超重，或者产生巨大儿，不管哪一种对胎宝宝和孕妈妈的健康都有害。

还有一些孕妈妈虽然并不盲目进补，但盲目节制饮食，这样对于胎宝宝的伤害很大，容易引起营养不良，甚至影响到胎宝宝脑细胞的正常发育，对胎宝宝智力发育没有好处。

大量食用动物肝脏要不得

动物肝脏中除含有丰富的铁外，还含有丰富的维生素 A，孕妈妈适当食用对身体健康和胎宝宝发育有好处，但是，并不是多多益善。孕妈妈过量食用动物肝脏，可能会导致维生素 A 摄入过多，从而引起胎宝宝发育异常。

一般建议孕妈妈一周食用一两次，每次不超过 50 克即可。

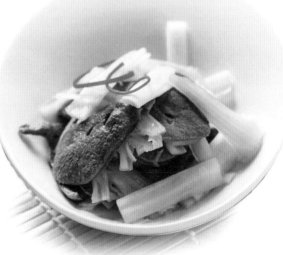

吃猪肝要适量，每周一两次即可。

离预产期 158 天　　胎宝宝体重 183 克　　　饮食有度　　盲目节制饮食

胎宝宝头臀长 146 毫米　　荤素搭配

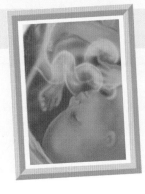

第123天 孕18周

胎宝宝：眼睛向前看

胎宝宝的眼睛从以前的左右看发展成能向前看了，不过，胎宝宝现在还没办法看到外面的世界，孕妈妈可以用你温柔的声音向他描绘一下外面的世界。

孕妈妈：近视的孕妈妈顾虑多

患有近视的孕妈妈因为害怕自己的近视会对分娩和胎宝宝造成一些不利影响，一般会比视力良好的孕妈妈存有更多的疑虑。

近视眼会遗传吗

宝宝是否会近视与遗传有一定的关系，尤其是当父母均为高度近视时，宝宝近视的概率就会更大。不过，一些资料显示，因为遗传因素而成为近视的人数仅占近视总人数的5%，可见后天环境和习惯的影响更加重要。

高度近视的孕妈妈能够顺产吗

当高度近视的孕妈妈在分娩过程中竭尽全力时，由于眼压升高，确实存在着视网膜脱落的危险。但并不是高度近视就不能顺产，最好是根据眼底的具体情况决定是否顺产。

采用顺产的近视眼孕妈妈要注意，在生产的过程中不要过于用力，避免发生视网膜脱落。即使在分娩过程中发生视网膜脱落，孕妈妈也不要过于担心，经过手术是可以恢复的。

使用眼药水需要注意什么

对于细菌性结膜炎、角膜炎，我们经常使用主要成分为氯霉素的眼药水，但氯霉素具有严重的骨髓抑制作用，孕妈妈使用后可能使胎宝宝产生严重的不良反应，所以建议孕妈妈最好不要使用。而红霉素相对比较安全，为了自己和胎宝宝的健康，孕妈妈应在医生的指导下用药。

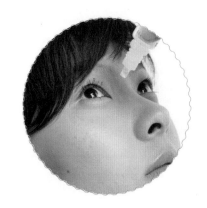

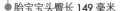

离预产期 157 天　　胎宝宝体重 188 克　　高度近视能顺产 ✓　用氯霉素眼药水 ✗

胎宝宝头臀长 149 毫米　　近视遗传概率小

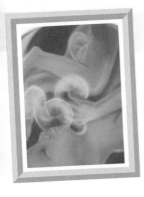

第 124 天 孕18周

胎宝宝：指纹长出来了

这两天，胎宝宝的手指和脚趾上都长出了软软的肉垫，而这些肉垫上正在形成各具特色的指纹，每一枚小指纹都是独一无二的。

孕妈妈：韧带惹的祸

很多孕妈妈在孕中期会感觉到小腹部似牵扯的疼痛，到医院检查后也未发现子宫出血或其他流产先兆。其实如果孕妈妈了解了韧带疼痛是怎么一回事后，就不会如此担心了。

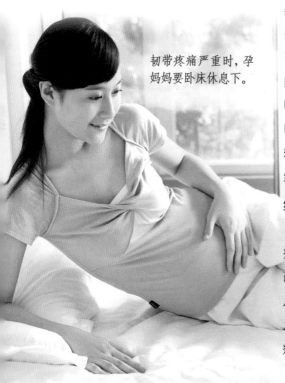

韧带疼痛严重时，孕妈妈要卧床休息下。

韧带疼痛

这种疼痛多发生于孕 14~20 周。这是因为孕中期孕妈妈的身体开始发生重大的变化，子宫、羊水、胎宝宝迅速增重，使附着在子宫肌壁上的韧带过度拉伸，从而引起下腹部疼痛。在韧带拉长的过程中，痛感会伴随着孕妈妈的任何运动，如上床或翻身等。除此之外，韧带的过度拉伸还会引起腹股沟疼痛，这也是联系子宫和骨盆的韧带过度拉伸惹的祸。孕妈妈在大笑、咳嗽、打喷嚏、拿东西和改变姿势时会有明显的疼痛感觉。好在这种疼痛也只是转瞬即逝，孕妈妈只要改变姿势就能有所缓解。

缓解妙招

处于孕中期的孕妈妈如果有韧带疼痛的状况，切记行动要迟缓些，不可猛然改变姿势。如果疼痛严重，要注意卧床休息。如果韧带疼痛已经到影响孕妈妈休息的程度，则可以尝试用热敷的方法减轻疼痛。

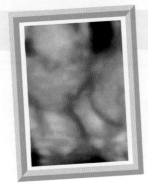

第125天 孕18周

胎宝宝：消化系统趋于完善

胎宝宝的消化系统正在趋于完善，这对胎宝宝来说是非常重要的，因为这样他才能在享受可口食物的同时，吸收其中的营养，并排出身体内的废物。

孕妈妈：胎宝宝好像动了

胎动的感觉有许多种：抽动、扭动、翻滚、拳打脚踢、肚子一跳一跳的、冒泡泡、像鱼在游泳、像虾在跳……胎宝宝在肚子里的动作千变万化，所以每个孕妈妈的胎动感觉也会有所不同。在不同的孕周，胎动感受也会有所变化。

为什么我感受不到胎动

孕妈妈没有感受到胎动的原因是：第一次怀孕，感觉到胎动的时间要比曾经怀孕过的孕妈妈晚一些；体形偏胖的孕妈妈要比体形苗条的孕妈妈感觉到胎动的时间晚一些；第一次胎动往往要稍微延迟一些才能被感觉到，这可能与不会辨别胎动有关系；若很久了还是感觉不到胎动，就可能是胎宝宝有问题，需要向医生咨询。

怀孕周数	胎动感觉
孕 16~20 周	这个时候胎宝宝运动量不是很大，孕妈妈通常觉得这个时候的胎动像鱼在游泳，或是"咕噜咕噜"吐泡泡
孕 20~35 周	此时胎宝宝活泼好动，孕妈妈能感觉到拳打脚踢、翻滚等各种大动作，甚至还可以看到肚皮上突出的小手、小脚
孕 35 周~分娩	此时胎宝宝几乎撑满整个子宫，胎动没以前频繁，但力度可能增大了

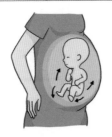
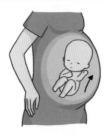
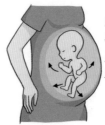

到孕6月，大多数孕妈妈能感受到胎宝宝的"拳打脚踢"了。

● 离预产期 155 天　　● 胎宝宝体重 197 克　　长时间感觉不到胎动要就

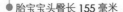

● 胎宝宝头臀长 155 毫米　　偏胖的孕妈妈不易察觉胎动

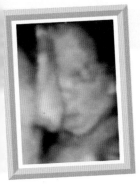

第126天 孕18周

胎宝宝：自由玩耍

现在，胎宝宝会在孕妈妈的子宫里自由玩耍，但是别指望这时候胎宝宝就会拳打脚踢地告诉孕妈妈他在玩耍，胎动的感觉更像是肚子在咕咕叫，甚至像消化不良时或饥饿时的感觉。

孕妈妈：二胎妈妈胎动来得早

如果你是二胎妈妈，那么会比头胎妈妈更早感觉到胎动。头胎妈妈会在孕19~20周感觉到胎动，但二胎妈妈会在孕17~18周就感觉到胎动了。

二胎妈妈感觉更轻松

除了胎动来得早之外，二胎妈妈和头胎妈妈还有很多不同之处。很多孕妈妈会觉得怀二胎时过得很舒服。这是因为孕妈妈已经有过一次怀孕的经验，对即将发生的事情有一定的了解，也已经有了一些对策。

正因为有过怀孕的经历，二胎妈妈在遇到孕期中的很多不适症状都会变得轻松。头胎时遇到阴道少量出血时，可能会手忙脚乱，每天心绪不宁；当孕妈妈怀二胎时就会知道应第一时间去医院检查，也会知道该如何处理。但如果怀二胎的时候年纪比较大，孕妈妈会发现自己的体力明显不如怀头胎的时候，特别是在孕早期，会经常感觉到累，想休息。如果感觉到累，

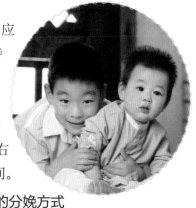

二胎妈妈应多休息，特别是中午的时候一定要保证1小时左右的休息时间。

二胎妈妈的分娩方式

如果孕妈妈头胎是剖宫产，一般医生会建议生二胎时也剖宫产，不过如果孕妈妈身体恢复很好，也可以在医生的允许下选择顺产。如果头胎是顺产，那生二胎时孕妈妈会感觉产程变快，分娩过程中会感觉轻松一些。很多孕妈妈会因为怀头胎和二胎时的早孕反应不一样而推测性别，这并不科学，因为早孕反应和很多因素有关，如年龄、身体状况等。头胎和二胎的早孕反应不同并不能说明两胎宝宝性别不同。

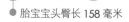

离预产期 154 天 　　胎宝宝体重 200 克 　　二胎更舒服 　　二胎不用数胎动

胎宝宝头臀长 158 毫米 　　二胎胎动更早

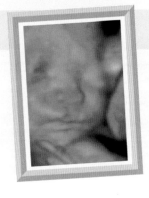

第127天 孕19周

胎宝宝：可以听到各种声音了

胎宝宝的听力发育得很不错了，已经可以清楚地听到各种声音了，孕妈妈应当注意避免去有噪音的地方，也尽量不要听放烟花爆竹的声音。

孕妈妈：学习一下数胎动吧

一般来说，孕妈妈在孕18~20周就能感觉到胎宝宝在肚子里蠕动了，在怀孕28~38周时是胎动最为活跃的时期。胎动是孕妈妈了解胎宝宝健康状况的最简易的方法，医生可能会要求你每天数一数胎动次数。

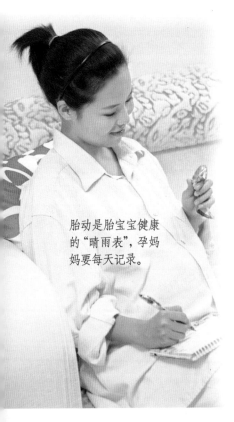

胎动是胎宝宝健康的"晴雨表"，孕妈妈要每天记录。

数胎动的方法

计数胎动时，孕妈妈最好采取左侧卧位的姿势，环境要保持安静，心情要平静，以确保测量的数据准确。每天早、中、晚各计数胎动1小时，将3次记录的胎动数相加后乘4，就得到12小时的胎动次数。注意：如果12小时胎动次数少于20次，就有异常的可能；或12小时胎动次数少于10次，或少于平时胎动平均数的50%，则提示胎宝宝缺氧，所以一旦胎动减少，需立即就医。

胎动频繁的时间

夜晚睡觉前：因为孕妈妈往往在晚上才能静下心来感受胎宝宝的胎动，所以会觉得动得特别多。

吃饭以后：孕妈妈体内血糖含量增加，胎宝宝也"吃饱喝足"有力气了，所以胎动会变得较频繁一些。

洗澡的时候：可能是因为在洗澡时孕妈妈会觉得比较愉悦，这种情绪会传达给胎宝宝，所以胎动会多一点。

听音乐的时候：受到音乐的刺激，胎宝宝会变得喜欢动，这是传达情绪的一种方法。

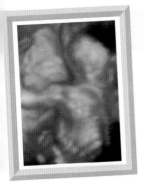

第128天 孕19周

胎宝宝：全身器官基本发育好

现在胎宝宝全身的器官已经基本发育好，也喜欢在孕妈妈的子宫里动来动去，细心的孕妈妈能够感觉到胎宝宝的动作了，先来学习下有关胎动的知识，以便了解胎宝宝的情况。

孕妈妈：胎动情况有差异

胎动是胎宝宝生命的征象，现在越来越多的孕妈妈都会注意观察胎动，甚至与别的孕妈妈做比较，其实这完全没有必要，胎宝宝有自己的活动规律，而且也会受到孕妈妈情绪的影响，所以孕妈妈并不需要因为胎动和其他孕妈妈不一样而太过担心。

不与其他孕妈妈的胎动情况做比较

胎动的强弱和次数，个体差异很大。有的 12 小时多达 100 次以上，有的只有 30~40 次。但只要胎动有规律，有节奏，变化曲线不大，就说明胎宝宝发育是正常的。但如果在一段时间内胎动超过正常次数，即胎动突然增多，或无间歇地躁动，也可能是宫内缺氧的表现。如果胎动次数明显减少直至停止，是胎宝宝在宫内重度窒息的信号。

影响胎动的因素

胎动与子宫内外环境有关，一般情况下胎动多表明胎宝宝活泼，预示着胎宝宝出生后抓、握、爬、坐等动作发展较快。但如果孕妈妈突然遭遇惊吓，忧伤或严重刺激，情绪极度紧张，会使胎宝宝躁动不安，如果胎宝宝长期不安，体力消耗过多，待出生后往往出现身体功能失调，甚至畸形。所以孕妈妈孕期要保持舒畅的心情，多去大自然中散散步，或经常听听优雅舒缓的胎教音乐，对一些武打片、恐怖片则要远离。

坚持数胎动

孕妈妈都知道应在家自测胎动，但实际上，真正坚持数胎动的人少之又少。胎动的次数多少、快慢、强弱直接关系到胎宝宝的安危，孕妈妈每天数胎动能了解到胎宝宝的健康状况。相信每个孕妈妈都是爱胎宝宝的，那么先从数胎动开始，把这份爱细化、落实到实际行动中。

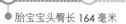

离预产期 152 天　　胎宝宝体重 208 克　　与他人做比较　　心情急躁

胎宝宝头臀长 164 毫米　　观察胎动的规律

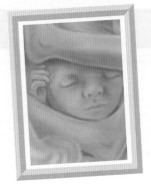

第129天 孕19周

胎宝宝：女宝宝的卵子已经存在了

如果胎宝宝是个女孩，那么她的卵巢里已经存在最初的卵子了，孕妈妈你知道吗？女孩卵巢中所有的卵子都是与生俱来的。

孕妈妈：带上胎宝宝去旅行

胎宝宝在腹中已经很安全，在身体还没有变得笨重前，如果孕妈妈身体状态好，赶紧和准爸爸出去旅行吧。不过，不能像孕前那么随心所欲了，很多事情都要注意。

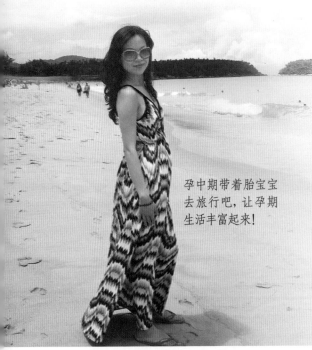

孕中期带着胎宝宝去旅行吧，让孕期生活丰富起来！

制订合理的旅行计划

即使身体状况很好，孕妈妈也不能太过疲劳，所以在行程安排上一定要留出足够的休息时间。出门前应征求医生的同意。此外，在出发前必须查明到达地区的天气、交通、医院等，若行程难以计划和安排，有许多不确定的因素，还是不去的好。

要有人全程陪同

孕妈妈不宜一人独自出门，与一大群陌生人做伴也是不合适的，最好是由准爸爸、家人或好友等熟悉的人陪伴前往，这不但会使旅程愉快，当感觉累或不舒服的时候，也有人可以随时在身旁照顾。

选择出行方式

如果是短途，坐汽车出行，要系好安全带，当进入服务区时，孕妈妈要下车活动一下。如果是远途，则最好选择火车或飞机。火车旅行，时间长的话就要选择卧铺的下铺。坐飞机，则最好选择靠近洗手间或过道的地方。

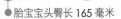

● 离预产期 151 天　　● 胎宝宝体重 210 克　　做好出行计划　　预定行程太满

● 胎宝宝头臀长 165 毫米　　留医生的电话

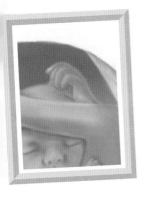

第130天 孕19周

胎宝宝：分泌皮脂

胎宝宝皮肤开始分泌出一种具有防水作用的胎儿皮脂，一般称为胎脂，在未来的几天内，可以包裹住胎宝宝，避免胎宝宝长时间浸泡在羊水中伤害他的皮肤。

孕妈妈：皮肤有些痒，保湿是王道

由于孕妈妈肚皮在增大，皮肤会变得薄且脆弱，会导致皮肤瘙痒，特别是在冬天，孕妈妈要加强清洁、保持湿润，能有效缓解皮肤干燥和瘙痒。

用水温度不超过 42℃

洗澡、洗脸时的水温最好不要超过42℃，水太热会洗掉皮肤的油脂，加剧皮肤干燥。洗完澡之后，可用孕妇专用的保湿乳液、橄榄油、维生素E软胶囊、婴儿乳液等来护肤保湿。

少用空调

过度使用空调不但不利于孕妈妈体温的自我调节，还有可能引起感冒和皮肤干燥。孕妈妈如果感觉皮肤很干，可以在屋内放一盆水或在椅子上搭一条湿毛巾。

留心孕期肝内胆汁瘀积症

如果孕中晚期出现局部甚至全身瘙痒，同时伴随皮肤发黄、恶心呕吐，很有可能是孕期肝内胆汁瘀积症，此时要及时前去医院检查。

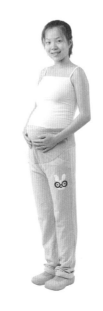

选择天然面料的衣服

怀孕期间，孕妈妈体内的各种激素都有些变化，或多或少地会影响到皮肤。因此建议选择纯天然面料（棉、麻等）的孕妇装，不宜选择合成纤维面料，否则容易引起皮肤瘙痒。在夏季，建议选择一些弹力好、透气性佳的材料来作内衣内裤的原料，比如泡泡棉。另外，针对时下流行的雪纺面料，若能在内里用全棉面料制作，穿着则会更舒适，也不会引起瘙痒。

离预产期 150 天　　胎宝宝体重 212 克　　✔　　✔　　使用孕妇用保湿乳液　　✘

胎宝宝头臀长 167 毫米　　给皮肤保湿　　洗澡水温过烫

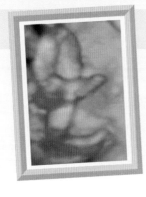

第131天 孕19周

胎宝宝：胎毛开始出现

在接下来的几天里，胎宝宝的胎毛（暂时的头发）开始在胎宝宝的头上出现，暂时还没有人知道胎毛的作用，到胎宝宝出生时，它们大部分已消失。

孕妈妈：出现水肿怎么办

到孕中期和孕后期，很多孕妈妈会被水肿困扰。一般体重越重的孕妈妈水肿的程度会越严重，当然有些体重较轻的孕妈妈也不可幸免，只是程度相对较轻一些。

水肿的症状

开始时不表现水肿，而是表现体重增加过多、过快，每周增长超过500克，再进一步就会出现水肿，水肿部位压之出现凹陷而不能很快复原。一般由脚踝部开始，看起来像萝卜一样，逐渐上升至小腿、大腿、腹部甚至全身。

为什么会出现水肿

孕期下肢毛细血管压力升高，毛细血管通透性增加，尤其是子痫前期时，全身小动脉痉挛使毛细血管缺氧，血浆白蛋白及液体进入组织间隙导致水肿。内分泌影响，使肾小管对钠的吸收增加，使体内水钠潴留，引起水肿。血浆胶体渗透压降低，也就是血浆白蛋白下降，在蛋白质摄入不足或吸收不良时，尤其劳动负荷量过大时，易出现水肿。

水肿了怎么办

水肿会对孕妈妈造成困扰，轻微水肿可以采用一些方法缓解，如果水肿特别严重，就要到医院问诊。

药物治疗不能彻底解决问题，必须改善营养，增加饮食中蛋白质的摄入，以提高血浆中蛋白含量，改变胶体渗透压，将组织里的水分带回到血液中。

减少食盐及含钠食品的进食量，如少食咸菜，以减少水钠潴留。

增加卧床休息时间，以使下肢回流改善；坐着和躺着时，可将脚抬高，利于减轻水肿。

● 离预产期 149 天　　　　● 胎宝宝体重 215 克　　　　　　　　随意用药 ✗

● 胎宝宝头臀长 170 毫米　　　少吃盐 ✓　　避免长时间行走 ✓

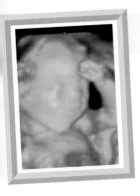

第132天 孕19周

胎宝宝：开始形成脂肪

胎宝宝的脖子、胸部和胯部开始出现皮下脂肪了，皮下脂肪能够帮助胎宝宝保持体温的恒定。目前胎宝宝的状况良好，孕妈准爸可以计划出游了，也带胎宝宝去更远的地方长长见识吧。

孕妈妈：四季出门必备物品

千万不要因为怀孕和工作而把自己弄得焦头烂额。怀孕中的女人要学会爱自己，呵护自己。不论春夏秋冬，孕妈妈出门前都要全副武装，保护好自己。

春季必备

春季的温差变化特别大，在这个季节，早晨和晚上穿着棉衣可能也不觉得暖和，中午却恨不得换上短袖 T 恤。所以孕妈妈一定要做两手准备，外出的时候不管天有多热，一定要随身携带厚外套。除此之外，春天风沙较大，孕妈妈出门的时候一定要记得戴口罩。

夏季必备

夏季是多雨的季节，前一分钟可能还是艳阳高照，晴空万里，下一分钟则可能电闪雷鸣，大雨倾盆，所以孕妈妈出门前一定要记得带伞。夏季的阳光照射比较强烈，皮肤长时间暴露在烈日下容易受伤，为了方便，孕妈妈最好准备一把遮阳、防雨两用的伞。

秋季必备

秋季多雨、昼夜温差大、中午阳光照射强烈，所以孕妈妈外出前除了要携带外套，还要准备好遮阳兼防雨的两用伞。

冬季必备

冬季寒冷，多雨雪。孕妈妈外出前一定要注意保暖，以免着凉感冒。雨雪天气道路十分湿滑，孕妈妈要做好防滑措施。

保护好自己，才有能力保护胎宝宝。建议孕妈妈出门前一定要查询天气预报，以便做全面的准备。

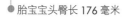

● 离预产期 148 天　　● 胎宝宝体重 221 克　　防晒工作做到位　出门前做好准备

● 胎宝宝头臀长 176 毫米　　注意保暖

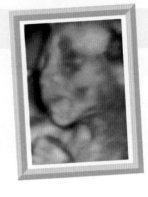

第 133 天 孕19周

胎宝宝：时睡时醒

胎宝宝已经能和新生儿一样时睡时醒了，在他玩儿累了之后，就会闭上眼睛睡觉了，而且还不时会摆出独特的睡姿，可能缩着脑袋，也可能绕着脐带。

孕妈妈：吹空调的注意事项

随着孕周的增加，孕妈妈会越来越怕热，如果是夏天，更让孕妈妈感到难受，孕妈妈是可以吹空调的，但应注意以下几点，以免因使用不当导致生病。

别贪凉

夏天天气炎热，空调温度不宜过低，最好不要低于26℃，室内感觉微凉就可以了，切忌让室内外温差过大，否则孕妈妈极易感冒。而且孕妈妈不要直吹空调风，以免受冷风侵袭导致咳嗽、头痛等症状。

定时通风换气

一般空调连续使用1~3小时后，最好关闭空调，打开门窗至少10分钟以上，更换一下室内的空气，这可以降低空气中的病毒和细菌的浓度，改善空气质量。不要完全依赖空调的换风功能。

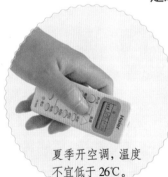

夏季开空调，温度不宜低于26℃。

盖好肚子保护胎宝宝

睡觉时，孕妈妈一定要记得用毛巾被盖好腹部，以防胎宝宝受凉。就算是白天午睡或者工作间歇时小憩，孕妈妈都应注意保护好胎宝宝，可以盖个小毯子或是用衣服裹好腹部。

空调房里要加湿

怀孕本身就会让你皮肤干燥，吹空调会让这个情况更加严重。给室内进行加湿是个不错的选择，孕妈妈可以在房间里放一盆清水。同时建议孕妈妈多喝些水，能为身体补充足够的水分。涂抹滋润效果好的护肤霜也会有效地缓解皮肤干燥、发痒的症状。

● 离预产期 147 天　　　● 胎宝宝体重 225 克　　　　　夏季空调温度不低于 26℃

✔　　　✔　　　✘

● 胎宝宝头臀长 179 毫米　　　为空调房加湿　　　空调一直开着

第134天 孕20周

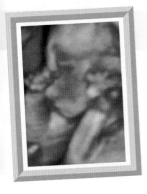

胎宝宝：细细的头发

此时，一些胎宝宝会长出细细的头发，这些头发与胎毛并不相同，不过也有胎宝宝并不长头发。

孕妈妈：自测宫高、腹围超简单

测量宫高和腹围，是最直接地获得胎宝宝生长数据的方式。宫高和腹围的增长是有一定规律和标准的，每次产检都要测量宫高及腹围以估计胎宝宝的发育情况。

自测方法

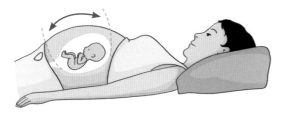

宫高的测量：从下腹耻骨联合处至子宫底间的长度为宫高。

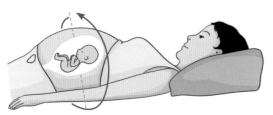

腹围的测量：通过测量平脐部环腰腹部的长度即可得到。

测量腹围时可取立位，测量宫高一般是仰躺，这两项检查都没有疼痛感，孕妈妈不必紧张，要保持平稳的呼吸，以免影响测量结果。不少孕妈妈自己在家量腹围后再跟标准表一对照，发现不对就很紧张。实际上，腹围的增长情况不可能完全相同。

宫高、腹围标准参考表（单位：厘米）

宫高			
妊娠周数	下限	上限	标准
满 20 周	15.3	21.4	18
满 24 周	22	25.1	24
满 28 周	22.1	29	26
满 32 周	25.3	32	29
满 36 周	29.8	34.5	32
满 40 周	30	34	32

腹围			
妊娠周数	下限	上限	标准
满 20 周	76	89	82
满 24 周	80	91	85
满 28 周	82	94	87
满 32 周	84	95	89
满 36 周	86	98	92
满 40 周	89	100	94

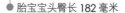

● 离预产期 146 天　　● 胎宝宝体重 229 克　　　可与参考值不同　　测量时太紧张　✔　　　　　　✔　　　　　✘

● 胎宝宝头臀长 182 毫米　　　保持呼吸平稳

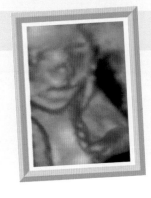

第 135~136 天 孕20周

胎宝宝：骨骼更强壮了

胎宝宝的骨骼在不断变坚固，这样才能更健壮。就像秋风中的玉米一样，拥有越粗壮的根茎，就越不容易被吹倒。这阶段孕妈妈还要坚持补钙。

孕妈妈：对付抽筋有方法

到了孕中晚期，抽筋会时常"造访"孕妈妈。其实抽筋可以预防，也可以通过一些方法进行缓解，孕妈妈可以试一试。

抽筋多是缺钙所致

孕中晚期，孕妈妈的钙需求量更是明显增加。一方面母体的钙储备需求增加，另一方面胎宝宝的牙齿、骨骼钙化加速等，都需要大量的钙。当孕妈妈的钙摄入量不足时，胎宝宝就会争夺母体中的钙，致使孕妈妈发生抽筋、腰酸背痛等症状，甚至会导致软骨病。另外，妊娠期腹内压力的增加，会使血液循环不畅，也是造成腿易抽筋的原因之一。

孕期抽筋巧应对

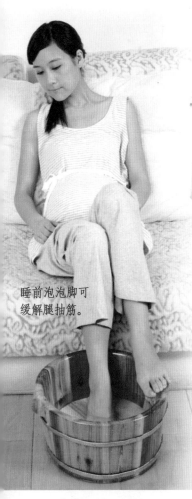

睡前泡泡脚可缓解腿抽筋。

▶ 适当进行户外活动，多进行日光浴。

▶ 饮食要多样化，多吃海带、芝麻、豆类等含钙丰富的食物，如海带炖豆腐、木耳炒圆白菜、鱼头炖豆腐等，另外，每天一杯奶也是不可少的。

▶ 睡觉时调整好睡姿，采用最舒服的侧卧位。伸懒腰时注意两脚不要伸得过直，并且注意下肢的保暖。

▶ 注意不要让腿部肌肉过度劳累，不要穿高跟鞋。睡前对腿和脚部进行按摩。

▶ 从怀孕第 5 个月起就要增加钙质的摄入量，应保证每天摄入 1500 毫克左右。

● 离预产期 144 天　　　● 胎宝宝体重 236 克　　　　　注意腿部保暖　　散步时间过长

✔　　　　✔　　　　✘

● 胎宝宝头臀长 188 毫米　　　　吃补钙食物

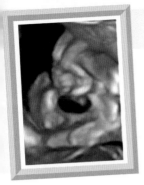

第137天 孕20周

胎宝宝：有很强的感知力

现在胎宝宝有很强的感知力，孕妈妈身体出现不适，胎宝宝也可能会受到影响，因此，孕妈妈一定要保护好自己。

孕妈妈：私处保养的小秘密

女性怀孕后，卵巢的黄体便会分泌大量雌激素和孕激素，致使白带增多，也因此，孕妈妈非常容易感染阴道炎。

有炎症时的症状

如果阴道分泌物呈乳白色或者稀薄的雪花膏的颜色，气味不强烈，则属于生理性变化，不是疾病，不用担心。

如果白带呈脓样，或带有红色，或有难闻气味，或混有豆腐渣样东西，加之外阴瘙痒时，可能是阴道炎，应立即就医。

私处日常护理

❱ 内裤、浴巾应保持清洁。必要时采取5~10分钟的煮沸消毒。每天将换下的内裤用60℃以上的热水浸泡或煮沸消毒。

❱ 孕期性爱使用安全套，防止夫妻交叉感染、反复感染。必要时，准爸爸也需要到医院做检查，积极配合治疗。

❱ 拒绝过度清洗。使用碱性香皂、浴液，甚至高锰酸钾、酒精等药品进行私处清洁会破坏女性身体作为天然屏障的弱酸性

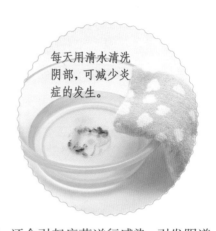

每天用清水清洗阴部，可减少炎症的发生。

环境，还会引起病菌逆行感染，引发阴道炎。没有病症的情况下用清水清洁即可。

❱ 不用卫生护垫。阴道细菌都是厌氧菌，在没有氧气的情况下就会泛滥。长期使用卫生护垫，加上湿润的阴道环境，更加剧了细菌的繁殖速度。孕妈妈应选择穿棉质内裤，有利于私处的"通风透气"。

患上阴道炎不用怕

甲硝唑是治疗滴虫性阴道炎的首选药物，但在怀孕20周之前不宜使用。怀孕20周后，可在医生指导下口服甲硝唑，以阴道分泌物显微镜下检查3次未见滴虫为治愈。

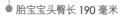

离预产期143天　　　胎宝宝体重240克　　　内衣注意消毒　　过度清洗阴道

胎宝宝头臀长190毫米　　　注意私处卫生

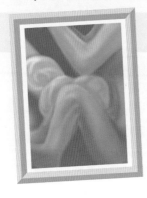

第138天 孕20周

胎宝宝：胎脂形成了

胎宝宝的胎脂基本覆盖住了胎宝宝的皮肤表层，它由胎宝宝的死皮、皮肤分泌的油脂以及胎毛组成，它可以保护胎宝宝的皮肤、不断发育的腺体及感官细胞等。

孕妈妈：选一双合适的鞋

孕妈妈的肚子渐大了，走路的时候，脚部承受的压力也越来越大了，身体的重心也发生了改变，此时，选一双舒适的鞋吧，这样可以减轻脚部的压力，保证孕妈妈的安全。

穿稍大一点儿的鞋

孕妈妈从怀孕开始就应该穿低跟、透气性好、材质轻、舒适的鞋，如轻便的运动鞋、布鞋、休闲鞋或软皮鞋，冬天穿雪地靴也是一个不错的选择。如果孕妈妈在孕期脚肿得厉害，就需要穿比自己平时的鞋码大半码的鞋。到孕晚期，则可能要穿大1码的鞋了。买鞋一定要试穿，以脚后跟处能插入1个手指为宜。

此外，孕妈妈应选择透气性好、纯棉、袜筒比较宽松且容易穿脱的袜子。

穿带点儿跟的鞋

有些孕妈妈认为鞋跟越平越好，其实完全的平底鞋也并非最好。对正常人而言，穿上平底鞋后身体4/5的重力都压在脚后跟上，容易造成足跟的损伤，而且平底鞋的减震功能差，会影响脊柱和大脑的健康，因此选择后跟2厘米高的鞋比较合适。

不要穿系鞋带的鞋子

整个孕期，孕妈妈都应当选择舒适的鞋。特别是孕中晚期，应选择穿脱方便、站着就可以穿的鞋子，这样就免去了弯腰的麻烦。穿的时候最好坐着穿或是扶着墙壁，这样能够平衡好身体，比较安全。还可以买一个长柄的鞋拔，穿起鞋来就更方便了。到了孕晚期，更应避免穿系带的鞋子，并且选择宽松的鞋子，能有效缓解下肢水肿的不适感。

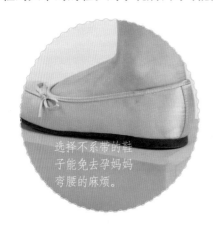

选择不系带的鞋子能免去孕妈妈弯腰的麻烦。

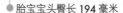

离预产期142天　　　　胎宝宝体重243克　　　　鞋的透气性要好　穿高跟鞋

胎宝宝头臀长194毫米　　　穿方便穿脱的鞋

第139~140天 孕20周

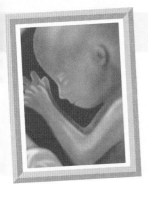

胎宝宝：长出眉毛了

胎宝宝明亮的眼睛上面又多了一个保镖，它的名字叫"眉毛"，虽然它毛茸茸的，看起来并不起眼，但是却像房檐一样可以为眼睛遮挡雨水。

孕妈妈：职场孕妈妈别太累

大多数孕妈妈还要继续工作，职场孕妈妈身兼员工和孕妇双重身份，自然会辛苦一些，不过，只要放正心态，积极面对，职场孕妈妈一样可以轻松地度过孕期。

忌超负荷工作

职场女性进入怀孕期，需要改变一下自己的想法。要尽量多休息，以免过度疲劳。如果总是像以前那样满负荷工作，会令自己很紧张，甚至焦虑不堪，对自己和胎宝宝都没有好处。

当心早产

职业女性每天都要按时上下班，还要面对繁重的工作，因此，要特别注意预防早产。哪怕是出现轻微的出血症状，也应立即到医院接受检查。另外，在上下班的路上尤其要避免碰撞和摔倒。

适当休息，缓解眼疲劳

孕妈妈怀孕后眼睛特别容易累，眼睛酸涩，注意力也无法集中，但是眼药水对胎宝宝可能有影响，所以孕妈妈不能随便使用。孕妈妈工作一段时间，就应该休息一下，起来活动活动，不要等到累了再休息，在感到累之前预先休息是提高工作效率的好方法。

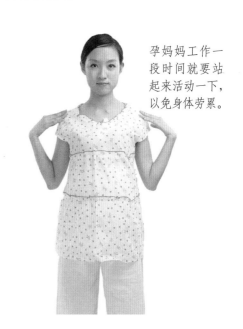

孕妈妈工作一段时间就要站起来活动一下，以免身体劳累。

离预产期 140 天	胎宝宝体重 250 克	工作压力别过大　频繁出差
胎宝宝头臀长 200 毫米	多站起来走走	

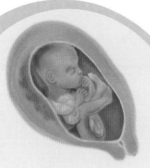

第 21 周

味蕾已经形成

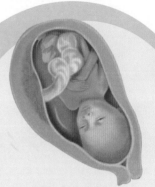

第 22 周

血管清晰可见

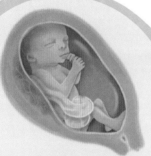

第 23 周

已经有模有样了

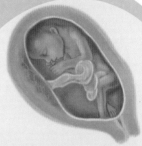

第 24 周

不停地吞吐羊水

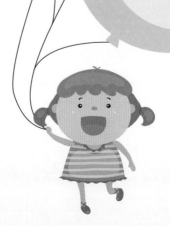

孕6月

胎宝宝能听到你们说话了

　　孕妈妈不要再刻意掩饰自己的肚子了，也不必为走样的身材而黯然神伤，要知道，正在孕育小生命的你，无论走到哪里，都会是一道温馨亮丽的风景。挺起你的大肚子，摸摸腹中的胎宝宝，挽着体贴细心的准爸爸，悠然闲适地走在路上，接受路人羡慕的目光吧！

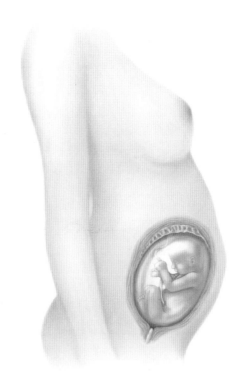

本月要事提前知

在孕 6 月这段轻松而安稳的时光里，胎宝宝稳定而快速地成长着，不过现在还比较瘦，看起来也皱巴巴的。胎宝宝的身材匀称，听觉敏锐，皮肤开始出现褶皱，汗腺已经形成，很快就会增加更多的脂肪，皮肤会被撑起来，就快变成圆润、可爱的宝宝了。

现在孕妈妈可能会觉得自己变得更加笨拙了，凹进去的肚脐开始变得向外突出，不要紧，这是正常的，等你分娩之后自然会恢复原样。

孕期也要做
最美的超能孕妈妈！

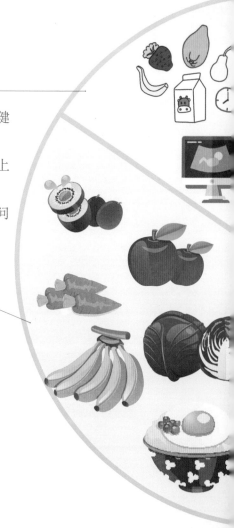

产检注意多

➤ 妊娠糖尿病筛查前，孕妈妈别吃太多水果，保持健康饮食，前一天晚上 8 点以后要断食。

➤ 妊娠糖尿病筛查需要空腹抽第 1 次血，孕妈妈早上记得别吃饭，等做完检查再填饱自己的胃吧。

➤ 大排畸主要检查胎儿是否有严重畸形，如果出现问题，孕妈妈应听从医生的建议。

吃出健康美丽

➤ 胎宝宝处于继续发育阶段，对铁的需求量增多，孕妈妈容易出现脸色苍白、四肢无力等贫血症状，此时应多吃一些富含铁质和维生素 C 的食物。

➤ 孕妈妈不宜吃冰激凌、冰镇饮料等温度过低的食物，否则很容易引起腹泻、胃部痉挛等不适。

➤ 孕妈妈饮食应保持多样化、均衡补充的原则，这样不仅可以给胎宝宝提供更全面的营养，还能调节孕妈妈的体态，避免肥胖、便秘等问题。

孕 6 月产检项目

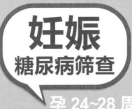

妊娠糖尿病筛查

孕 24~28 周

- 尿常规、血常规检查：了解孕妈妈肾脏情况和有无贫血。
- 听胎心音：了解胎宝宝心跳情况。
- 超声波检查：及早了解胎儿的发育情况有无异常。
- 妊娠糖尿病筛查：检测孕妈妈是否患上妊娠糖尿病。
- 测量宫高、腹围：了解胎儿宫内发育情况，是否发育迟缓或为巨大儿。

(以上产检项目可作为孕妈妈产检参考，具体产检项目以医院及医生提供的建议为准)

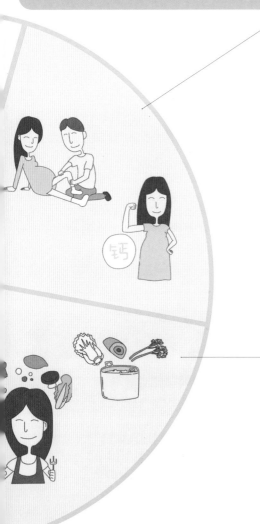

身体上的不适多起来了

» 孕妈妈的肚子渐大，易压迫到下肢，引起腿部水肿，孕妈妈应避免久站、久坐。

» 大大的肚子会让孕妈妈感觉到不舒服，气闷、胀气，这时候最好调整饮食，别吃太油腻的食物。

» 腰酸背疼的问题来了，孕妈妈要调整一下姿势，以让自己感觉舒适为宜，坐下后，后背要有所支撑，注意锻炼腰腹、背部肌肉，避免长时间站立。

» 缺钙的孕妈妈容易出现腿抽筋的情况，除了注意补充钙质外，还要多晒太阳，对于促进钙的吸收很有帮助。

体重要注意控制

» 胎宝宝的发育很迅速，孕妈妈一面要保证摄入全面的营养，一面要预防营养过剩，避免肥胖、患妊娠糖尿病等问题。

» 胎宝宝的体重也不宜过重，胎宝宝过重容易影响智力发育并给生产带来困难。

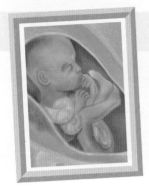

第141~142天 孕21周

胎宝宝：睡姿多种多样

胎宝宝感觉疲劳或无趣的时候，会闭上眼睛，甜甜地睡一觉。有时候，他的小脑袋沉沉地耷在胸前，有时候还会紧紧抱着脑袋，有时候会津津有味地吸吮手指。

孕妈妈：不要过于担忧胎宝宝的安全

母亲的天性让孕妈妈把胎宝宝的健康看得重于一切，然而过于关注这件事情，会让孕妈妈的精神处于过度紧张的状态，反而影响胎宝宝的发育。

如何消除孕妈妈的各种担忧

孕妈妈之所以会如此关心怀孕这件事，可能是因为空闲时间太多。所以，孕妈妈一定要充实自己的生活，多到户外活动活动，或者在网络孕婴论坛中结交朋友，或者读一些优美有趣的散文、童话。

总之，丰富你的生活，转移你的注意力，做一些令自己开心的事情，你会发现美好与幸福其实一直都在。

吃些零食调节情绪

心理学家发现，吃零食能够缓解紧张情绪，消减内心冲突。在手拿零食时，零食会通过手的接触和视觉，将一种美好松弛的感受传递到大脑中枢，有利于减轻内心的焦虑和紧张。当孕妈妈感到紧张甚至恐惧时，可以试着通过吃坚果、饼干等零食来缓解压力。

吃些水果愉悦心情

水果中的某些植物化学成分，可改善人们的心情，有益人体健康。孕妈妈心情不好时，可以吃一根香蕉或一个苹果，还可以吃些樱桃、草莓等。孕妈妈可根据自己的喜好选择水果种类。

经常吃点水果，既能愉悦心情又能补充维生素。

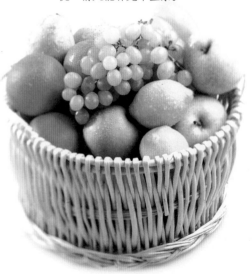

离预产期 138 天　胎宝宝体重 262 克　吃零食缓解紧张　过分担心胎宝宝

胎宝宝头臀长 206 毫米　保持好心情

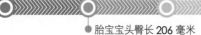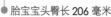

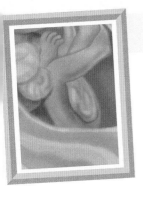

第 143 天 孕21周

胎宝宝：动作更灵活了

胎宝宝的动作越来越灵活了，有时候会伸展背部，有时候会尽力伸展四肢，高兴的时候还会对妈妈的肚子"拳打脚踢"。孕妈妈可别吃太多，把胎宝宝养成小胖子啦。

孕妈妈：长胎不长肉

孕中期，如果孕妈妈体重增长过快，或者在孕早期就已经偏重，可以多吃一些营养丰富而脂肪含量低的食品。

选择低脂酸奶做加餐

益生菌是有益于孕妈妈身体健康的一种肠道细菌，而低脂酸奶的特点就是含有丰富的益生菌。在酸奶的制作过程中，发酵能使奶质中的糖、蛋白质、脂肪被分解成为小分子，孕妈妈饮用之后，各种营养素的利用率非常高。

晚餐这样吃

孕妈妈要保证营养的足量摄入，又要保证体重不增长太多，晚餐吃得科学很重要，孕妈妈记住下面三点：

晚餐不宜过迟。如果晚餐时间与上床休息时间间隔太近，不但会造成脂肪堆积，加重胃肠道的负担，还会导致孕妈妈难以入睡。

晚餐不宜进食过多。晚上吃太多，易出现消化不良及胃痛等现象，热量也不容易被消耗，久而久之就会让孕妈妈的体重直线上涨。

不宜吃太多肉蛋类食物。在晚餐进食大量蛋、肉、鱼，而活动量又很小的情况下，多余的营养会转化为脂肪储存起来，使孕妈妈越来越胖，还会导致胎宝宝营养过剩。

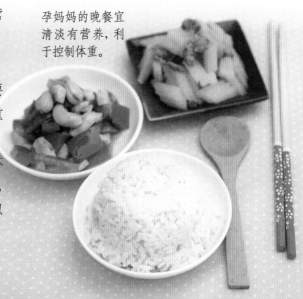

孕妈妈的晚餐宜清淡有营养，利于控制体重。

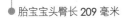

离预产期 137 天　　胎宝宝体重 268 克　　　晚餐不要吃太多　体重增长过快

胎宝宝头臀长 209 毫米　　　吃低脂食物

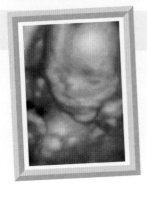

第144天 孕21周

胎宝宝：双臂和手同时举起

胎宝宝在神经的控制下，可以将双臂和手同时举起来了，就像在做体操，如果这时候孕妈妈做B超，应该就能看到这个小小"运动员"了。

孕妈妈：明明白白做B超

整个孕期产科医生会通过B超了解胎宝宝的情况，可是你知道B超都看什么吗？

孕中期照什么

在孕16周左右需要做一次B超，可以了解胎宝宝生长发育的大体情况。在孕22~24周再复查一次B超，通过B超能够比较清晰地了解胎宝宝组织器官发育情况，从而了解胎宝宝是否存在畸形。如有畸形，此时终止妊娠是比较适宜的。

看懂B超单上的关键项

医院超声检查报告单一般包括这些方面：胎囊、胎头、胎心、胎动、胎盘、股骨。

➤胎囊：胎囊只在怀孕早期见到。

➤胎头：轮廓完整为正常，缺损、变形为异常，脑中线无移位和无脑积水为正常。

➤股骨长度：是胎宝宝大腿骨的长度。

➤胎心：有、强为正常，无、弱为异常。胎心频率正常为每分钟120~160次。

➤胎动：有、强为正常，无、弱可能是胎宝宝在睡眠中，也可能为异常。

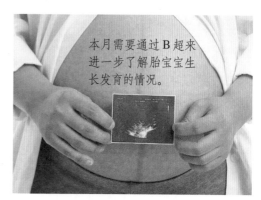

本月需要通过B超来进一步了解胎宝宝生长发育的情况。

➤胎盘：位置是胎盘在子宫壁的位置，胎盘的正常厚度应在2.5~5厘米。

有必要做四维彩超吗

四维彩超是超声检查的一种，可以进行胎儿头部、面部的立体成像，多角度、多方位地观察胎宝宝的发育情况。还可以把四维彩超做成艺术照，这将是一个很好的留念。孕妈妈可以根据自己的情况自行选择。

四维彩超什么时候做最好

怀孕24~28周是照四维彩超的最佳时间，这个时期胎儿结构已经形成，胎儿的大小以及羊水适中，在宫内的活动空间较大，图像也比较清晰。

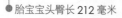

离预产期136天　　　　胎宝宝体重274克　　　　　　　B超可清楚了解胎宝宝情况

胎宝宝头臀长212毫米　　　根据需要拍四维彩超

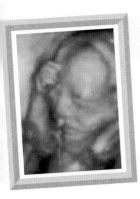

第145天 孕21周

胎宝宝：女宝宝的子宫形成了

如果胎宝宝是一个漂亮的小女孩，那么到今天为止，她的子宫就完全形成了，就像孕妈妈一样，拥有了一个孕育生命的"花房"，只不过她还要在很久之后才能像孕妈妈一样拥有自己的宝宝。

孕妈妈：彩超数据怎么看

孕妈妈拿到彩超结果后就可以直接拿给医生看。结果一般包括以下数据。

双顶径（BPD）	胎宝宝头部双侧顶骨隆起之间的径线长度，作为推算胎宝宝大小的指标之一
头围（HC）	胎头周长，胎宝宝头部一周长度的数值，测定胎宝宝的发育状态
腹围（AC）	腹部周长，胎宝宝腹部一周的长度，用于和其他数值一起推测胎宝宝的发育
股骨长（FL）	大腿骨长是胎宝宝身体中最大的数值，用于和双顶径一起来推算胎宝宝的体重
体重（EFW）	通过各项测定值估测出的胎宝宝体重
HC/AC，FL/AC，FL/BPD	这几项比值用于评测胎宝宝是否宫内发育迟缓，并估测出胎宝宝的体重，由电脑自动计算
羊水深度（Max）	羊水深度在 4~8 厘米为正常，超过 8 厘米为羊水过多，少于 4 厘米为羊水偏少，少于 3 厘米为羊水过少。部分检查报告以羊水指数（AFI）表示，正常范围为 8~24
宫颈长	孕妈妈的宫颈长度少于 3.0 厘米时，需要密切关注有无早产迹象
唇部	"√" 表示胎宝宝的唇部可见并且无异常
颈部	"√" 表示胎宝宝的颈部可见并且无异常
胎心	"√" 表示胎心可见并且无异常
胎动	"√" 表示胎动可见并且无异常
四腔心	"√" 表示胎宝宝心脏的两房两室可见并且无异常
胃泡	"√" 表示胎宝宝的胃部可见并且无异常
双肾	"√" 表示胎宝宝的 2 个肾脏可见并且无异常
膀胱	"√" 表示胎宝宝的膀胱可见并且无异常
四肢长骨	"√" 表示胎宝宝的四肢长骨可见并且无异常
脐带	报告单未显示，表示正常。如若有绕颈现象，则会出现"脐带绕颈 X 周"字样

离预产期 135 天　　　　胎宝宝体重 280 克　　　　有异常问医生　　数据不一样就慌

胎宝宝头臀长 215 毫米　　　　数据只是参考

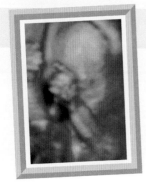

第146天 孕21周

胎宝宝：开始形成睡眠习惯

也许孕妈妈以为胎宝宝在出生后才会建立睡眠习惯，其实，此时胎宝宝的睡眠习惯已经开始形成——睡眠阶段和活动阶段轮流交替。

孕妈妈：做完大排畸检查更保险

很多医院会在孕22周的时候建议孕妈妈做超声波排畸检查，主要是看胎宝宝外观发育上是否有较大问题。如果孕妈妈照的是四维彩超，还可以看到胎宝宝的实时面部表情。不过，照彩超之前，孕妈妈要保持平和的心态，如果过于紧张，就会影响到胎宝宝的活动和表情。

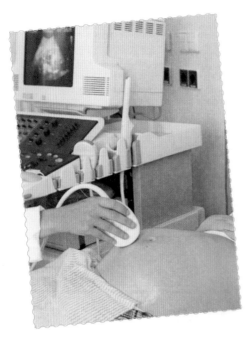

大排畸检查在什么时间做

大排畸筛查一般安排在孕22~24周的时候进行，可以咨询医生，根据自身情况进行大排畸检查预约。

大排畸检查都查什么

超声检查不是万能的，不可能把所有的畸形都查出来。大排畸彩超诊断胎儿先天畸形疾病主要包括以下方面：

➤ 头部：排除脑积水、无脑儿、小头畸形、21三体的草莓头等。

➤ 面部：排除唇裂、腭裂、小颌畸形、鼻骨缺失等。

➤ 脊柱：排除脊柱裂、脊柱肿块等。

➤ 肋骨、锁骨、肩胛骨：排除骨骼发育不良的类型。

➤ 心脏：要明确心率、心律、心脏位置、大小、心脏腔室、血管等情况，排除心脏畸形。

➤ 腹部：排除脐部肠膨出、内脏外翻、肠道闭锁及巨结肠，肾积水、多囊肾及巨膀胱、尿道梗阻。

➤ 肢体：排除胎儿肢体畸形。

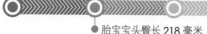

离预产期 134 天　　胎宝宝体重 285 克　　听从医生建议　　大排畸时间较长

胎宝宝头臀长 218 毫米　　检查别紧张

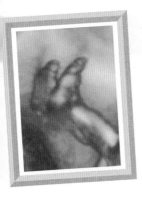

第147天 孕21周

胎宝宝：拳打脚踢的小人儿

胎宝宝的小胳膊、小腿变得越来越有力了，当他特别高兴或非常生气的时候，他会在你的肚子里拳打脚踢，直到你轻轻地抚摸他才会乖乖地安静下来。

孕妈妈：孕中期最安全的运动

适量的运动不仅可以提高孕妈妈的免疫力，而且还有助于分娩。但此时孕妈妈的行动已不太方便，散步应该是最适宜孕妈妈的运动了。

孕期最安全的运动——散步

孕期运动对孕妈妈和胎宝宝都有好处。但是并不是所有的运动都适合孕妈妈。跑步、跳绳、踢毽子等运动都需要跑跑跳跳，对行动不便的孕妈妈来说有太多不可控因素，危险系数高。而散步对孕妈妈来说是最安全的，相对较温和，不剧烈，也不用耗费过多的体力。每天到环境优美的社区公园走走，和准爸爸一起聊聊天，既锻炼了身体又增进了夫妻情感。

散步的好处

散步对身体和心理都有益处：无论你的心情多么烦躁、郁闷，在鸟鸣啾啾的清晨，迎着温和的太阳，漫步在寂静无声的小道上，看洁白的云朵在蓝天轻盈漫步，你会被大自然征服，忘却心中的烦恼。

散步对孕妈妈健康有利，不但可以增强心肺功能，还可锻炼腿肌、腹壁肌、心肌。

在散步的过程中，动脉血大量增加，血液循环加快，对身体细胞的营养供给，特别是心肌的营养供给有良好的作用。同时，在散步时，肺的通气量增加，可以很好地促进新陈代谢。

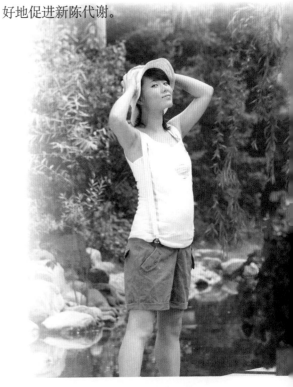

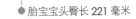

● 离预产期 133 天　　● 胎宝宝体重 300 克　　到陌生地方运动　散步时步速过快

● 胎宝宝头臀长 221 毫米　　散步有人陪同

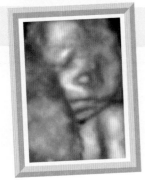

第148天 孕22周

胎宝宝：能分辨子宫内外的声音了

胎宝宝的听觉已经很敏锐了，已经能分辨出子宫内和外界的任何声音。现在是培养亲子感情的最佳时期，准爸爸和孕妈妈一定要多和胎宝宝说说话哦。

孕妈妈：鼓励准爸爸给胎宝宝讲故事

孕期胎教过程中准爸爸的角色也是非常重要的。准爸爸参与到胎教中，可以帮助胎宝宝健康发育和稳定情绪。

准爸爸参与胎教

胎宝宝体内带着准爸爸的基因，在胎宝宝能感受到爱抚以及能听见声音时，会对这个未曾谋面的准爸爸有一种本能的信任感，因此，有准爸爸参与的胎教，胎宝宝会更加愉悦。每晚睡觉前，如果胎宝宝还没有睡觉，准爸爸可以和孕妈妈一起躺在床上，和胎宝宝打过招呼之后就可以开始讲故事。

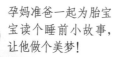

孕妈准爸一起为胎宝宝读个睡前小故事，让他做个美梦！

胎教故事的选择

在故事的选择上，应挑选一些具有美好品质的故事，如勇敢、善良、聪明、勤劳等，结局也应该是大圆满的类型；不要给胎宝宝讲一些悲伤或恐怖的故事，这不仅给孕妈妈造成心理影响，也会让胎宝宝觉得不安。故事的情节应简单，最好是很口语化的句子，3~5分钟即可。此外，准爸爸也可以将每天发生的有趣的事作为故事讲给胎宝宝听，对胎宝宝的大脑发育也很有帮助。

胎教故事要充满感情地读

在醒着的时候，胎宝宝会认真地听子宫外面的声音，所以准爸爸读胎教故事时要充满感情，不要对着故事干巴巴地读。如讲到小猫、小狗的时候，准爸爸可以给胎宝宝讲一讲小猫、小狗的样子，还可以学一学它们的叫声。如果讲到植物，准爸爸可以说一说花朵的颜色和香味。

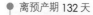

离预产期 132 天　　　　胎宝宝体重 306 克　　　　有感情地朗读　　选择恐怖故事

胎宝宝头臀长 224 毫米　　　　准爸爸讲故事

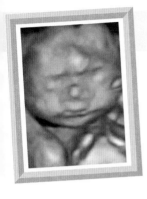

第149天 孕22周

胎宝宝：耳朵更灵敏

现在，胎宝宝会被外界的声音或活动所惊醒，突然发出的噪音，喧闹的音乐，甚至汽车或洗衣机的震动都会吵醒胎宝宝，孕妈妈保护胎宝宝免受噪音之扰的同时，可以做些音乐胎教了。

孕妈妈：给胎宝宝放些音乐吧

孕中晚期，胎宝宝的听力发育已经完善，对外界的声音也十分敏感，能区分不同的声音。此时，孕妈妈可以带胎宝宝听综合乐器的胎教音乐会，也可以给胎宝宝听水流、鸟叫等自然音，有利于增强对胎宝宝脑部的良性刺激。

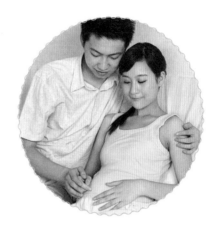

不要把耳机贴在肚皮上

很多孕妈妈把耳机贴在肚皮上进行音乐胎教，这种做法是绝对错误的。一方面，太大的声音会使胎宝宝感觉到不安；另一方面，过于吵闹会极大地损害胎宝宝的听力系统。

胎教音乐的节奏也不能太快，不要有突然的巨响，且每天一两次，每次 10~15 分钟为宜。音量和讲话时的声音差不多即可，不要刻意放大声音。用音响播放时，孕妈妈要和音响保持 1.5~2 米的距离。如果用耳机，不可以贴着肚皮，要保持一个拳头的距离。

胎宝宝喜欢爸爸的声音

准爸爸每天和胎宝宝说说话，可以让胎宝宝感觉安心和愉快。

准爸爸参与胎教不仅能让孕妈妈感受到重视与疼爱，还能帮助胎宝宝智力发育。除了经常跟胎宝宝说说话，准爸爸还可以给胎宝宝朗诵诗歌，唱儿歌或讲故事。和胎宝宝说话、唱歌和讲故事时，准爸爸不要离孕妈妈太远，但也不要紧紧地贴着肚皮，最好是可以与孕妈妈牵手的距离。准爸爸要注意声音柔和与平缓，不要一下子发出太大的声音，以免吓到胎宝宝。

● 离预产期 131 天　　　● 胎宝宝体重 312 克　　　准爸爸做胎教　　听激烈的音乐

● 胎宝宝头臀长 227 毫米　　　音乐声量适中

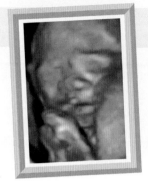

第150天 孕22周

胎宝宝：在不断长大

这段时间胎宝宝在不断地长大，动作也更明显了，孕妈妈的肚子更是渐渐增大，日常活动也可能有些不便了，因此孕妈妈在平时多找找舒服的姿势吧。

孕妈妈：舒服的姿势全解

到了孕中期，很多孕妈妈都会有坐立不安的感觉，沉重的肚子弄得身体各部位都很疲惫，多希望宝宝早点出来。但是为了宝宝能足月，并健康成长，孕妈妈一定要忍耐一下。

起床时

现在起床时要缓慢地去做动作，以免腹腔肌肉过分紧张。仰躺着的孕妈妈起身前要先侧身，肩部前倾，屈膝，然后用肘关节支撑起身体，盘腿，以便腿部从床边移开并坐起来。

坐着的时候

孕妈妈正确的坐姿是要把后背紧靠在椅子背上，必要时还可以在腰部放一个小枕头。如果孕妈妈是坐着工作的，最好每隔半小时放松一下，起来走走，因为这样不仅有助于血液循环，还可以预防孕期多发的痔疮。

拿东西

将放在地上的东西拿起或放下时，注意不要压迫腹部。要屈膝落腰，完全下蹲，单腿跪下，拿住东西，伸直双膝站起。

孕妈妈从地上提东西的最佳姿势示范

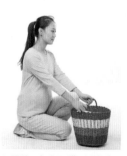

1. 屈膝，完全下蹲，单腿跪下，把篮子拉近身体，不要弯腰。

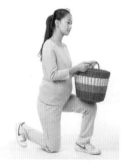

2. 一条腿屈起，另一条腿跪姿，将篮子放于屈起的腿上，腰保持挺直。

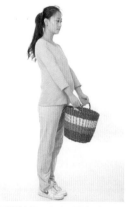

3. 两腿站起、立直，腰挺直，双手提篮。

● 离预产期 130 天　　　　● 胎宝宝体重 318 克　　　　常活动身体关节

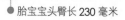

● 胎宝宝头臀长 230 毫米　　　　变换姿势时要缓　　　　压迫腹部

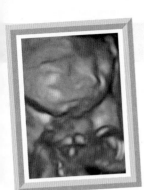

第 151~152 天 孕22周

胎宝宝：男宝宝的睾丸开始下降

如果胎宝宝是男孩，此时，他的睾丸开始从骨盆里下降到阴囊里。也许孕妈妈不知道，卵巢和睾丸都是从同一组织发育而来的，只不过卵巢会一直留在其原来的地方。

孕妈妈：好好睡觉那些事

孕妈妈的睡眠时间要适度延长，最好比平时多睡 1 小时。而大多数孕妈妈在孕中期会不同程度地出现失眠的情况，这是因为子宫增大压迫腹腔，使睡眠时产生不适而引发失眠。其次，怀孕带来的许多不适，包括肢体疲惫、打鼾等，都会影响睡眠。怎样才能保证优质的睡眠呢？

规律的睡眠时间

医生建议每天晚上 10 点前睡觉，睡足八九个小时。尤其是晚上 11 点到次日凌晨 4 点这段时间内，一定要保证最佳的睡眠质量。养成有规律的睡眠习惯，晚上在同一时间入睡，早晨在同一时间起床，有助于快速入睡，并保证睡眠质量。

正确的睡姿

仰卧时影响对子宫的供血和子宫的发育，所以尽量不要仰卧，最好取左侧卧位睡眠，这样对孕妈妈和胎宝宝都比较有利。当然，整晚只保持一个睡眠姿势是不太可能的，可以左右侧卧位交替。

可以吃助眠食物

很多孕妈妈都会出现睡眠质量差的现象，可以适当补充一些助眠食物。

1. 牛奶有安眠的作用，如果在睡前喝 1 杯牛奶，可使孕妈妈较快地进入梦乡。

2. 苹果、香蕉等水果可抵抗肌肉疲劳，每天适量吃水果，有很好的安眠作用。

3. 小米、莴笋、莲藕、莲子都有助眠的功效，孕妈妈在日常饮食中可以用小米、莲子煮粥，在晚餐时食用。

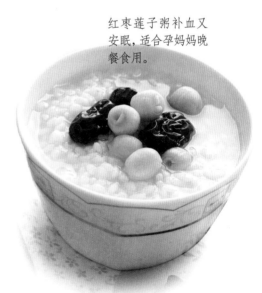

红枣莲子粥补血又安眠，适合孕妈妈晚餐食用。

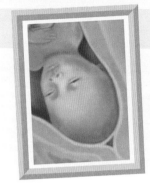

第153天 孕22周

胎宝宝：眉毛和头发颜色很浅

胎宝宝的眉毛和头发已经清晰可见，它们像刚刚长出的嫩叶一样，颜色非常浅，几乎和肤色一样，但随着时间的推移，它们的颜色会越来越深。

孕妈妈：别太担忧

从得知怀孕开始，孕妈妈的心思都放在了胎宝宝发育这件事上，然而过于关注这件事情，会让孕妈妈的精神处于过度紧张的状态，产生各种无谓的担忧，徒增烦恼。

孕妈妈的一万个"万一"

如果过度关注怀孕这件事，孕妈妈就会搜索、查询各种关于怀孕的资料，然而当孕妈妈了解的负面信息越多，担忧就会越来越多。因缺乏安全感而深陷焦虑的孕妈妈，脑子里总会冒出无数个万一：万一胎宝宝缺钙发育不好怎么办？万一胎宝宝缺氧了怎么办？万一……其实孕妈妈这种紧张焦虑的状态本身就是对胎宝宝的伤害。

准爸爸陪孕妈妈参加社交活动

怀孕后，孕妈妈除了必须要做的事，比如上下班，其他的外出活动能少则少了。可这样每天待在家里，缺少了以前的社交活动，孕妈妈难免会觉得生活乏味。准爸爸可以陪孕妈妈参加朋友的聚会。周末有空，也可以和孕妈妈去看看朋友，尤其是去有孩子的朋友家做客，实地感受一下家有"小天使"的氛围，会让孕妈妈更憧憬自己的宝贝早日到来。

吃些让人心情好的食物

食物中有让人心情愉悦的成分，如樱桃、香蕉等水果含有"快乐激素"，能增强神经功能，让孕妈妈有个好心情。海鱼和蘑菇中富含的维生素 D 也能促进"快乐激素"的形成，孕妈妈可以多吃些。

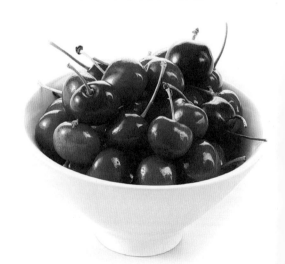

离预产期 127 天

胎宝宝体重 342 克

吃可缓解情绪的食物

胎宝宝头臀长 239 毫米

充实生活

胡思乱想

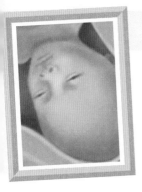

第154天 孕22周

胎宝宝：睁开眼睛了

胎宝宝睁开明亮的眼睛，看着周围的一切，一切都已经如此熟悉，也许他会一边吸吮着自己柔软的手指，一边享受着安全又温暖的妈妈的"怀抱"。

孕妈妈：与花草的亲密接触

有些孕妈妈平时喜欢摆弄花草，嫩芽冒出时的惊喜，抽枝展叶时的愉悦，花朵盛放时的欣喜……令孕妈妈也不知不觉想象着胎宝宝像花草一样美丽生长。但是养花草也有很多注意事项是需要孕妈妈知道的。

不是所有的花草都可以种

有些植物本身会分泌一些物质，可引起过敏，危害母子健康，孕妈妈尽量不要接触。像接骨木、玉丁香等，它们的香气会对人体的肠胃产生刺激，影响食欲，让孕妈妈感到头晕目眩、恶心呕吐。还有夹竹桃，长期接触会使人中毒，出现昏昏欲睡、智力降低等症状。

种盆绿萝和吊兰最简单

如果孕妈妈分不清哪些花草适合在房间里摆放，那就选盆最简单的吊兰或绿萝，既可以美化环境，又可以净化空气，还能增加房间内空气的湿度。

试试在阳台上种菜

现在都流行在阳台上种菜，孕妈妈也可以试试哦，不仅可以装饰居室，净化空气，还能为孕妈妈和胎宝宝提供纯天然的绿色食物呢！

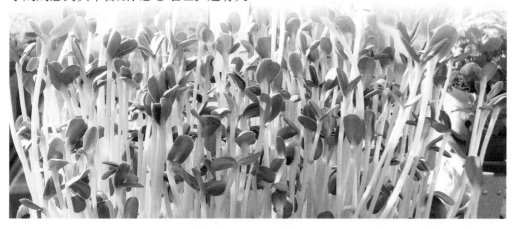

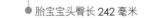

离预产期 126 天　　　胎宝宝体重 350 克　　　　养盆绿萝　　　卧室里放花草

胎宝宝头臀长 242 毫米　　　养气味浓烈的花

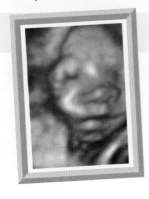

第 155 天 孕23周

胎宝宝：像朵细长的香菇

虽然胎宝宝还是顶着相对较大的脑袋，看起来像是一朵细长的香菇，但是，胎宝宝的身体比例已经变得比较协调了。

孕妈妈：胎宝宝不是越大越好

根据我国产科学的定义，新生儿出生体重等于或大于4千克，就被称为巨大儿。巨大儿会导致分娩困难，并且对孕妈妈和胎宝宝的健康都会产生不良影响。所以，胎宝宝可不是越大越好。

巨大儿有什么不好

巨大儿出生时会导致分娩过程延长，最后不得不采用产钳或胎头吸引器助产，甚至剖宫产。对母亲可能造成产道撕裂伤，重者甚至发生子宫和膀胱破裂。另外，由于胎宝宝过大，娩出后子宫常常收缩不良，还可能造成产妇产后出血甚至死亡。如果母亲是妊娠糖尿病患者，分娩的巨大儿还可能在出生后发生低血糖等情况。

如何预防巨大儿

科学摄取营养，调整生活节奏，这是降低巨大儿发生率的关键。孕妈妈应随时监控体重，按时检查，多听取医生建议。

胎宝宝偏大怎么办

孕妈妈要坚持进行适当的运动，比如散步、做孕妇操，不要整天待在家里坐着或者躺着，避免营养过剩。

孕中期遵医嘱做妊娠糖尿病筛查，合理调整饮食，避免妊娠糖尿病的发生。如果发生妊娠糖尿病，更应该接受医生对营养摄取的指导，避免胎宝宝增长过快。

● 离预产期 125 天　　　● 胎宝宝体重 366 克　　　胎宝宝过大增加顺产难度

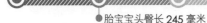

● 胎宝宝头臀长 245 毫米　　　预防巨大儿

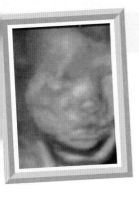

第156天 孕23周

胎宝宝：还是比较瘦

现在的胎宝宝还比较干瘦，身上没有什么肉，但随着胎宝宝的长大，皮下脂肪会慢慢囤积起来，胎宝宝很快就会变得圆滚滚的，就像成熟的南瓜一样圆润可爱。

孕妈妈：胎宝宝偏小也不行

在孕期，有些孕妈妈会遇到胎宝宝偏小的情况。胎宝宝偏小有各种原因，首先一定要确定孕周的准确。其次，就要确定是身体的原因还是营养的原因。

胎宝宝偏小的原因

从孕妈妈方面讲，与孕妈妈怀孕时的身高、体重、年龄、胎产次等有关。胎宝宝体重的差异，40% 来自双亲遗传因素，其中母亲遗传影响较大。此外，严重的贫血、多胎妊娠、严重心脏病、产前出血、糖尿病等都可能使胎宝宝发育迟缓。除了身体原因之外，营养不良也是很重要的原因，特别是蛋白质、维生素和热量不足。矿物质与维生素缺乏会影响胎宝宝发育，如缺锌，可影响核酸和蛋白质的合成，从而影响胎宝宝发育。如果孕妈妈处于高度的心理压力之下，肚中的胎宝宝也会偏小。原因是在紧张的精神状况下，孕妈妈的肾上腺会分泌某种激素，从而影响胎宝宝的发育。从胎宝宝方面讲，如果胎宝宝本身发育有一些缺陷，会影响其对营养的吸收，生长激素和胰岛素也会不足，从而抑制胎宝宝生长发育。

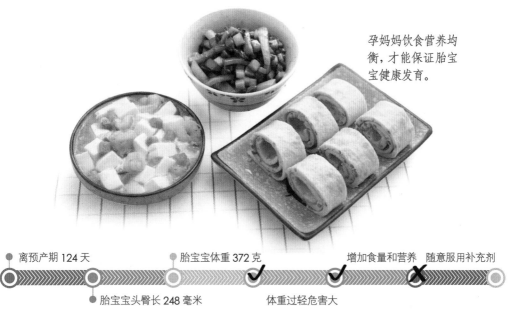

孕妈妈饮食营养均衡，才能保证胎宝宝健康发育。

离预产期 124 天　　胎宝宝体重 372 克　　增加食量和营养　随意服用补充剂

胎宝宝头臀长 248 毫米　　体重过轻危害大

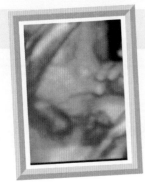

第157天 孕23周

胎宝宝：骨骼更坚固了

胎宝宝的骨骼继续发育着，到此时，胎宝宝的骨骼变得更加坚固了，在越来越有力量的同时，体重也在增加，这些都是为了出生、见到孕妈妈和准爸爸而做的准备。

孕妈妈：锻炼盆底肌肉

骨盆底肌肉支托着孕妈妈的子宫、膀胱等，长期过度牵拉骨盆底肌肉会造成骨盆底肌肉松弛、子宫脱垂和性欲减弱等后果。

锻炼骨盆底肌肉的好处

坚持锻炼骨盆底肌肉，可以促进直肠的血液循环，对预防和缓解痔疮大有好处；锻炼骨盆底肌肉，可以加强膀胱的收缩力，对缓解尿失禁十分有效；坚持锻炼骨盆底肌肉能增强阴道的肌肉弹力，不仅可以帮助缩短第二产程，而且对侧切后的伤口复

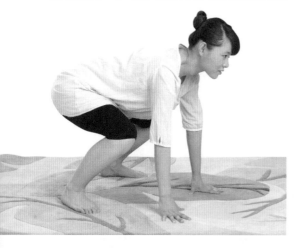

原大有裨益。除此之外，坚持锻炼骨盆底肌肉，可以防止阴道松弛，避免产后性生活质量下降。

总之，锻炼骨盆底肌肉可以帮助孕妈妈缓解漏尿的症状，避免阴道松弛，打开骨盆，提高宫缩力，帮助胎宝宝顺利娩出。

找到骨盆底肌肉的位置

想要锻炼骨盆底肌肉，首先需要弄明白它的位置。简单形象地说，当你忍住小便的时候，你感觉到下身收紧的地方就是你的骨盆底肌肉。

这样来锻炼

你可以随时随地，采取任何姿势来锻炼骨盆底肌肉。收紧骨盆底肌肉时，心中默数10秒，放松，再默数10秒，接着收紧。如此反复，坚持10分钟左右。在锻炼骨盆底肌肉的时候，要确保身体的其他部位是放松的。如果你不能确定，就坐在椅子上，当你收紧骨盆底肌肉时，用双手摸摸你的腹部、臀部或腿部，如果你感觉身体的肌肉是放松的，就证明你的锻炼方式是正确的。

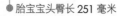

● 离预产期 123 天　　● 胎宝宝体重 389 克　　　锻炼有利于顺产　长期压迫骨盆

● 胎宝宝头臀长 251 毫米　　　增强肌肉承托力

第158~159天 孕23周

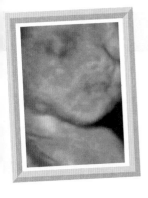

胎宝宝：呼吸系统仍不成熟

胎宝宝的呼吸系统仍然相当不成熟，在胎宝宝的肺能够做到吸气时输送氧气到血管，呼气时排出二氧化碳之前，还要发育相当长的一段时间。

孕妈妈：做运动缓解不适

孕期不适是大多数孕妈妈的困扰，其实这些不适是可以缓解的，只要做一些简单的小运动就能收获不错的效果。

扩胸运动

➤作用：缓解胳膊的肿痛，对消化不良也会起到一定的作用。

➤方法：双手举过头顶，慢慢吸气，然后呼气，缓慢放下双臂，伸直置于胸前，再放回身体两侧，最后放到背后。

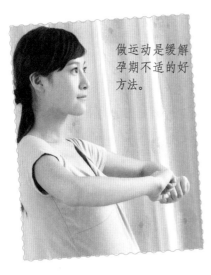

做运动是缓解孕期不适的好方法。

颈部运动

➤作用：可缓解颈部和肩部疼痛。

➤方法：下巴靠近胸部，头部按顺时针和逆时针方向各转动两三次，放松颈部和肩部的肌肉，缓解紧张。注意要小心和缓慢地转动，直到颈部或肩部的不适缓解时停止。

背部运动

➤作用：缓解上背部、上肢肌肉的疼痛。

➤方法：向两侧伸开双臂，同时手掌打开，做画圈动作，幅度由小到大，做10次。然后反方向画圈，动作由大到小，做10次。每节可重复2次。

伸腿弯腿

➤作用：有利于血液循环，防止静脉曲张和腿脚水肿。

➤方法：扶墙或家具站稳，抬高一条腿，使踝关节弯曲，脚趾尽量朝向自己。换另一条腿重复此动作。然后坐下，再做同样的动作。

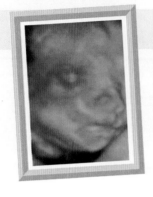

第160天 孕23周

胎宝宝：耳骨正在硬化

胎宝宝的耳骨正在硬化，发育好后，耳鼓将支撑着胎宝宝的耳廓，像一个小喇叭，能帮助胎宝宝更好地收集声音。

孕妈妈：保护大肚肚

大部分孕妈妈孕期都会享受到女王的待遇，什么活都不干，什么运动也不做，其实这样对孕妈妈的身体健康并不利，还会影响胎宝宝的发育。

保护不够，不利胎宝宝发育

有些准爸爸对孕妈妈在生活、饮食和家务劳动上很少关心，特别是精神上的关心和体贴不够。有的甚至施加精神压力，经常对孕妈妈说："这回可一定给我生个大胖小子。"害得孕妈妈吃不香、睡不实，总是提心吊胆，精神长期处于紧张和压抑的状态，这对孕妈妈的伤害很大，易引起早产。有些准爸爸完全不顾及孕妈妈的健康，在孕妈妈面前抽烟，也是不对的，还会影响胎宝宝的正常发育。如果准爸爸有这些行为，都要改正。

过分保护导致产程延长

有些准爸爸会特别关心孕妈妈，认为孕妈妈活动越少越安全，吃得越多越营养。什么也不让孕妈妈干，甚至有的还不让孕妈妈上班，担心累着。其实孕妈妈活动过少，会使体质变弱，不仅会导致分娩时产程延长，还不利于胎宝宝的生长发育。此外，由于孕妈妈营养过剩，会使胎宝宝过大，加上孕期体力活动过少，分娩时产力不足，也会使产程延长。

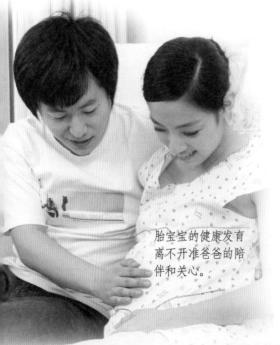

胎宝宝的健康发育离不开准爸爸的陪伴和关心。

● 离预产期 120 天　　● 胎宝宝体重 448 克　　保护好腹部　　过度保护孕妈妈

● 胎宝宝头臀长 260 毫米　　适量做家务

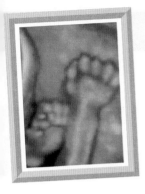

第 161 天 孕 23 周

胎宝宝：皮肤皱皱的

胎宝宝的皮肤表面现在还是皱皱的，这是因为他还瘦瘦小小的，等皮下脂肪增多、肌肉生长，皮肤也就会发生一些变化，看起来就会光滑一些。

孕妈妈：怀孕和美丽兼顾

孕中期，更要注意皮肤和身体的保养和护理，让孕妈妈更加自信、漂亮。

3 步护肤变身"孕美人"

第 1 步：洗脸。怀孕后，皮肤的自我调节能力会变差，脸上看起来粗糙、暗淡、没有光泽，改变这种状况的小诀窍就是做好皮肤的清洁工作。孕妈妈可以选择专为孕妇设计的清洁用品，温和地去除脸上的污垢。本身是油性皮肤的孕妈妈，要在一天内多清洗几次，用清水洗即可。洗脸时要采用打圈手法，彻底清洁的同时也做了最初步的养护，可使后续护肤更加有效。

第 2 步：润肤、活肤。洁面之后，可使用润肤水或保湿水，但一定要选用孕妇专用的。用化妆棉蘸取少量的"水"擦拭面部，也可将润肤水拍打在脸上，这不仅是对肌肤进行二次清洁，也是让皮肤快速充盈、充满弹性的手段。

第 3 步：深层滋润肌肤。滴几滴孕妇专用的润肤乳或者保湿精华，均匀地拍在脸

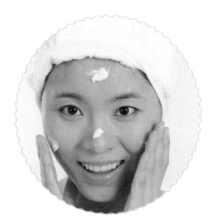

上，不仅可以使肌肤更滋润，还能帮助改善敏感脆弱的肤质，提亮肤色。

天然无刺激的护肤品可以用

自从一怀孕，有些孕妈妈就舍弃了所有的护肤品，这让那些原本爱美爱保养的孕妈妈很不舒服。其实，孕期不能用护肤品的观念是错误的，这样对皮肤的损伤更大，一旦导致皮肤严重缺水或是斑块形成，此后都很难恢复。

孕妈妈完全可以选择没有刺激成分、不含香料等的保湿润肤品，也就是人们常说的"基础类保养品"，孕妈妈可以到商场或超市选择正规品牌的产品。

离预产期 119 天　　胎宝宝体重 450 克　　　　　　　　　　不用任何护肤品

胎宝宝头臀长 263 毫米　　清洁皮肤很重要　使用无刺激性护肤品

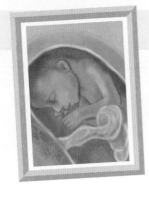

第162天 孕24周

胎宝宝：透明的皮肤

胎宝宝的皮肤不仅起皱，而且因为太薄了，还是透明的，如果在这个时候能看到胎宝宝，就会看见骨头、器官和血管。

孕妈妈：高龄孕妈妈的安心法宝

高龄孕妈妈往往对孕期分娩顾虑较多，怀孕过程中经常处于紧张状态。高龄孕妈妈不要过分担心，焦躁的情绪反而对胎宝宝不利。

科学饮食

由于年龄的因素，高龄孕妈妈可能只有这一次孕育的机会，所以更加珍惜。饮食上，既不能过分滋补，也不能只凭自己

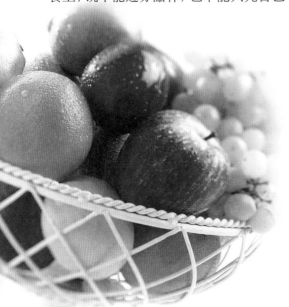

的喜好进食，应该平衡膳食，讲究粗细搭配、荤素搭配，并注意摄取新鲜的蔬菜和水果，做到营养全面。

定时进行户外活动

户外活动可以增强高龄孕妈妈的体质，对孕育和分娩都十分有利。但是，高龄孕妈妈最好在医生的指导下进行运动，不可勉强。

睡眠充足

高龄孕妈妈孕期需要有更多的睡眠时间，每天保证 8~10 小时的睡眠。最好在晚上 9 点多入睡，中午再睡 1 小时。如果是上班族无法午睡，晚上还应再早些入睡。有了胎宝宝以后，孕妈妈平时生活起居都要注意。

注意居室通风

室内空气不流通时，其污染程度比室外严重数十倍，极易引发呼吸道疾病。除坚持通风外，还要及时打扫房间卫生，清理卫生死角，不给病菌以滋生之地。孕妈妈最好每周更换一次床单、被套。

● 离预产期 118 天　　● 胎宝宝体重 458 克　　作息规律　　保持环境卫生

● 胎宝宝头臀长 266 毫米　　增强自我保护

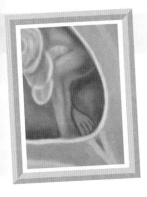

第163天 孕24周

胎宝宝：子宫空间相对变小了

胎宝宝渐渐长大，子宫里的空间变得相对小了，孕妈妈能够明显地感受到胎宝宝的动作，不过还要过几个星期准爸爸才能通过触摸孕妈妈的肚皮感觉到胎动。

孕妈妈：要开始注意胎位了

胎宝宝的胎位是否正常，对分娩过程有很大影响，是决定分娩顺利与否的重要因素，因此孕妈妈要关注胎位的变化。

胎宝宝都有什么姿势

从胎宝宝身体的长轴与母体长轴的关系来看，有两种产式：两长轴相平行的，是直产式；两长轴相垂直的，称为横产式。足月胎宝宝中头位（即胎宝宝头部冲下）最多，为正常胎位；臀位很少，横产式（又叫横位）更少。臀位和横位都是异常胎位，不利于分娩。

孕期要及时检查胎位

此阶段，由于胎宝宝还不是特别大，且羊水多，胎宝宝在子宫内活动范围比较大，胎位易于变动，医生方便采用一定的辅助手法加以转位。孕32周以后，胎宝宝与子宫壁贴近，胎位相对比较恒定，如果直到那时才发现胎位不正，就很难纠正了，一般要遵照医生的建议，合理选择分娩方式。

胎位不正的纠正方法

1. 膝胸卧位操：适用于怀孕30周后，胎位仍为臀位或横位者。饭前或饭后2小时、早晨起床及晚上睡前做。孕妈妈先排空尿液，松解腰带，在硬板床上俯撑，膝着床，臀部高举，大腿和床垂直，胸部要尽量接近床面。一天2次，一次10~15分钟即可。

2. 侧睡法：对于横位可采取此方法。侧卧时还可同时向侧卧方向轻轻抚摸腹壁，每天两次，每次15~20分钟。也可在睡眠中采取侧卧姿势。

以上方法都应在医生的指导下进行，如果不奏效，医生会根据情况采用外倒转术纠正胎位不正。但外倒转术有一定的风险，孕妈妈要做好思想准备。

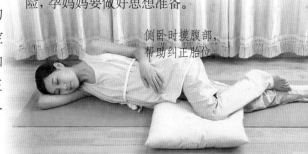

侧卧时摸腹部，帮助纠正胎位。

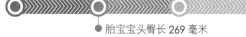

● 离预产期 117 天 　　　● 胎宝宝体重 466 克 　　　　　　长时间矫正

● 胎宝宝头臀长 269 毫米 　　　持续关注胎位 　　医生指导纠正胎位

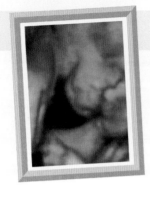

第164天 孕24周

胎宝宝：胎心音越来越强了

胎宝宝每天都能听见孕妈妈的心跳声，同时，胎宝宝的心音也变得越来越强，孕妈妈能通过听诊器听到清晰的胎心音了，准爸爸将耳朵贴近孕妈妈的腹部也可以听到较为清晰的胎心音。

孕妈妈：胎心监测知多少

胎心监护是通过监测胎动和胎心率来反映胎宝宝在母体内的状况。在胎心监护检查过程中，医生能够监测胎宝宝的心跳，包括胎宝宝休息和活动时的胎心率分别是多少。

胎心监护的必要性

孕期中，有可能会出现脐带绕颈或孕妈妈自身原因导致的胎宝宝宫内缺氧。胎心监护的目的就是检测胎宝宝的正常发育情况，在缺氧早期及时发现并纠正。

家庭胎心监护的方法

家用的胎心监护仪器：产检时留心医生听胎心的位置，在家中就可以自己用家用胎心监护仪找到胎心的位置，重复听了。胎宝宝小于5个月时，听胎心通常在脐下，腹中线的两侧；孕6~8月时，胎心位置会随之上移；孕晚期时，胎心位置基本固定，观察医生听胎心的位置即可。

家用胎心听诊器：主要是大锥形的双输口，听头顶面的两个输口各接有胶管，胶管另一端各接有一只耳塞，双输口听头侧面装有一只电子计时器，极大地方便了孕妈妈随时自我听胎心的需要。

准爸爸亲耳听：孕6个月后，准爸爸把耳朵贴在孕妈妈腹部就可以听到胎宝宝的心音了，听到的正常心音就像钟表的"滴答"声，每分钟120~160次。

注意事项：在做胎心监护30分钟至1小时前，孕妈妈先吃一些食物，比如巧克力、糕点。最好选择一天当中胎动最为频繁的时间进行，避免平卧位。

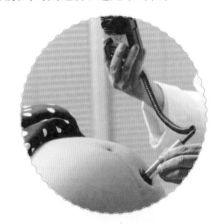

离预产期116天　　胎宝宝体重474克　　　　孕妈妈身心放松　必须是标准值

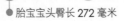

胎宝宝头臀长272毫米　　　记录胎心次数

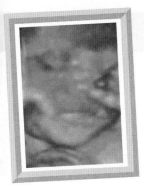

第 165~166 天 孕24周

胎宝宝：会消失的脂肪

在胎宝宝颈间、胸间和胯间储存的脂肪在胎宝宝出生后不久就会消失，这些脂肪此时的作用就是产生热量，帮助胎宝宝维持正常的体温。

孕妈妈：控糖先吃对

孕妈妈都不希望自己患上妊娠糖尿病，控制热量摄入是预防妊娠糖尿病的第一步，一起来规划一下孕期饮食吧。

时刻预防营养过剩

传统观念认为，怀孕时多吃点，胎宝宝长胖一些就是健康，其实这是错误的观念。孕期如果营养过剩，孕妈妈摄入过多的热量，可能会导致葡萄糖耐受性异常，糖代谢紊乱，引发妊娠糖尿病，还有可能增加患妊娠高血压疾病的风险，直接导致分娩困难。如果孕妈妈身体是健康的，就没有必要盲目乱补。平时所吃食物尽量多样化，多吃一些新鲜蔬菜，少吃高盐、高糖食物，高糖水果也要控制不能多吃。

每天水果不超过 500 克

怀孕的时候多吃水果，宝宝的皮肤也会"水灵灵"，但是，吃水果并不是越多越好，孕妈妈每天吃的水果最好不要超过500 克。水果普遍含糖量较高，如果吃太多，会使孕妈妈的体重增长过快，胎宝宝过大，增加顺产的难度，还容易使孕妈妈患上妊娠糖尿病，危害孕妈妈和胎宝宝的健康。

此外，水果也不能代替蔬菜。水果含的膳食纤维主要是果胶、纤维素和半纤维素，而蔬菜所含的膳食纤维多是粗纤维，有利于肠道蠕动，可防止便秘。

晚餐要吃主食

孕妈妈不要为了控制血糖，晚上就不吃主食，这样会使营养摄入失衡，可吃半份白米饭，加一小块蒸南瓜或一个蒸土豆。这样吃能做到粗细搭配，营养也会更丰富，还有助于孕妈妈控制血糖和体重。

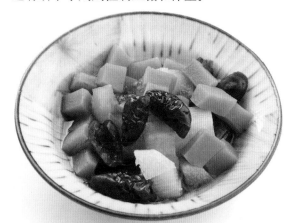

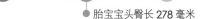

离预产期 114 天　　胎宝宝体重 488 克　　　　　　饮食有度　　不吃主食　✔　✔　✖

胎宝宝头臀长 278 毫米　　水果 500 克即可

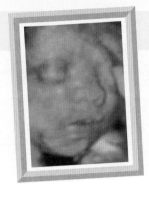

第167天 孕24周

胎宝宝：体重增加了

胎宝宝正处于匀速生长期，在这个阶段，胎宝宝的肌肉、骨骼和各个器官组织的生长使他的体重有所增加，但这段时间的脂肪产量还是非常少的。

孕妈妈：妊娠糖尿病筛查早知道

妊娠糖尿病影响母婴健康，所以应尽早通过产检发现病症，及时治疗。

妊娠糖尿病隐患多多

妊娠糖尿病容易导致胎宝宝过大，不但会增加孕妈妈的负担，同时也会增加宫内窘迫和剖宫产的发生率，还会导致胎宝宝胎肺成熟减慢，易患肺透明膜病，也容易造成早产。新生儿容易发生低血糖，出现吞咽困难、苍白、颤抖、呼吸困难、躁动等症状，严重时可能导致新生儿猝死。

易患妊娠糖尿病的孕妈妈

1. 家族中有糖尿病患者，特别是一级亲属（包括父母和兄弟姐妹）中有糖尿病患者的孕妈妈。

2. 孕前体重过胖、孕期体重增长过多。

3. 曾经分娩过体重大于4000克宝宝的孕妈妈。

4. 有吸烟史者。

糖尿病筛查应知道这些事

正常妊娠而无高危因素的孕妈妈应在孕24~28周采血化验筛查；而高危因素人群第一次产检时就应接受筛查，若第一次筛查正常，也应在孕32周时再复查。在准备做筛查的前几天就要控制糖和水果的摄入量。检查前一晚10点后不要吃东西，早晨不能吃东西，可以喝水，要查空腹血糖。

检验报告单

OGTT
R
R 251

| 姓名 NAME： | 性别 SEX：女 | 年龄 AGE： | 临床诊断 CLI. IMP.： | 编号 LAB. NO.： |
| 科别 DEPT.： | 床号 BED NO.： | | 住院/门诊号 I.P./O.P. NO.： | 标本 SPECI.： |

分析项目		结果	参考范围	单位
糖耐量空腹	Glu	4.94	<5.1mmol/L	
服糖后1小时	Glu	8.93	<10mmol/L	
服糖后2小时	Glu	8.05	<8.5mmol/L	

● 离预产期113天　　　　● 胎宝宝体重494克　　　　筛查前高糖饮食　孕前、孕期过胖

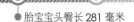

胎宝宝头臀长281毫米　　　　以预防为主

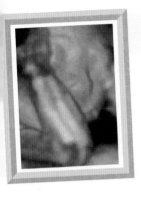

第168天 孕24周

胎宝宝：胎毛长长了

胎宝宝的胎毛又长长了一些，柔软浓密的胎毛布满了他的全身。胎毛是很好的保护层，能够避免羊水对胎宝宝娇嫩的皮肤造成伤害。

孕妈妈：妊娠糖尿病也没那么可怕

如果孕妈妈已经患有妊娠糖尿病，该怎么办呢？不需要太过担心，一起来看看应该怎么吃、怎么做能控糖吧。

这样吃有利于"糖"正常

1. 注意餐次分配：将每天应摄取的食物分成五六餐，每日的饮食总量要控制好。在热量的分配上，早餐的热量占全天总热量的30%，要吃得好；中餐的热量占全天总热量的40%，要吃得饱；晚餐的热量占全天总热量的30%，要吃得少。

2. 多摄取膳食纤维：在可摄取的分量范围内，多摄取高膳食纤维食物，如以糙米饭或五谷米饭取代白米饭，选用全谷类面包或馒头，增加蔬菜的摄取量。

3. 饮食清淡：控制油及动物脂肪的摄入量，烹饪用油以植物油为主，减少煎炸的烹调方式，多用蒸、煮、炖等烹调方式。

4. 适时、适量补充水果：水果的补充最好是在两餐之间，每天最多不能超过200克，尽量选择含糖量低的水果，或以蔬菜代替。

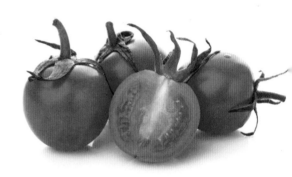

5. 吃新鲜水果而勿喝果汁饮料，千万不要把牛奶当水喝。

已经患有妊娠糖尿病怎么办

检查出患有妊娠糖尿病的孕妈妈要控制饮食量，但并不是说不让吃饱饭。这个控制主要是指碳水化合物、糖类、脂肪、蛋白质、膳食纤维、维生素的摄入量可不能少，每日蛋白质的进食量要与相同月份的正常孕妈妈基本相同或略高一些。

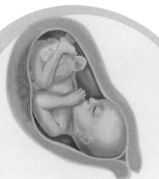

第 25 周
经常抱起小脚、握起拳头

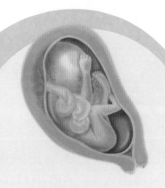

第 26 周
胎宝宝的心跳更有力了

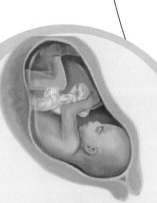

第 27 周
能察觉到外面的光线

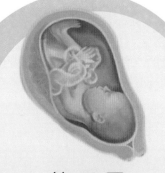

第 28 周
喜欢和孕妈准爸交流互动

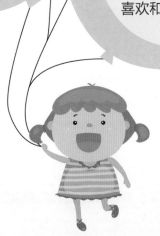

孕7月

胎宝宝也打嗝

　　现在胎宝宝发育良好，像一棵顽强的小树苗，已经在你的子宫中深深地扎下根来。这时候，孕吐已经是遥远的过去，你也不用再整日小心翼翼地应对各种身体不适。放松身心，好好地享受这惬意的孕中期的最后一个月吧。

　　这是最惬意的时光，与心爱的人在一起，相知相守，孕育幸福，这就是生活赐予的最好礼物。

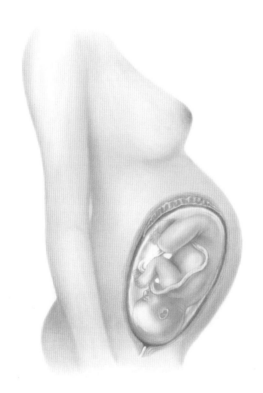

本月要事提前知

胎宝宝身体发育迅速，蜷在孕妈妈的子宫里，大小就像一棵圆白菜。这时胎宝宝的毛发增多，头发、眉毛、睫毛基本形成，皮肤上的褶皱依然存在，汗腺已经形成。

胎宝宝的味蕾、虹膜也已基本形成。所以此刻胎宝宝能感觉不同的味道，还能觉察光线的变化。他出生后就能分辨亮和暗，所以他对黑白的东西更感兴趣。现在的胎宝宝，吸吮手指可是他的强项。

调整身体状态，迎接孕晚期！

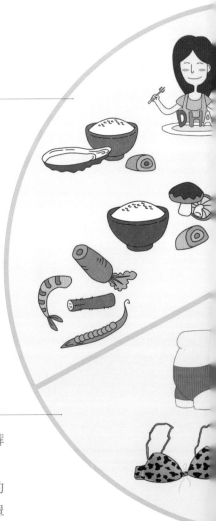

吃点有营养的，准备迎接孕晚期

▶ 本月，胎宝宝的脑发育进入了又一次高峰期，孕妈妈补充一些 DHA 和 EPA，助力胎宝宝的脑发育吧。

▶ 孕妈妈是不是发现体重增长得有点儿快？营养还不能停，那么就吃点儿热量少、营养多的食物，如鸡蛋、瘦肉、白菜、苹果等。

▶ 患有妊娠高血压疾病的孕妈妈要保持清淡饮食，少吃盐，控制好血压，迎接即将到来的孕晚期。

▶ 此时孕妈妈可能经常产生饥饿感，为了及时补充能量，可以准备一些小零食，但不要选择高糖、高盐、油炸、腌渍的零食，这些零食对孕妈妈和胎宝宝都没有好处。

衣服要换了

▶ 孕妈妈的肚子越来越大了，准备有托腹功能的内裤吧，能够避免因腰腹肌肉疲劳引起的腰酸背疼症状。

▶ 有些孕妈妈的乳房胀大，此时要换一个更为舒适的胸罩了，以有较强支撑力的无钢圈胸罩或运动型胸罩更为适宜。

孕7月产检项目

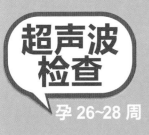

超声波检查
孕 26~28 周

- 体重检查：监测孕妈妈体重有无超标。
- 血压检查：是否患有妊娠高血压或妊娠低血压疾病。
- 尿常规、血常规检查：了解孕妈妈肾脏情况和有无贫血。
- 超声波检查：了解胎宝宝发育情况有无异常，此时还会进行羊水量检查，了解宫内情况。
- 胎心音检查：监测胎儿是否发育正常。

(以上产检项目可作为孕妈妈产检参考，具体产检项目以医院及医生提供的建议为准)

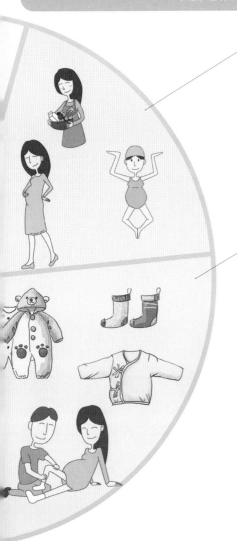

运动不要停

➤ 散步仍是本月最适宜的运动，不过孕妈妈可以尝试一下舒展腹部、背部肌肉的孕妇瑜伽，让孕期更舒服一些。

➤ 营养要跟上，即便是超重的孕妈妈也不能靠节食来控制体重，还是应结合运动达到控制体重正常增长的目的，孕妇瑜伽、慢步走都是不错的选择，不过一定要注意安全。

相亲相爱一家人

➤ 本月，孕妈妈感觉较为舒服，可以在身体条件允许的情况下拍孕妇照、给胎宝宝置办小衣服了。

➤ 拍孕妇照时要注意安全，不做危险动作，不去危险的地方，对化妆品也要有所选择，最好自备化妆品。孕妈妈别马虎，这些都是为了你和胎宝宝的安全着想。

➤ 孕妈妈肚子渐大，会有很多不方便的地方，准爸爸要学会分担孕妈妈的辛苦，准爸爸时常给孕妈妈做做按摩，能让孕妈妈开心起来。

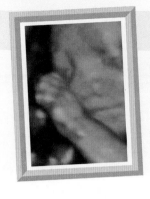

第169天 孕25周

胎宝宝：正在储备更多营养

胎宝宝的体重将迅速增加，身体各动作模式也正趋于完善，他正在努力储备更多的营养，如脂肪、蛋白质、钙等助力生长发育的营养素。

孕妈妈：偏食孕妈妈怎么补

孕期偏食不利于胎宝宝的健康发育，也不利于孕妈妈的身体健康。如果孕妈妈一时改变不了偏食的习惯，可以试着用其他同类营养的食物代替，以达到替补的作用。

不爱吃菜

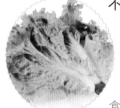

不爱吃菜可能会缺乏多种维生素、膳食纤维及矿物质。

补偿方案

1. 平时多吃富含维生素 C 的食物，如橙子、草莓、猕猴桃等。

2. 早餐增加 1 份燕麦，可以将其加在早餐的牛奶里，也可以吃些全谷物粮食及坚果。

3. 补充叶酸和铁。叶酸每日补充 400 微克，铁每日补充 20~30 毫克为宜。

不爱吃鱼

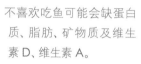

不喜欢吃鱼可能会缺蛋白质、脂肪、矿物质及维生素 D、维生素 A。

补偿方案

1. 食用鱼油。

2. 用坚果作为加餐。

3. 做菜时选用多种植物油，如大豆油、菜籽油、橄榄油等。孕期每日用油 25 克为宜。

不爱喝奶

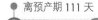

不爱喝牛奶可能会缺钙。

补偿方案

1. 可以选择酸奶和奶酪。

2. 有乳糖不耐症的孕妈妈可以选用羊奶。

3. 每天喝 1 杯孕妇配方奶粉。

4. 如果缺钙，可以在医生的指导下吃点钙片。

不爱吃蛋

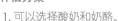

不喜欢吃鸡蛋可能会缺蛋白质、维生素和矿物质。

补偿方案

1. 每天喝 50 毫升醋蛋口服液。

2. 多吃点富含维生素 C 的蔬菜和水果。

3. 每天固定吃 2 份坚果。

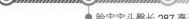
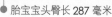

- 离预产期 111 天
- 胎宝宝体重 510 克
- 依靠补充剂补营养
- 胎宝宝头臀长 287 毫米
- 克服偏食
- 用其他食物代替

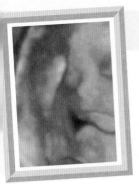

第 170 天 孕25周

胎宝宝：会打嗝了

胎宝宝偶尔会打嗝，这是由于孕妈妈的腹部每 2~4 秒有规律的震动引起的，一般半个小时就会停止，孕妈妈不用担心，也没有必要想要做什么帮他停止，轻轻抚摸他就好了。

孕妈妈：别担心，这是胎宝宝在打嗝

胎宝宝也会打嗝？是的，别看胎宝宝小，可他表现出的状态已经完全是个"小大人"了。胎宝宝有时候半夜打嗝，有时候早上起来打嗝，是不是很奇妙？

胎宝宝打嗝时，孕妈妈会感觉到很有规律的、轻微的胎动，每次几十下，通常持续几分钟。

打嗝正常吗

胎宝宝打嗝的时候，有些孕妈妈可能就会想起成人的打嗝，会替胎宝宝觉得不舒服，甚至会焦虑：这样打嗝会影响胎宝宝吗？

其实，胎宝宝打嗝是很正常的，就跟我们大人呼吸一样。因为胎宝宝的肺部还没有发育好，所以要不断吞食羊水，在吞食羊水的同时练习肺部的呼吸，以便出生后能够像大人一样正常地呼吸。

也就是说，胎宝宝打嗝其实是一种提升肺部呼吸能力的方式，孕妈妈不必担心，在胎宝宝打嗝的时候轻轻抚摸他就可以了。

为什么会打嗝

我们大人如果受到寒冷刺激、饱餐、吃饭过快后，都可能出现暂时性的打嗝。胎宝宝在出生前无需呼吸，胎盘通过脐带直接供给胎宝宝氧气，但胎宝宝会在妈妈的体内不断地吞食羊水，用来锻炼肺部呼吸，在这个过程中会引起打嗝。

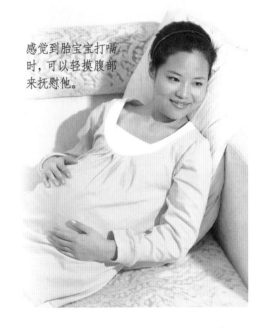

感觉到胎宝宝打嗝时，可以轻摸腹部来抚慰他。

离预产期 110 天　　　胎宝宝体重 520 克　　　能提升呼吸能力　打嗝时抚摸肚子

胎宝宝头臀长 290 毫米　　　打嗝很正常

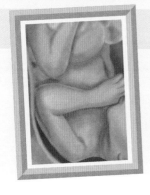

第171~172天 孕25周

胎宝宝：乳头开始发育

胎宝宝的头部在迅速发育，颈部和躯干开始伸展，手和脚都能自由活动了，不管胎宝宝是男孩还是女孩，他的乳头都开始发育了。

孕妈妈：置办宝宝的物品吧

从孕中期开始，孕妈妈就可以开始准备一些宝宝用品了。趁着现在肚子还没那么凸出，赶快为宝宝准备一些出生之后要用的东西吧。

向过来人取经

很多孕妈妈觉得什么东西都需要买，等到宝宝出生后才发现买了很多不实用的东西。所以，孕妈妈在买东西之前，最好向有经验的妈妈取经。如果方便，最好多请教几个，综合她们的意见，买真正需要的东西。

一个品种不要买太多

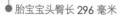

一般用品不宜大量采购，尤其是奶粉，在不确定新妈妈乳汁是否充足的时候，最好先少买一点，以免浪费。另外，宝宝长得快，那些小衣服很快就穿不上了，小号的奶嘴、纸尿裤也会很快过渡到中号或大号，加上季节更替，一个品种备多了，用不上反而浪费。把月子内需要的物品备齐了就行，如果想从容些，最多备到宝宝3个月用的就足够了。

直接说出自己的需求

好友或家人要给宝宝买东西时，直接把需要告诉他们，既给他们省了事，孕妈妈也得到了最需要的东西，还能避免礼物的雷同。此外，如果亲戚或好友家有宝宝的，一些宝宝衣服和物品，只要质量好，都可以拿过来洗净、消毒之后重新使用，能够节省不少开支。

买打折的品牌商品

一些大的母婴品牌，会在一定的时候推出较大折扣的商品，可以趁此机会采购一些，既能保证质量，又能节省开支。此外，每年很多电子网络购物商家都会推出打折季，孕妈妈可以及时出手。

离预产期 108 天　　　胎宝宝体重540 克　　　别买太多　　　注意奶粉保质期

胎宝宝头臀长 296 毫米　　　买男女都能穿的

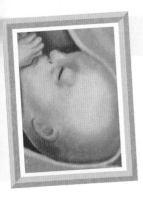

第173天 孕25周

胎宝宝：恒牙牙蕾已经开始发育

胎宝宝的恒牙牙蕾已经开始发育，但是，要等到宝宝 6 岁左右换牙的时候，孕妈妈才能看到这些恒牙慢慢长出来。

孕妈妈：宝宝用品清单

孕妈妈去买东西前，可以向生过宝宝的妈妈咨询需要准备什么。最主要的是把月子里宝宝需要的东西都备齐。

	名称	数量	备注
床上用品	婴儿床	1 张	买可以调节长度和高低的
	床单	三四条	纯棉材质，大小比床稍大一点
	小被子	1 条	视季节定厚薄
	小棉褥子	2 条	纯棉
	隔尿垫	2 条	放在床单下可隔尿
	蚊帐	1 床	夏天可备用
宝宝衣物	薄棉抱被	一两条	用于宝宝出生时包裹
	和尚服	2 套	最小号，纯棉
	小棉袜	四五双	最小号
	胎帽	一两顶	出院时佩戴
	纱布手帕	10 条	用于擦拭
	纸尿裤	2 包	NB 号
	外套	一两套	最小号，根据天气情况购买
洗浴用品	洗澡盆	1 个	要带洗澡架
	水盆	3 个	洗脸，洗脚，洗屁屁
	浴巾	两三条	纯棉的，洗澡擦干用，夏天可以用纱布浴巾
	沐浴露	1 瓶	婴儿专用的
	洗发液	1 瓶	婴儿专用的
	水温计	1 个	测量水温
哺乳用品	塑料或玻璃奶瓶	2 个	塑料奶瓶要选择不含双酚 A 的 PP 材质或更好的材质
	奶瓶刷	一两个	根据奶瓶选择，玻璃奶瓶适合尼龙材质，塑料奶瓶适合海绵材质
	吸奶器	1 个	手动、自动都可
	软头勺	1 个	可喂药或喂水

● 离预产期 107 天　　● 胎宝宝体重 550 克　　拿到衣物要清洗　小号衣服买太多
● 胎宝宝头臀长 299 毫米　　物品清单防遗漏

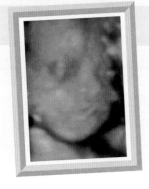

第174~175天 孕25周

胎宝宝：脊柱结构开始形成

胎宝宝的脊柱由33块环状骨、150个关节和1000条韧带构成。这些结构将在这段时间开始形成，这个时期胎宝宝会需要更多的钙，孕妈妈要注意补充。

孕妈妈：补钙，让胎宝宝骨骼长得好

此时，胎宝宝的骨骼正在发育，需要有钙的参与，孕妈妈要更注意补钙，保证每天摄入钙1000毫克左右。孕妈妈可以多吃海带、芝麻、豆类等食物，并要记得每天喝杯牛奶。

食补是最好的方式

补钙的最好方式自然还是食补。最好的补钙食品是各类奶制品，因为奶制品不仅含钙量丰富且容易吸收。孕妈妈补钙的食物主要有乳类、豆类、海产品、肉类与禽蛋类、蔬菜、水果等，具体如牛奶、海带、虾米、牛肉、蛋黄、核桃等。孕妈妈适量食用可增强免疫力，也可获得丰富的钙质和其他所需营养，对孕妈妈和胎宝宝都有好处。

准爸爸给孕妈妈做一道补钙的菜吧

海带的钙含量非常高，而且富含碘、磷、硒等多种矿物质，其中含磷量比所有的蔬菜都高。准爸爸可以每周为孕妈妈炖两次海带汤，比如海带炖虾皮、紫菜海带蛋花汤、松仁海带汤等都是不错的选择。

松仁海带汤

▶ 原料：水发海带1张，松子仁5克，盐、鸡汤各适量。

▶ 做法：1.松子仁用清水洗净，水发海带洗净，切成段。2.锅置火上，放入鸡汤、松子仁、海带段，用小火煨熟，最后加盐调味即成。

松仁海带汤富含钙、磷和硒，能促进胎宝宝骨骼和大脑发育。

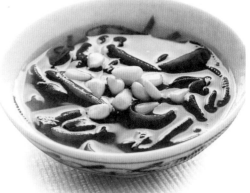

离预产期105天　　胎宝宝体重570克　　补钙要适量　　同时摄入草酸
✔　✔　✘
胎宝宝头臀长305毫米　　食补钙质

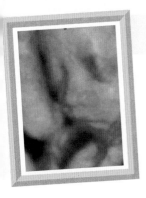

第176天 孕26周

胎宝宝：脂肪堆积速度变慢

在本阶段，胎宝宝脂肪堆积的速度变慢，皮肤依然薄如蝉翼，透过皮肤，能够清晰地看见如小树般苗壮的骨骼和像小河般纵横的血管。

孕妈妈：素食孕妈妈怎么养好胎宝宝

现在，素食孕妈妈越来越多，但是不吃动物性食品，摄取的营养是有限的，其实，素食孕妈妈可以通过其他的食物来代替。

长期素食的孕妈妈会缺乏下列几种营养素，只要在平时的饮食中多摄取一些含有此类营养素的食物，就可做到营养全面，为胎宝宝提供全面充足的"养料"。

补充蛋白质

蛋白质是人类活动的物质基础，没有蛋白质就没有生命。蛋白质的主要来源有肉、蛋、奶、豆类食品，肉类是比较理想的蛋白质来源，但素食孕妈妈可多摄取奶、蛋及黄豆制品等来代替肉食。孕妈妈可以每天喝250毫升牛奶、125毫升酸奶，也可以每天吃两三块奶酪。

补铁

吃素容易缺铁，造成贫血、脸色苍白，因此应多吃些黑米、黑芝麻、木耳、红枣、紫菜和樱桃等富含铁的食物。

补充维生素

动物内脏、动物血、动物肉中富含维生素，但素食者往往无法获得，可多吃些海藻、紫菜、海带等，同时服用一些复合维生素制剂。

纯素食孕妈妈这样补

所有动物性食物，包括牛奶和鸡蛋都不吃，这就是纯素食孕妈妈。这类孕妈妈应多吃黄豆、豆腐及其他大豆制品，因为这类食品所含的蛋白质是植物蛋白质中最好的一种，其中的氨基酸构成与牛奶相近，而胆固醇含量比牛奶低，并含有不饱和脂肪酸。如果有需要还应遵医嘱补充蛋白质粉。

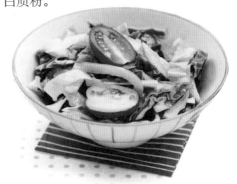

离预产期 104 天　胎宝宝体重 596 克　随意服用补充剂　不摄入脂肪

胎宝宝头臀长 308 毫米　全面摄取营养素

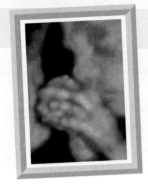

第177天 孕26周

胎宝宝：鼻孔已经张开了

胎宝宝的鼻孔已经张开了，并且能够进行肌肉的呼吸运动了，胎宝宝在为出生时呼吸空气做准备。

孕妈妈：去上分娩课

孕妈妈可以上关于分娩的课程。了解得越多，会让自己越自信，也是与其他孕妈妈交流的好机会，可以帮助孕妈妈消除焦虑感。

哪里有分娩课

一般社区的医院或妇幼保健院都有这种分娩课程，你也可以在网上查找一下本地区有哪些母婴中心有这种课程，或者让那些生过宝宝的妈妈帮你推荐一个。

何时开始上

怀孕一两个月就可以上了，也有在准备怀孕时就开始上的，但大部分孕妈妈都是在怀孕六七个月时才开始上的，可能认为这样记得牢，不会在用时忘记。

正规的分娩课都有固定的课程安排，一般会上6~12周，每周上一两节课，正好可以在你分娩前1周左右上完。

孕妈妈可以根据自己的时间选择是上平时班还是周末班，是上午班还是下午班，还有的更随机，孕妈妈可以自己看课表随时来上课。很多课程是在不同的时间重复安排的，如果错过了还可以补回来。

分娩课会教你什么

1. 怀孕期间孕妈妈的身体变化、胎宝宝的变化。

2. 怀孕期间的营养。

3. 孕妇体操。

4. 孕期的安全问题。

5. 孕期会出现的不适及对策。

6. 产前检查项目和内容。

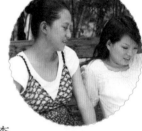

多和其他孕妈妈交流，可以减少焦虑感。

7. 做胎教的各种方法。

8. 微量元素测查。

9. 分娩的过程，应付阵痛的方法。

10. 产后及坐月子注意事项和锻炼。

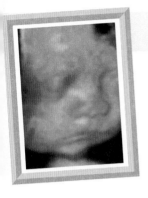

第178天 孕26周

胎宝宝：肺部血管开始发育

这天开始，胎宝宝肺部的血管开始发育了，这些细细小小的管道正是以后维持宝宝正常呼吸的基础，孕妈妈你看，胎宝宝一直在为了以后能像你一样呼吸而努力着呢。

准爸爸：给疲劳的孕妈妈一点爱的按摩

看到孕妈妈辛苦地挺着肚子的样子，准爸爸是不是很想为她分担一下呢？给孕妈妈做做按摩吧！孕期按摩能够促进血液循环、舒缓压力、减少不适感、增进睡眠质量。更重要的是，让孕妈妈体验到你的"亲手"关怀，心情会格外舒畅。

头部

▶效果：缓解头痛，松弛神经。

▶手法：用双手轻轻按摩额头和脑后3~5次，用手掌轻按太阳穴 3~5 次。

胸部

▶效果：疏通乳腺，预防产后乳疮（孕晚期要停止，避免刺激乳房进而发生早产）。

▶手法：从腋下以乳晕为中心聚拢胸部，向中央聚拢胸部，反复 6 次以上。

腿部

▶效果：促进血液循环，消除水肿，预防痉挛。

▶手法：把双手放在大腿的内外侧，一边按压一边从臀部向脚踝处进行按摩；将手掌紧贴在小腿上，从跟腱起沿着小腿后侧按摩，直到膝盖以上 10 厘米处，反复多次。

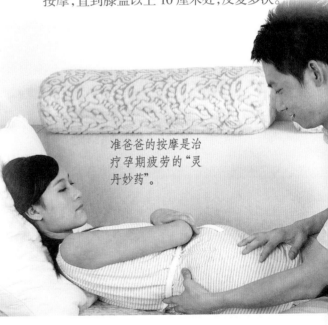

准爸爸的按摩是治疗孕期疲劳的"灵丹妙药"。

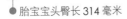

离预产期 102 天　　胎宝宝体重 648 克　　按摩 15 分钟　　空腹按摩

胎宝宝头臀长 314 毫米　　力道适中

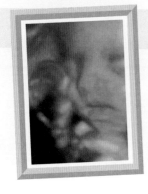

第179~180天 孕26周

胎宝宝：指甲在变长

胎宝宝的手指甲和脚趾甲慢慢长长了，像一枚枚小小的贝壳扣在指（趾）端，它们像蚌、蛤蜊的壳一样具有很好的保护作用，保护着胎宝宝肉乎乎的小手、小脚。

孕妈妈：缓解静脉曲张的小方法

很多孕妈妈会发现大腿上出现了紫色的斑块或者沿静脉走向的隆起链，这就是静脉曲张。静脉曲张不会引起长期的循环障碍或凝血，但是非常影响美观，成为孕妈妈的烦恼。

为什么孕期易出现静脉曲张

怀孕后盆腔血液回流到下腔静脉的血流量增加，增大的子宫压迫下腔静脉而影响血液回流，致使出现下肢及外阴静脉曲张。根据研究发现，孕期静脉曲张并不会造成孕妇及胎宝宝全身性循环系统的障碍。

5个小方法，缓解静脉曲张

1. 每天进行适度温和的运动：在附近或公园散散步可帮助血液循环。

2. 保持适当的体重：控制在医生建议的体重范围之内。

3. 不要提过重的物品。

4. 可在休息的时候将双腿抬高，帮助血液回流至心脏。

5. 尽量避免长期坐、站或双腿交叉压迫。长期站立或压迫双腿易造成腿部静脉充血，使血液回流困难。建议睡觉时，脚部用枕头垫高。

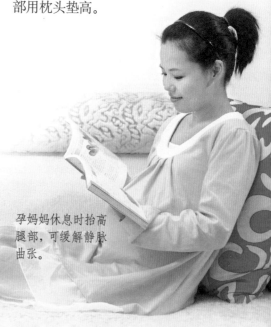

孕妈妈休息时抬高腿部，可缓解静脉曲张。

离预产期 100 天　　　胎宝宝体重 700 克　　　不提重物　　不重视静脉曲张

胎宝宝头臀长 320 毫米　　　保持适当体重

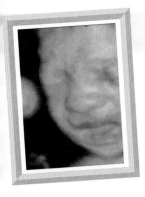

第181天 孕26周

胎宝宝：看得出头发的颜色和质地

胎宝宝的睫毛还在继续生长，同时已经能看出头发的颜色和质地了，如果胎宝宝的头发稀少、枯黄也不用担心，因为头发的质地和颜色在出生后还是会有改善的。

孕妈妈：白带增多了，注意卫生

由于孕妈妈体内激素的增加，会使白带分泌增多。正常的白带无色无味，透明如蛋清，也不会有瘙痒感。如果白带气味异常，或呈豆渣样，或有疼痛瘙痒感，要及时就医。

每天换内裤

孕妈妈要注意外阴的卫生，每天要换内裤，清洗时最好用 60℃ 以上的热水浸泡，必要时采取 5~10 分钟的煮沸消毒。洗内裤的盆要专用，不能用来洗其他衣服，特别是袜子。洗完后内裤放在室外经太阳暴晒，不可阴干，盆最好也晒一晒。内裤的选择上，要穿宽松的棉质内裤，通风透气。

不要用护垫

孕妈妈在孕期最好不要用护垫，因为阴道细菌都是厌氧菌，在没有氧气的情况下就会泛滥。长期使用护垫，加上湿润的阴道环境，反而加剧了细菌的繁殖速度。如果白带较多，孕妈妈可以每天换 2 次内裤。到了孕晚期，孕妈妈会出现漏尿的现象，可以根据情况使用护垫，但每过一两个小时要更换一次。

不要用药水清洗外阴

正常的白带并不会影响孕妈妈的身体健康，孕妈妈不要过分清洁，或者使用碱性肥皂、浴液，甚至高锰酸钾、酒精等药品进行外阴清洁，否则会破坏阴道内的弱酸性环境，反而引起细菌感染，引发阴道炎。日常清洗只需要用清水洗即可。如果孕妈妈不小心患上了阴道炎，要在医生的指导下用药。在同房时，应使用安全套，防止交叉感染、反复感染。此外，孕妈妈也要加强锻炼，提高自身的免疫力，免疫力上去了，疾病自然也就不见了。

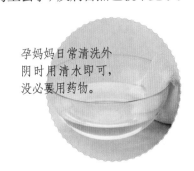

孕妈妈日常清洗外阴时用清水即可，没必要用药物。

- 离预产期 99 天
- 胎宝宝体重 728 克
- 胎宝宝头臀长 323 毫米
- 勤换内裤 ✓
- 保持阴部干爽 ✓
- 用阴部洗液清洗 ✗

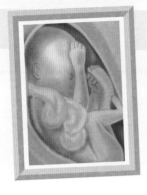

第182天 孕26周

胎宝宝：大脑脑波开始对外界有反应

接下来的几天，胎宝宝的大脑脑波对视觉、听觉系统开始有反应，胎宝宝的感官系统与大脑发生各种联系，这些联系有助于胎宝宝出生后对外界信号刺激的理解。

孕妈妈：补充"脑黄金"，宝宝更聪明

我们的大脑中65%是脂肪类物质，其中DHA和EPA是脑脂肪的主要成分，它们和脑磷脂、卵磷脂等物质合在一起，被称为"脑黄金"。为了保证胎宝宝的良好发育，孕妈妈要补充"脑黄金"。

"脑黄金"的重要作用

"脑黄金"能预防早产，防止胎宝宝发育迟缓，增加其出生时的体重。服用"脑黄金"的孕妈妈比一般孕妈妈的早产率低1%，宝宝出生体重平均增加了100克。

"脑黄金"是人体大脑及视网膜的重要组成物质，因此摄入足够的"脑黄金"可以促进胎宝宝大脑细胞的增殖和神经传导、大脑突触的生长及视网膜的发育。

孕妈妈如何补充"脑黄金"

胎宝宝所需要的大量"脑黄金"只能从母体中获得，而随着孕期的发展，孕妈妈体内的"脑黄金"含量会逐渐递减，因此孕妈妈需要持续、充足地补充"脑黄金"。

孕妈妈可以选择孕妇奶粉。孕妇奶粉采用科学配方，含有DHA等营养成分，能够满足孕妈妈孕期所需的营养，还可以帮助孕妈妈补充其他的微量元素。

孕妈妈还要多吃些富含DHA的食物，如核桃、松子、葵花子、杏仁、榛子、花生等坚果类食品，还有海鱼、鱼油等。

坚果类食物富含"脑黄金"，孕妈妈可每天吃一小把。

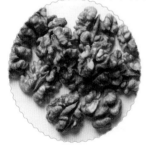
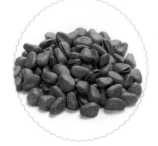
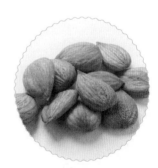

离预产期98天

胎宝宝体重750克

适量吃坚果等油脂多的食物

胎宝宝头臀长326毫米

"脑黄金"从食物中来

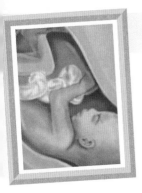

第183天 孕27周

胎宝宝：感受到妈妈的情绪

胎宝宝的大脑开始有一定的记忆和思考能力了，能感受到孕妈妈每天的情绪变化，孕妈妈要时刻保持好心情哦，这才对胎宝宝的发育有好处。

孕妈妈：随时随地做美学胎教

美学也是胎教中一个重要的组成部分。只要是孕妈妈认为美的，都可以作为胎教内容。

大自然的美

孕妈妈多到大自然中去欣赏美丽的景色，可以促进胎宝宝大脑细胞和神经的发育。孕妈妈可以多去风景优美的公园或景区，带着胎宝宝一起欣赏大自然的美。孕妈妈也可以在每天上班的路上，告诉胎宝宝每天经过的路名、标志性建筑和周围的花花草草。只要孕妈妈用心去体会，感觉到美，都可以拿来给胎宝宝做胎教。

名画胎教

孕妈妈在孕期也可以选择欣赏一些漂亮的名画，国画、水彩、油画，各种类型的画都可以，在内容上风景、人物、静物、亲情、爱情和家庭生活也都没有问题，也可以选择一些故事性名画，都能提高孕妈妈的美术欣赏水平。可以在孕妈妈卧室挂一两幅名画，床头放几本漫画，孕妈妈和准爸爸一边欣赏，一边谈笑，也能给生活带来情趣和欢乐。儿童画册也很有趣，买几本儿童画册，放在床旁，不时翻翻，也会产生童趣，仿佛感到宝宝就依偎在身边。孕妈妈也可以自己动手临摹，不用担心自己画得不好，只要孕妈妈自己觉得乐在其中，就达到了美学胎教的目的。

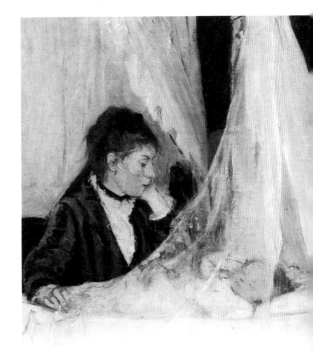

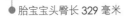

离预产期 97 天 　　胎宝宝体重 771 克 　　赏花草做胎教 　接触没见过的花

胎宝宝头臀长 329 毫米 　　感受自然之美

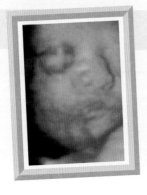

第184天 孕27周

胎宝宝：羊膜囊也在生长

随着胎宝宝长大，羊膜囊也在生长，羊膜囊是两层坚韧、薄、透明且封闭的膜，包裹着胎宝宝、脐带、羊水等，胎宝宝正安安稳稳地待在里面，等待着出生。

孕妈妈：吃掉妊娠纹

对美丽的孕妈妈来说，妊娠纹和妊娠斑可谓是最大的困扰。其实，孕妈妈如果对食材有所研究，就会发现许多食物都具有祛斑除纹的功效。

除纹食物排行榜

1. 对抗妊娠纹最强的"武器"就是番茄，它含有的番茄红素的抗氧化能力是维生素 C 的 20 倍。

2. 西蓝花则含有丰富的维生素 A、维生素 C 和胡萝卜素，能增强皮肤的抗损伤能力，有助于保持皮肤弹性。

3. 牛奶有改善皮肤细胞活性，延缓皮肤衰老，增强皮肤张力，刺激皮肤新陈代谢，保持皮肤润泽细嫩的作用。

4. 三文鱼肉及其鱼皮中富含的胶原蛋白是皮肤最好的"营养品"，能减慢机体细胞老化，使孕妈妈远离妊娠纹的困扰。

5. 猪蹄中丰富的胶原蛋白可以有效对抗妊娠纹，增强皮肤弹性和韧性，对延缓衰老具有特殊意义。

消斑食物排行榜

1. 各类新鲜水果、蔬菜含有丰富的维生素 C，具有消退色素的作用，如柠檬、猕猴桃、番茄、土豆、圆白菜、菜花。

2. 黄豆中富含的维生素 E 能抑制皮肤衰老，增加皮肤弹性，具有很不错的抗斑功效。

3. 谷皮中的维生素 E，能有效抑制过氧化脂质产生，从而起到干扰黑色素沉淀的作用。适量吃些糙米，补充营养的同时又能预防斑点的生成。

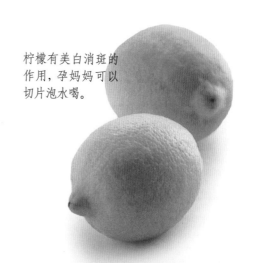

柠檬有美白消斑的作用，孕妈妈可以切片泡水喝。

离预产期 96 天　　胎宝宝体重 792 克　　胶原蛋白润皮肤　盲目涂淡斑产品

胎宝宝头臀长 332 毫米　　控制体重

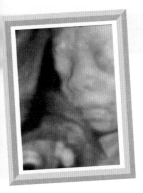

第 185～186 天 孕27周

胎宝宝：肺部气囊开始发育

胎宝宝的肺部气囊开始发育，这是原始未成熟的肺泡，为出生后进行气体交换做着准备。

孕妈妈：预防孕期过敏

许多过敏反应会在怀孕期间变得更严重，例如皮肤过敏；而有些女性从未有过过敏情形，到怀孕时才首次出现，因此很容易失去警觉。孕妈妈快来听听孕产专家给出的防过敏的小妙招吧。

穿着以棉质为佳

皮肤过敏者衣服穿着以宽松为主，腰带勿过紧，以免皮肤受压迫。避免穿毛料衣物及使用毛毯，因为会刺激皮肤，且毛絮及毛毯中的灰尘会引起哮喘发作。

家中不要铺地毯

地毯容易堆积灰尘和细菌，对孕妈妈的呼吸道不利，容易引发过敏。家有孕妇最好不要铺地毯。

避免更换洗护用品

怀孕前用什么品牌的洗发水和沐浴露，如果身体没有因为激素变化而发生太大的改变，最好继续沿用。突然换用其他品牌的产品，特别是以前从未使用过的品牌，皮肤可能会不适应，容易发生过敏现象。

避免食用易引起过敏的食物

部分孕妈妈会对特殊的食物产生过敏，比如有的孕妈妈吃鸡蛋过敏，有的喝牛奶过敏，有的吃榴梿、花生等过敏，这就需要孕妈妈找准自己的过敏原，并且拒绝吃这些易引起过敏的食物。

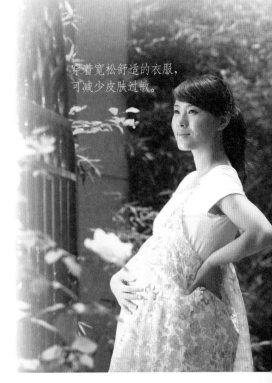

穿着宽松舒适的衣服，可减少皮肤过敏。

离预产期 94 天　　胎宝宝体重 835 克　　吃没吃过的食物 ✗　选温和洗浴用品 ✓

胎宝宝头臀长 338 毫米 ✓　保持家中卫生

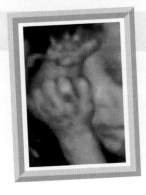

第187天 孕27周

胎宝宝：味蕾发挥作用了

胎宝宝的肺部和其他器官还在发育，不过，现在已经有大量的味蕾在他的小舌头上出现了，而且，它们都已经开始发挥一定作用了。

孕妈妈：服用营养素，因人而异

不少孕妈妈可能会遇到这种情况，你的各项检查结果都很正常，可却总感到头晕胸闷。医生可能会建议你服用营养素补充剂。那么孕妈妈需不需要服用营养素补充剂呢？服用营养素补充剂又需要注意什么呢？

因人而异服用营养素补充剂

营养素补充剂包括两类，即补充某一种维生素或矿物质的单剂营养素和补充三种或三种以上维生素和(或)矿物质的复合剂营养素。

孕妈妈切不可盲目服用营养素，一定要先到医院检查一下自己到底缺少哪些维生素或矿物质，然后有针对性地选用营养素。如果平时不挑食、不偏食，身体又没有什么不适症状的孕妈妈，只要膳食平衡，则完全没有必要服用营养素补充剂。

营养在于"全"和"够"

孕妈妈要知道，补充营养并不是不分情况地随意乱补，要注意全面、足量补充，但并不是过量补充。对于较为不好把握进补量的微量元素，下面给出每天摄入量供孕妈妈参考：

▶孕妈妈每天需蛋白质 80~90 克，其中动物性和豆类蛋白质应占 40%~50%，特别是怀孕后期更需要丰富的优质蛋白质，以备产后有量多质好的母乳分泌。

▶脂肪每天 60~70 克。

▶每日摄入的钙不能多于 2000 毫克，保持在 1000~1200 毫克为好。

▶每日摄入的铁不能多于 60 毫克，保持在 28 毫克左右为好。

▶每日摄入的锌不能多于 35 毫克，保持在 20 毫克为好。

▶每日摄入维生素 C 不能多于 1000 毫克，保持在 130 毫克左右为好。

离预产期 93 天　　　胎宝宝体重 858 克　　　过量补充营养素　跟风补充

胎宝宝头臀长 341 毫米　　　听从医生建议

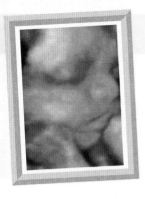

第 188 天 孕 27 周

胎宝宝：脑容积变大

胎宝宝的前脑（额头后面的脑部）会长大，脑容积变大，能容纳所有发育的大脑组织，同时仍然保持大脑半球的划分。此时，胎宝宝的脑波图像和那些足月的新生儿已经很像了。

孕妈妈：别遭遇妊娠高血压疾病

怀孕 20 周以后是妊娠高血压疾病的多发期，发生率约占 5%，表现为高血压、蛋白尿、水肿等。孕妈妈一定要按时做产检，注意预防该疾病的发生。一旦发现患病也不要紧张，按照医生的指导方案积极进行治疗。

妊娠高血压对孕妈妈和胎宝宝的影响

怀孕期间如果体重增加过速，容易发生妊娠高血压疾病。这是一种血管的病变，对孕妈妈和胎宝宝都有不好的影响，因此孕妈妈应当引起注意。

对孕妈妈的影响：易引起胎盘早期剥离、心力衰竭、凝血功能障碍。

对胎宝宝的影响：引起的子痫是导致早产、宫内胎宝宝停育、新生儿窒息的主要原因。

饮食起居注意这些

🍃 注意休息：正常的作息、足够的睡眠、保持心情愉快对预防此病有重要作用。

🍃 注意血压和体重：可每日测量血压并做记录，如有不正常情况，应及时就医。

🍃 均衡营养：勿吃太咸、太油腻的食物；多吃新鲜蔬菜和水果，适量进食鱼、蛋、奶等高蛋白、高钾及低钠食物。

🍃 坚持体育锻炼：运动可使全身肌肉放松，促使血压下降。

降压药，别随意服用

如果孕妈妈患有妊娠高血压疾病，切忌随意服药。因为有些降压药会作用于血液，并通过胎盘和脐带进入胎宝宝体内，影响胎宝宝的血流速度，不利于胎宝宝的成长发育。如需服药，一定记得在医生指导下服用。

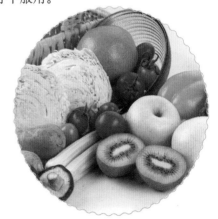

离预产期 92 天　　胎宝宝体重 870 克　　　　低盐高蛋白饮食　降压药随意用

胎宝宝头臀长 344 毫米　　保持心情愉快

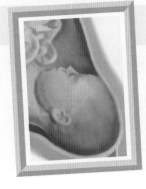

第189天 孕27周

胎宝宝：生命力变得强大

这个时候，胎宝宝的生命力已经非常强大了，万一胎宝宝提前降生，经过悉心的护理，也可以存活，但孕妈妈还是要在生活中注意自己的一举一动，尽量避免发生早产。

孕妈妈：带着胎宝宝去拍照

并不是只有青春少女才能拍艺术照，也并不是只有结婚才能去婚纱摄影店。怀孕这个人生特殊时期，当然应该拍一套艺术照，给自己和未来的孩子留下一个永远的纪念。孕7月，孕妈妈的肚子已经够大了，而且身体还稍轻松，正是拍大肚照的最佳时期。

拍照时化淡妆

孕妈妈要提前和摄影师或影楼工作人员预约好拍摄时间，拍摄时间不宜太长，否则孕妈妈容易疲劳，最好选择客人较少的时间段去，等候时间不会太长。最好选择风和日丽的日子和通风条件好的拍摄环境。最好选择比较温暖又不太热的时候。如果是在夏天，最好是在上午或者傍晚时候拍外景。提前一天将头发洗干净，最好不要绑头发。和化妆师沟通好只化淡妆，并尽量缩短化妆的时间。敏感肌肤的孕妈妈最好自带化妆品。

闪光灯对胎宝宝有影响吗

拍照时闪光灯会对肚子里的胎宝宝有影响吗？这个问题孕妈妈无需担心。照相是利用自然光或灯光，把进入照相机镜头的人或景物感光到底片上。在整个拍摄过程中，照相机不会产生有害射线，自然光或灯光也不会对身体造成危害。所以，孕妈妈不必担心。但在拍照时要避免闪光灯直接刺激腹部，以免"惊动"了胎宝宝。

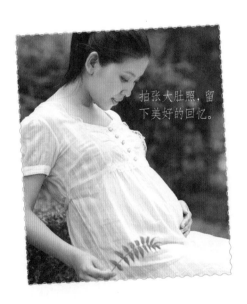

拍张大肚照，留下美好的回忆。

离预产期91天	胎宝宝体重900克	和家人一起拍照	拍摄危险动作
胎宝宝头臀长347毫米	孕7月拍大肚照	✓	✗

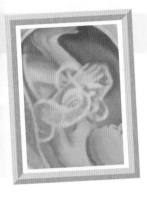

第190天 孕28周

胎宝宝：女宝宝的阴唇长出来了

胎宝宝的各个器官都已经基本成形，如果胎宝宝是女孩，她的阴唇已经长出来了，如果胎宝宝是男孩，他的睾丸仍在继续向阴囊下降。

孕妈妈：为宝宝取个名字

胎宝宝还有两个多月就要来到这个世界了，孕妈妈和准爸爸是不是很期待呢？趁着现在有时间，为宝宝取个名字吧。一个好的名字会给人带来意想不到的好处。究竟应该从哪些方面着手来给宝宝起个好名字呢？让我们一起来认真想一想吧。

见证爱情

从爸爸妈妈的名字里各取一个汉字组合成宝宝的名字，或选取爸爸妈妈最具纪念意义的文字来命名，用宝宝的名字见证爱的甜蜜。

美好寓意

爸爸妈妈希望宝宝健康、品德好、快乐、优秀……查看字典，你会发现怿（快乐）、嘉（优秀）等很多字词都能表达你的美好意愿。

延续家谱

家谱是中国特有的文化遗产，很多家谱在立谱时，就确定了家族世系的辈分命名序列。不妨考虑宝宝在家谱中的辈分用字。

性别取名

男孩用名可以刚毅一些，比如"杰、鹏、翼"等；女孩用字可以温婉可人些，比如"悦、璐"等。也可以选择一些中性字，如"晓、晖"等，简单大气，男孩女孩都可以用。

改名字一生只有一次

我国《姓名登记条例》规定，子女采用父母双方姓氏时，可以按照双姓起名，不算作复姓。同时规定，为了防止滥用姓名权、频繁更改名字现象的发生，我国年满18周岁的公民申请办理名字变更登记的，以一次为限。若出具虚假证明材料申请办理姓名登记或者姓名变更登记的，由户口登记机关给予警告，并处500元以下罚款。

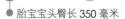

离预产期 90 天　　胎宝宝体重 950 克　　避免使用重名率高的字

胎宝宝头臀长 350 毫米　　男宝女宝名字各取一个　　取用生僻字

第191~192天 孕28周

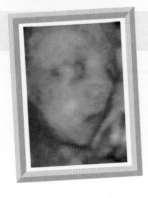

胎宝宝：肌肉紧张度提高

胎宝宝肌肉的紧张度渐渐提高，他的小手可以更有力地抓握了，当他使劲踢打的时候，孕妈妈的肚子上还会鼓起一个可爱的小包，是不是感觉胎宝宝更有劲儿了呢?

孕妈妈：关注胎动变化

有些孕妈妈会突然感觉到胎动异常，这个时候千万不可掉以轻心，因为这有可能是胎宝宝向你发出的求救信号。

胎动突然加快

可能是因为受到剧烈的外伤。一旦孕妈妈受到严重的外力撞击时，就会引起胎宝宝剧烈的胎动，甚至造成流产、早产等情况。因此孕妈妈应该少去人多的地方，以免被撞到，并且减少大运动量的活动。

孕妈妈生病时要格外关注胎动，一旦出现异常要及时就医。

胎动突然加剧，又很快停止

可能原因1：胎盘早期剥离。这种情况多发生在怀孕的中期以后，有高血压、严重外伤或短时间子宫内压力减少的孕妈妈多容易出现此状况。症状有：阴道出血、腹痛、子宫收缩、严重的休克。

一旦出现这样的问题，胎宝宝也会随之做出反应，他们会因为突然缺氧，出现短暂的剧烈胎动，随后又很快停止。

可能原因2：脐带绕颈或打结。有上述情况出现时，孕妈妈会感觉到胎动急促，经过一段时间后又突然停止，孕妈妈仔细观察，如果连续出现异常胎动的情况，要立即就诊，以免耽误时间，造成遗憾。

胎动突然减少

可能是因为孕妈妈发热。孕妈妈的体温如果持续过高，超过38℃，就会使胎盘、子宫的血流量减少，小家伙也就变得安静许多。所以，为胎宝宝的健康着想，孕妈妈需要尽快去医院，请医生帮助。

● 离预产期88天　　　● 胎宝宝体重1050克　　　　胎动变化速就医　　去拥挤的地方

● 胎宝宝头臀长356毫米　　　　时刻注意胎动

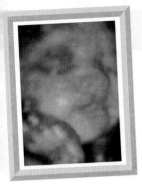

第193天 孕28周

胎宝宝：为寻找乳头做准备

胎宝宝的口唇部位神经更敏感了，为出生后寻找乳头做着准备，此时，除了肺部，大部分重要的器官已经发育成熟了。

孕妈妈：可能已经开始泌乳了

很多孕妈妈会发现乳房已经开始分泌少量淡黄色的液体，这是乳汁，是宝宝出生后的最佳天然营养食品，现在乳房已经在为未来制造乳汁做好准备了。

神奇的乳汁

孕期，大脑垂体开始不断释放催乳激素，催乳激素促使泡状细胞合成乳汁。而有趣的是，孕妈妈体内的孕激素会起拖延释放的作用。只要孕妈妈一天不生宝宝，它就不开闸放奶。在宝宝出生之后，乳汁就会自然分泌出来。乳汁经常被称为"自然的完美食物"，母乳中含有宝宝所需的所有营养和抗体，是真正天然、安全的食物。生完宝宝后的前几天，乳房最初分泌的是初乳，含有较多的蛋白质、矿物质、脂肪和维生素，此外还含有保护宝宝免受感染的抗体。接着是过渡乳，最终才会分泌解渴又富含营养的成熟乳。

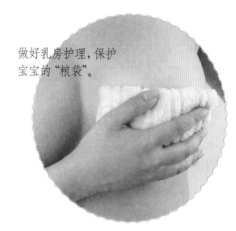

做好乳房护理，保护宝宝的"粮袋"。

清洗乳头处结痂

乳房的分泌物有时会结成颗粒状粘在乳头上，孕妈妈洗澡时要注意将结痂洗干净。如果分泌物粘得很牢固，孕妈妈可以用植物油、香油或橄榄油涂在乳头上，待分泌物变软之后再清洗，不要强行用力搓洗。有些孕妈妈为了将乳头洗干净，会用香皂或沐浴露清洗，这样容易破坏乳头上的保护层。孕妈妈只需用温水清洗即可，还要把皮肤的褶皱处洗干净。

孕妈妈清洁完乳房后，可以用较热的毛巾敷乳房，毛巾的温度不要过高，以防烫伤皮肤。

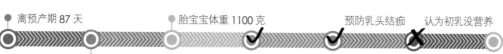

离预产期 87 天　　　胎宝宝体重 1100 克　　　　预防乳头结痂　　认为初乳没营养

胎宝宝头臀长 359 毫米　　　　及时清洁乳房

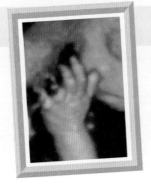

第194天 孕28周

胎宝宝：身体有哈密瓜那么大

随着孕周的增加，胎宝宝身体的各个器官还在继续发育，而且，他长得越来越结实，身体几乎有一个哈密瓜那么大了。

孕妈妈：恼人的便秘和痔疮

怀孕期间，特别是进入孕中晚期，由于孕激素的影响，胃肠道蠕动减少，粪便在结肠停留时间延长，水分被吸收，致使粪便干燥，常有便秘出现，又由于腹内压力的增加，增大的子宫对下腔静脉的压迫，影响下腔静脉及盆静脉回流，常有痔疮出现，或是原有的痔疮症状加重。

如何治疗

孕妈妈出现痔疮的症状时，必须根据其症状的严重程度及怀孕的时期选择适当的治疗方法，千万不要擅自使用软膏栓剂和一些含有类固醇和麝香的药物。如果病情特别严重确需进行手术者，也应尽量在怀孕中期进行手术治疗，这样不但手术后的并发症少，也有良好的治疗效果。

预防和缓解

有痔疮的孕妈妈要特别注意多喝水，防止便秘，以防排便困难，磨破痔疮造成出血。

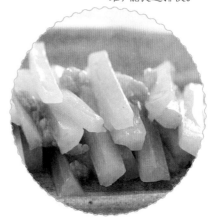

芹菜富含膳食纤维，能促进排便。

养成定时排便的良好习惯，预防便秘，才能预防痔疮的发生。

多食含膳食纤维多的蔬菜，如芹菜、韭菜等，要粗细搭配，合理膳食。

温水坐浴可以有效缓解症状，注意水温不要过高。

每天休息时抬高双腿至少1小时。睡觉时双腿抬高，膝盖微屈。避免长时间坐着或站立。

离预产期86天　　胎宝宝体重1150克　　补充膳食纤维　随便用药

胎宝宝头臀长362毫米　　每天坚持运动

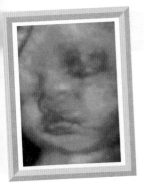

第195~196天 孕28周

胎宝宝：可以"呼吸"空气了

这两天是非常重要的时期，胎宝宝的肺部已经发育到可以自己呼吸空气了，如果胎宝宝提前出生，也能很快自己呼吸，适应外面的世界。

孕妈妈：提高饮食质量，迎来孕晚期

孕妈妈的肚子越来越大，胎宝宝的活动越来越频繁，孕妈妈会觉得更加疲倦。从本周起，孕妈妈更要注意饮食的质量了。

增加蛋白质的补充

现在胎宝宝的身体器官在迅速发育，作为造就躯体的原材料，蛋白质必不可少。世界卫生组织建议，孕妈妈在孕中期，每日增加优质蛋白质9克，相当于300毫升的牛奶，或2个鸡蛋，或50克瘦肉。

合理补充各种矿物质

矿物质在整个孕期都十分重要，随着胎宝宝发育的加速和母体的变化，各种矿物质的需要量也相应增加，特别是对钙、铁、碘、锌等矿物质的需求尤为迫切。如果缺乏矿物质，孕妈妈会出现妊娠合并贫血、小腿抽筋、容易出汗、惊醒等症状。而胎宝宝先天性疾病发病率也会增加。因此，孕妈妈应注意合理补充矿物质。

要适量摄入不饱和脂肪酸

孕中期，很多孕妈妈看着自己日渐臃肿的身体，第一反应就是要少吃或不吃脂肪，这种认识是片面的。只要体重合理增加，就是健康的，尤其不能拒绝不饱和脂肪酸。因为胎宝宝现在需要单、多不饱和脂肪酸来增加体重，发育大脑。但是，猪油、奶油、油炸食物含有大量饱和脂肪酸的食物尽量不要摄入，否则对健康不利。

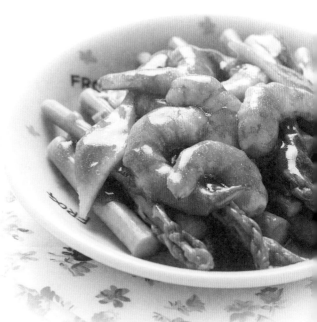

离预产期84天　　胎宝宝体重1250克　　过量补充蛋白质　谈脂色变

胎宝宝头臀长368毫米　　吃低热量食物

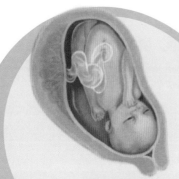

第 29 周

活动范围变小了

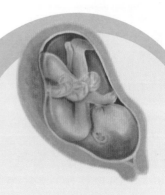

第 30 周

喜欢头朝下的姿势

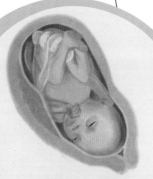

第 31 周

能睁眼闭眼了

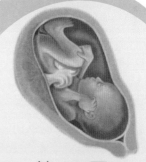

第 32 周

经常将头转来转去

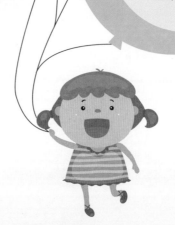

孕8月
能感觉到光

本月开始进入孕晚期了,各种身体上的不适可能又会出现。但只要坚持一下,再过两三个月就能见到宝宝了,就能轻轻地握着他胖乎乎的小手,想到这些是不是觉得一切都变得不那么难熬了呢?

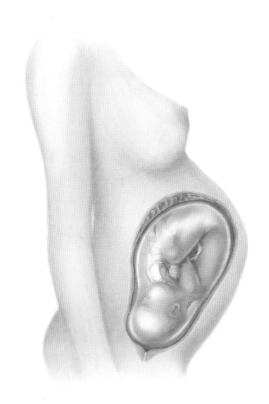

本月要事提前知

本月，胎宝宝正式进入发育的最后冲刺阶段，孕妈妈也进入了孕晚期，胎宝宝和孕妈妈的体重都在迅猛增加，孕妈妈连走动都会觉得费力，也会感到憋气，也可能有些健忘，这是正常的，因为除了宝宝，孕妈妈已经装不下任何东西了。

现在胎宝宝生长速度相当快，他的五种感觉器官已经完全发育好并开始运转了，他还喜欢转动头部。

为了宝宝，再辛苦也值得！

产检缩短为两周一次

🍃 进入孕晚期了，产检次数要有所调整，现在变更为每两周一次，这是为了更好地了解胎宝宝在孕妈妈子宫里的状态。

🍃 孕妈妈的肚子很大了，行动多有不便，孕妈妈需要准爸爸陪同一起去产检，帮着做些排队、缴费的事情。

🍃 从本月开始到分娩前都要进行骨盆检查，以确定最终的分娩方式。

🍃 孕妈妈要尽早确定分娩的医院，因为每家医院的产检内容不尽相同，如果转院，可能需要补做一些产检项目，因此需要转院分娩的孕妈妈一定要提前做准备了。

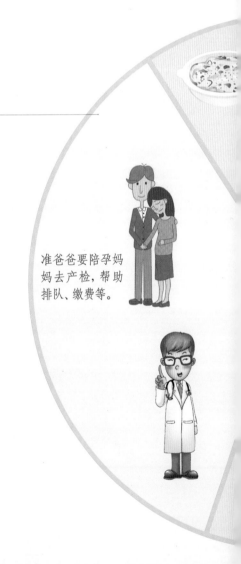

准爸爸要陪孕妈妈去产检，帮助排队、缴费等。

孕 8 月产检项目

骨盆检查

孕 32~38 周

● 体重检查：监测孕妈妈体重有无超标。

● 血压检查：是否患有妊娠高血压或妊娠低血压疾病。

● 尿常规、血常规检查：了解孕妈妈肾脏情况和有无贫血。

● 听胎心音：了解胎宝宝心跳情况。

● 骨盆检查：骨盆狭小或畸形骨盆均可引起难产。

● 白带检查：判断孕妈妈是否有生殖道感染

(以上产检项目可作为孕妈妈产检参考，具体产检项目以医院及医生提供的建议为准)

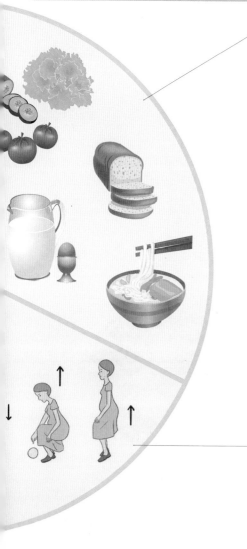

吃得好，生得更顺

❥ 进入孕晚期，胎宝宝的体重增加快，孕妈妈的营养补充要充足，但也不能营养过剩，以免使体重增加过快。

❥ 孕妈妈此时可能总有吃不饱的感觉，这可能是因为营养摄入不均衡导致的，孕妈妈可以尝试在本月中，每餐饮食都变换不同食材，充分、全面摄入营养后，也许就不会总觉得饥肠辘辘了。

❥ 进入孕晚期后，孕妈妈的新陈代谢率也达到了孕期的高峰，此时孕妈妈宜坚持适量补充矿物质，以增强免疫力。

❥ 孕妈妈的早餐有讲究，应当包含碳水化合物、蛋白质、脂肪、维生素、矿物质、膳食纤维、水这 7 种营养素，一般摄入量比例约为谷物 150 克、肉类 50 克、青菜 100 克，如果再加一碗汤就更好了。

预防早产从点滴小事做起

❥ 孕 8 月是孕晚期的第一个月，此时发生早产的可能要比孕中期大，生活中的站、坐、蹲等动作一定要慢，一旦出现早产征兆，如阴道出血、破水等情况，一定要立即到医院就医，以免胎宝宝出现危险。

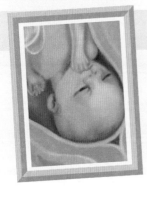

第197天 孕29周

胎宝宝：已经有情绪了

胎宝宝这个小调皮已经有自己的情绪了，当孕妈准爸长时间忽视他的时候，他会拳打脚踢地表示抗议。同时，胎宝宝已经基本占满了孕妈妈的子宫，他的动作有些困难了。

孕妈妈：预防早产要吃对

本周，孕妈妈不要因为体重增加而节食或少吃，还要注意不要吃生食或不干净的食物，以免腹泻而引起早产，同时保证每天的饮水量，以免发生脱水引起宫缩，导致早产。

可以多吃鱼

鱼肉富含动物蛋白质和磷质，营养丰富且易被人体消化吸收，对人类体力和智力的发展具有重大作用。同时，鱼也被人类称为"最佳防早产食物"。孕期孕妈妈每周吃一次鱼，早产的可能性仅为1.9%，而从不吃鱼的孕妈妈早产的可能性为7.1%。

桂圆、人参都别吃

桂圆和人参都是较常见的补品，但是孕妈妈此时可别随便吃，否则容易引起早产。桂圆性温、味甘，易引起上火，孕妈妈吃后不仅增添胎热，而且易导致流产或早产；人参中的皂苷可促使子宫收缩，有诱发流产、早产的可能。

预防贫血防早产

孕妈妈一旦发生贫血，其身体抵抗力会相对减弱，在妊娠期、生产时或产后极容易被各种疾病侵害，还会导致胎儿宫内发育迟缓，严重者甚至会引起早产。孕晚期易发生贫血，孕妈妈可以吃一些动物血和肝脏，这些都是十分理想的食疗佳品。

含铜食物可防止胎膜早破

如果孕妈妈体内铜元素水平低就极易导致胎膜变薄，弹性和韧性降低，从而易发生胎膜早破，继而引发早产。体内的铜往往以食物摄入为主。

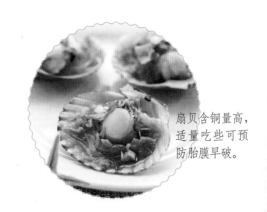

扇贝含铜量高，适量吃些可预防胎膜早破。

●离预产期83天　　　●胎宝宝体重1256克　　　　人参、桂圆别乱吃

●胎宝宝头臀长371毫米　　　多吃蔬果　　　　用营养剂补铜

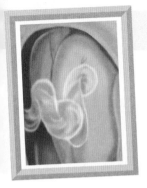

第 198～199 天 孕 29 周

胎宝宝：肺部已经发育完善

胎宝宝的肺部已经发育完善了，出生后，通过它，宝宝可以吸进新鲜的氧气，而将体内产生的二氧化碳呼出。

孕妈妈：为了胎宝宝储存能量

此时胎宝宝开始在体内储存营养，相应地，孕妈妈对营养的需求也变大了，为了胎宝宝，孕妈妈一定要加油！

营养均衡更重要

孕晚期，胎宝宝的体重增加很快，如果营养不均衡，孕妈妈往往会出现贫血、水肿、高血压等妊娠并发症。因此孕妈妈就要注意平衡膳食，孕妈妈所吃的食物品种应保持多样化，且荤素搭配、粗细粮搭配、主副食搭配，同时要搭配恰当。

孕妈妈不要缺锌

锌被誉为"生命的齿轮"，不但参与大多数重要代谢，对提高孕妈妈的免疫功能、提高生殖腺功能也有极其重要的作用。临产前，孕妈妈血锌水平正常，子宫收缩有力；反之，子宫收缩无力。因此，孕妈妈从现在开始储备适量的锌，对顺利分娩意义重大。

补锌的最佳途径就是食补。适当地多吃富含锌的食物，如鱼、蛋类、奶类、花生、芝麻、大豆、核桃、粗面粉等，海产品、动物内脏也是人体摄取锌的可靠来源。

注意补充谷物类、豆类食品

孕 8 月，胎宝宝开始在肝脏和皮下储存糖原及脂肪，此时孕妈妈要及时补充足够的碳水化合物。碳水化合物每日摄入量应在 300 克以上。主要的食物来源有谷物类，如大米、小米、小麦、玉米、燕麦等；豆类，如红豆、绿豆等；根茎类蔬菜，如红薯、芋头等。

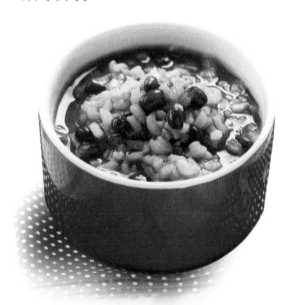

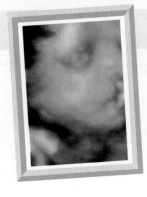

第 200 天 孕29周

胎宝宝：感觉更敏锐了

胎宝宝对光线、声音、气味更敏感了，他在为看到你的样子、听到你的声音、通过你独特的气息来识别你、品尝乳汁做着准备。

孕妈妈：纠正乳头凹陷

乳头凹陷是指孕妈妈的乳头未突出于乳晕的表面，甚至陷下去。乳头凹陷很有可能会影响乳汁的顺畅排出。孕妈妈可以在孕期轻拉乳头，及时纠正乳头凹陷。如果有早产先兆、流产史或乳房护理时出现宫缩，应避免做该护理。

"十字操" 纠正乳头凹陷

如果孕妈妈发现自己乳头凹陷，可在孕 32 周后开始做 "十字操" 进行纠正。方法是将大拇指和食指平行放在乳头两侧，慢慢地将乳头向外拉开，牵拉乳晕皮肤及皮下组织，使乳头向外突出。拉乳头时

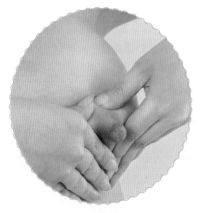

手法和动作都要轻柔，时间不能太长，每天 2 次，每次重复 10~20 次即可。有早产先兆（如频繁下腹痛、阴道有血性分泌物）的孕妈妈及有早产史者，"十字操" 改至孕 37 周后再做。如果拉乳头引起宫缩，要立刻停止，待宝宝出生后再进行纠正。

按摩纠正乳头凹陷

乳头凹陷的孕妈妈还需要做乳房按摩，以乳头为中心，双手食指放在乳晕上，手指轻压乳房，分别向上下推开，然后再推回；再把双手食指放在乳晕两旁，重复之前的动作。按摩前后可以涂抹适量的孕妇专用乳液，保持皮肤滋润。乳房和乳头的保养按摩，可使乳头坚韧、挺起，有利于宝宝吸吮和乳房美观。

吸奶器纠正乳头凹陷

孕妈妈可以按照吸奶器上的说明，用吸盘吸住乳晕，按压手柄，利用负压作用来牵引凹陷的乳头。一般持续 10 分钟，取下吸奶器，再用手指轻轻拉乳头，帮助乳头突出。

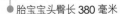

● 离预产期 80 天　　　● 胎宝宝体重 1274 克　　　腹痛立刻停止　　长时间刺激乳头

● 胎宝宝头臀长 380 毫米　　　动作轻柔

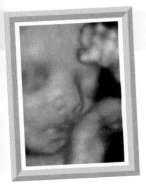

第 201 天 孕29周

胎宝宝：大脑功能更加完善

胎宝宝的颅骨非常柔软，以适应大脑发育的需要。此时，大脑功能发育得更加完善，大脑表面有越来越多的沟回和褶皱，神经细胞也在继续不断地增加着。

孕妈妈：消灭讨厌的假性副乳

有些孕妈妈在怀孕后，发现胸部两侧会长出两个疙瘩，疙瘩上还有可能长出类似乳头的东西，用力挤会流出奶水，这就是假性副乳。

假性副乳怎么来的

假性副乳多是因为乳房发育胀大，而孕妈妈却仍然穿戴怀孕前的文胸，导致一部分乳房组织不能被文胸包裹，而向外扩散，时间一长，就容易形成假性副乳。

孕期假性副乳是不会影响胎宝宝健康发育的，也不会影响哺乳，所以，孕妈妈出现这种情况不必过于担心。

不要把副乳塞进内衣

很多孕妈妈把副乳当成赘肉，为了消除它，穿内衣时一定要把它塞进内衣。这种方法是错误的，因为副乳上也有乳腺组织，长期挤压容易引发乳腺炎。

有副乳的孕妈妈要选择宽松的内衣，最好是侧边加宽加高的那种，可以包住整个胸部，保护乳房。如果有早产先兆，孕妈妈最好也不要按摩副乳，感觉肿胀难受时可以用热敷的方式来缓解。

消除副乳的方法

手臂打圈：双臂向身体两侧伸直，与地面平行。然后以肩为中心，顺时针方向打圈 20 下，放下手臂，休息 1 分钟。接着重新保持刚才的姿势，以肩为中心，逆时针方向打圈 20 下，放下手臂。孕妈妈可按个人体力来调整运动时间，只要稍微有些累，就停下休息。

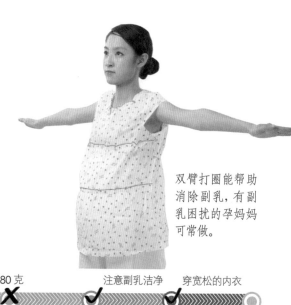

双臂打圈能帮助消除副乳，有副乳困扰的孕妈妈可常做。

• 离预产期 79 天　　• 胎宝宝体重 1280 克　　注意副乳洁净　穿宽松的内衣

　　• 胎宝宝头臀长 383 毫米　　挤压副乳

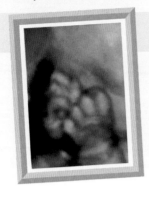

第202天 孕29周

胎宝宝：眼睛自由转动

现在胎宝宝的眼睛可以在眼眶里转动，他在练习看。胎宝宝能看见什么呢？想象一下，阳光下，没衣物遮挡，光线透过肚皮照进子宫，胎宝宝的世界看起来也许是粉红色的。

孕妈妈：身体不适也要好好吃饭

本周，孕妈妈的不适感进一步加重了，胀气、便秘等问题使孕妈妈的生活变得更辛苦了，这个时候孕妈妈别忽略了饮食。

睡前不要吃胀气的食物

有些食物在消化过程中会产生较多的气体，从而产生腹胀感，会影响孕妈妈正常睡眠。蚕豆、洋葱、青椒、茄子、土豆、红薯、芋头、玉米、面包、柑橘类水果和添加木糖醇等甜味剂的饮料及甜点等容易产生胀气的食物，孕妈妈要尽量避免在晚餐及睡前食用。

吃润肠食物防便秘

孕8月，大多数孕妈妈都会有点便秘，这是不断增大的胎宝宝压迫肠胃引起的，不需要太过担心。建议孕妈妈在早上喝杯蜂蜜水，加餐时适当吃些香蕉，平时补充足量的水分，适当增加蔬菜和水果的摄入量，并且保证一定的运动量，孕妈妈可以选择天气好的时候散散步，有助于促进肠道蠕动，促进肠道通畅，缓解便秘。但如果情况比较严重的，就要到医院问诊了。

吃些肉类增强体质

本周，孕妈妈可能因为身体不适的原因不愿意吃饭，但还是要保证合理摄入营养，既要适当地食用蔬菜、水果，也要保证肉类的摄入量，以达到自身营养均衡，增强体质，从而减轻孕期不适感，否则身体的免疫力容易下降，容易生病，就会对胎宝宝的身体发育产生不利影响。

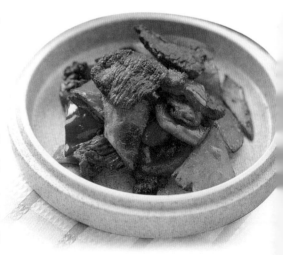

离预产期 78 天 ● 胎宝宝体重 1285 克 ✔ 吃肉增强体质 ✔ 便秘后吃泻药 ✘

胎宝宝头臀长 386 毫米 别吃易胀气的食物

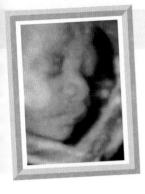

第 203 天 孕29周

胎宝宝：体格更强壮了

胎宝宝在迅速发育，头围、腹围也在不断增长，体格变得更强壮了。现在的胎宝宝体重大约有 1300 克了。

孕妈妈：睡眠质量很重要

很多孕妈妈在孕晚期会有失眠的困扰，各种问题都会导致孕妈妈睡不着觉，甚至整夜失眠。

为什么总是睡不着

为什么孕前很少失眠，怀孕了却总是睡不着了呢？这是由体内激素水平的改变引起的。在孕期影响人体的激素主要是雌激素和孕酮，会令孕妈妈情绪不稳，怀孕的女性在精神和心理上都比较敏感，对压力的耐受力也会降低，常常会抑郁和失眠。

尽量不要仰卧

当孕妈妈仰卧时，增大的子宫就可压迫脊柱前的腹主动脉，导致胎盘血液灌注减少，使胎宝宝出现由于缺氧、缺血引起的各种病症，如宫内发育迟缓、宫内窘迫，甚至还可造成死胎。对孕妈妈来说，由于腹主动脉受压，回心血量和心输出量均降低，孕妈妈会感觉头晕、心慌、恶心、憋气等，且面色苍白、四肢无力、出冷汗等，严重时还可引起低血压，也可引起排尿不畅、下肢水肿、痔疮等。

床的软硬很重要

孕妈妈的身体越来越笨重，所以越来越贪恋柔软、舒适的席梦思床，但为了胎宝宝的健康，还是睡软硬度合适的床吧。睡软床不合适，但也不是说要睡硬床才好，不软不硬才是最理想的。

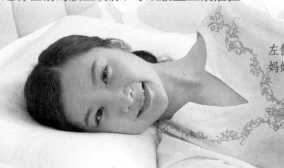

左侧卧姿势能让孕妈妈睡得更舒服。

离预产期 77 天　　　胎宝宝体重 1300 克　　　　睡前喝杯热牛奶 ✓　床垫过硬、过软 ✗

胎宝宝头臀长 389 毫米　　　采取左侧卧位 ✓

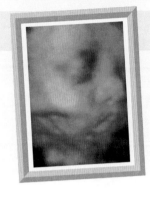

第 204~205 天 孕30周

胎宝宝：能辨别爸爸妈妈的声音了

胎宝宝这个神奇的小家伙，能通过声音来分辨准爸爸和孕妈妈了，因为胎宝宝一直住在孕妈妈的"小房子"中，所以每当听到孕妈妈的声音，都会高兴地手舞足蹈。

孕妈妈：给胎宝宝讲故事

现在，胎宝宝不仅能听到孕妈准爸的声音，还能分辨孕妈准爸的声音了，孕妈妈和准爸爸可以继续给胎宝宝讲故事，让他更熟悉你们的声音，而且还能激发胎宝宝的大脑发育。

说说有趣的事

孕妈妈可以将看见的任何有趣的事情跟胎宝宝说，比如："宝贝！你看，操场那边有几个小男孩在踢足球，穿蓝衣服的小孩是住在你楼下的哥哥，他在跟旁边那个红衣服的小男孩抢球……哎！他不小心摔倒了！该哭鼻子了！"用充满感情的语言描述，胎宝宝能感受到哦！

此外，孕妈妈还可以告诉胎宝宝自己和家人一天都做了什么，遇到了什么，有什么想法等。这是孕妈妈和胎宝宝共同体验生活和分享生活的方法。

每天坚持做胎教，宝宝更聪明。

准爸爸也来做胎教

在孕妈妈怀孕时，准爸爸应与孕妈妈一同对胎宝宝进行胎教。最简单的方法是坚持每天对胎宝宝讲话。

声学研究表明，胎宝宝在子宫内最适宜听中、低频率的声音。而男性的声音正是以中、低频率为主。因此，准爸爸坚持每天对子宫内的胎宝宝讲话，让胎宝宝熟悉准爸爸的声音，这种方法能够唤起胎宝宝最积极的反应，有益于胎宝宝出生后的智力发展及情绪稳定。

另外，准爸爸是孕妈妈接触最多而又最亲密的人，准爸爸的一举一动，乃至情绪、表情，不仅可以直接影响到孕妈妈，更会影响到孕妈妈腹中的胎宝宝。因此，有准爸爸参与的胎教，胎宝宝会更加愉悦，也可以促进胎宝宝身心发展与人格健全。

● 离预产期 75 天 ● 胎宝宝体重 1355 克 每天坚持做胎教

● 胎宝宝头臀长 395 毫米 准爸爸参与胎教 跟胎宝宝聊聊趣事

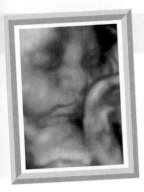

第 206 天 孕30 周

胎宝宝：活动更有目的性

胎宝宝的活动更有目的性了，能跟孕妈妈"沟通"了，对孕妈妈的动作会做出回应了，听到巨响时，也可能会动动身体、踢踢腿，以提醒孕妈妈了。

孕妈妈：打败心慌气短

怀孕 8 个月以后的孕妈妈常常有这样一种感觉：平时不觉得怎么累的动作，这时做了就会扑通扑通地心跳、大口喘粗气，即所谓的心慌、气短。

引起心慌气短的原因

出现心慌气短，主要是因为在怀孕过程中，为适应胎宝宝的生长发育，孕妈妈的循环系统发生了一系列变化。孕晚期，孕妈妈全身的血容量比怀孕前平均增加了 50%，而心率则每分钟增加了 10~15 次，心脏的排出量增加了 25%~30%，心脏的工作量比怀孕前明显加大。另外，孕晚期，随着胎宝宝的长大，子宫体也在增大，向上推挤心脏向左上方移位，再加上孕妈妈自身体重的增加，新陈代谢的旺盛，更是加重了心脏的负担，身体必须增加心率及心搏量来完成超额的工作。所以，需要通过加深、加快呼吸来增加肺的通气量，以获取更多的氧气和排出更多的二氧化碳。

胸式呼吸法缓解心慌气短

随着孕妈妈子宫的增大，孕妈妈会发现呼吸很困难。当孕妈妈感到心慌气短时，可以采用胸部呼吸法来缓解和调整。首先慢慢站起来，深深地吸一口气，再慢慢地吐气，确保吸入胸部的空气比腹部多，孕妈妈可以自己把手放在胸口感觉呼吸的部位。

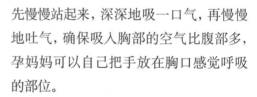

此外，孕妈妈可以坐下来休息一会儿，也可侧卧静躺一会儿，以缓解心慌气短，但注意不要仰卧，以防出现仰卧位低血压症状，加重心慌和气短。

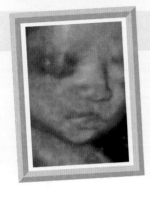

第 207 天 孕30周

胎宝宝：大头朝下

胎宝宝的骨骼在逐渐变硬，现在他还在不断地囤积脂肪，不过他已经喜欢头朝下的姿势了，这是标准的分娩姿势，如果胎宝宝此时的姿势不是这样的，孕妈妈应咨询医生后尝试调整胎位。

孕妈妈：尽快选择分娩医院

选择合适的医院分娩，需要实地考察了解分娩的实际情况，住院部的条件和医生、护理人员的水平等。一般考察分娩医院要注意以下4点。

医院的口碑

可以看医院的等级，听听周围生过宝宝的妈妈的推荐。如果需要提前住院或剖宫产，也需要了解住院部的条件和收费。

离家远近

要考虑分娩时是否能很快到达医院；是否会堵车；生产完之后，家人是否能很方便地照顾等。所以，家附近口碑好的医院应是最佳的选择。

是否提倡顺产

分娩方法在选择医院的时候也需要考虑进去，比如，这个医院的顺产率是多少；剖宫产率是多少；是否提供助产分娩，就是由助产士一对一地照顾；是否可以有亲人陪护；麻醉服务是否是什么时候都有等。

如果产检医院和分娩医院不一样

一般来说，从怀孕开始到分娩，最好选择同一家医院，但是少数孕妈妈分娩会选择跟怀孕产检时不一样的医院，此时要选择口碑好、实力强的综合性医院或专科医院，而且最好提前一段时间就把怀孕期间做的产检单据等向新医院出示，以便医生提前了解你的身体状况，保证顺利分娩。

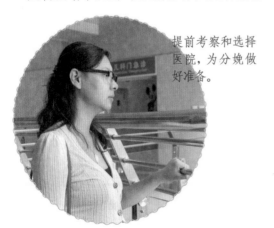

提前考察和选择医院，为分娩做好准备。

● 离预产期 73 天　　　● 胎宝宝体重 1411 克　　　　先确认医院资质

● 胎宝宝头臀长 401 毫米　　转院后需要补办的产检一定要做

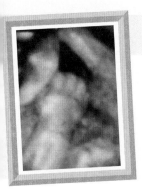

第 208 天 孕30 周

胎宝宝：虹膜有淡淡的颜色

胎宝宝的眼睛基本发育完全，此时虹膜已经出现了一点儿颜色，但真正的颜色要等到出生后第 6 个月才能形成呢。

孕妈妈：提前考虑胎盘、脐带血的处理

孕妈妈要提前综合考虑，提早决定如何处理胎盘和脐带血。

胎盘是否带走

医院会尊重孕妈妈的选择，可以将胎盘带回家自行处理，也可以交由医院帮忙处理。很多孕妈妈将胎盘带走之后埋在大树下或公园里，这样并不卫生，容易污染土壤和地下水。最好的方式是交给医院统一处理。如果胎盘健康，会经过处理制成中药。胎盘经过正规处理之后对一些体质较弱的病人有提高免疫力的作用，但正常人食用毫无用处。如果胎盘可能造成传染病传播，医院会进行消毒处理后作为医疗废物进行处理。

脐带血是否保存

脐带血是胎宝宝娩出、脐带结扎并剪断之后残留在胎盘和脐带中的血液。现代研究发现，脐带血的造血干细胞有一定的定向分化能力，在一定程度上可以修复造血干细胞和免疫系统，可以治疗白血病。正因为脐带血有这样的作用，所以越来越多的父母开始考虑保留脐带血。

关于脐带血的小知识

并不是谁都可以保存脐带血的，只有经过活性检测，确定没有血液病史的人才可以保存脐带血。而且脐带血的量非常少，自存脐带血只能用于治疗宝宝 10 岁以下的血液病。

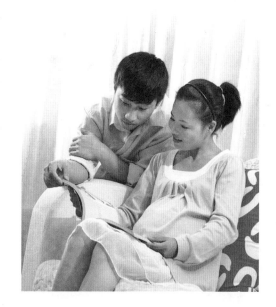

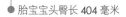

离预产期 72 天　　胎宝宝体重 1439 克　　询问医院规定　　脐带血是万能药

胎宝宝头臀长 404 毫米　　根据情况储存

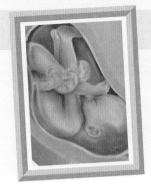

第 209~210 天 孕30周

胎宝宝：骨髓能产生红细胞了

胎宝宝骨腔中的骨髓已经能负责生产红细胞了，这些红细胞就像一只只辛勤劳作的小蚂蚁，不停地为胎宝宝输送营养，保护他的安全。

孕妈妈：孕晚期补铁至关重要

胎宝宝在最后的 3 个月储铁量最多。如果此时储铁不足，宝宝在婴儿期很容易贫血，孕妈妈也会因缺铁而贫血，一旦发生产后出血，不利于机体的恢复。

贫血的类型

造成孕妈妈贫血的原因很多，常见的有如下几种：

❥生理性贫血。孕晚期由于生理变化，血浆的增加量是红细胞增加量的 3 倍多，血液被稀释了，孕妈妈就会出现生理性贫血。

❥缺铁性贫血。膳食中铁的供给量少，又没有额外的补充，长时间铁摄入不足，会使体内的游离铁和铁储备都有所减少，发生缺铁性贫血。约 50% 的孕妈妈会有此情形。

❥巨幼红细胞性贫血。主要是由营养不良、叶酸缺乏引起的，占 95%，仅有 5% 的妊娠贫血是因为维生素 B_{12} 缺乏引起的。

❥疾病引起的贫血。孕妈妈本身患有疾病，或体内有铁元素流失的情形。

积极预防妊娠贫血

孕妈妈如果不注意补铁，常常会引起缺铁性贫血，也可能会导致早产、胎宝宝体重低以及胎宝宝生长迟缓等现象。因此，孕妈妈要多吃预防妊娠贫血的含铁食物。动物肝脏是补铁首选，鸡肝、猪肝可一周吃两三次，每次 25 克左右。

补铁时不吃影响铁吸收的食物

孕妈妈要注意补铁时不吃影响铁吸收的食物。抑制铁吸收的有草酸、植酸、鞣酸、植物纤维和钙。水果中以磷酸盐和矿物质形式贮存的六磷酸盐，在小肠中容易形成磷酸盐而妨碍铁吸收。

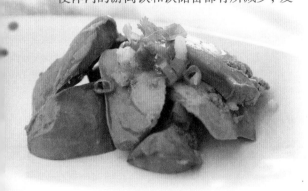

离预产期 70 天		胎宝宝体重 1500 克		避免摄入草酸	单纯依赖营养剂
	胎宝宝头臀长 410 毫米		每周吃 2 次猪肝		

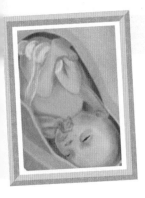

第 211 天 孕31周

胎宝宝：正在生成数十亿个神经元细胞

胎宝宝的大脑正在生成数十亿个神经元细胞，为了适应大脑发育，头部也在增大，营养需求也会因此有所增加，孕妈妈应注意补充健脑食物。

孕妈妈：高龄孕妈妈可以考虑休产假了

高龄孕妈妈是指年龄在 35 岁以上的孕妈妈。高龄孕妈妈的身体素质会退化，心理负担也较重。所以到了孕晚期，高龄孕妈妈要提前回家待产。

孕 36 周以后不宜再工作

有些孕妈妈在即将临盆前才请产假，然而大部分医生认为，高龄孕妈妈从孕 36 周开始就不宜再工作。这个时候，孕妈妈的心脏、肺脏及其他重要器官必须更辛苦地工作，且对脊柱、关节和肌肉形成沉重的负担。此时，应尽可能让身体休息。

提前 10 天左右住院

很多高龄孕妈妈觉得尽早住院才放心，其实住院时机的选择很重要。因为太早入院待产，会让孕妈妈和家人无形中产生不必要的心理压力，感觉待产时间过长，有的孕妈妈会进而要求剖宫产。但是如果入院太晚，孕妈妈情况急迫，则会使医护人员手忙脚乱，在匆忙中难免增加孕妈妈及胎宝宝的风险。高龄孕妈妈应提早 10 天左右住院，但如果身体状况很好，提前一两天入院即可。

高龄孕妈妈也可顺产

很多高龄孕妈妈认为剖宫产会比顺产更安全。然而，高龄孕妈妈如果身体一切都正常，还是采取顺产比较好。当然，这要听取产科医生的意见。

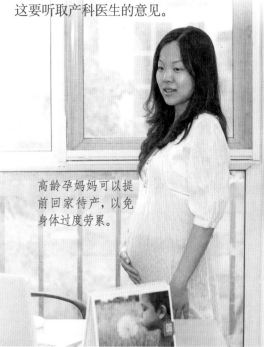

高龄孕妈妈可以提前回家待产，以免身体过度劳累。

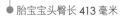

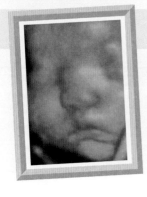

第 212 天 孕31周

胎宝宝：髓鞘开始形成

这几天，胎宝宝的髓鞘开始形成，如果将胎宝宝的神经细胞比喻成一个小章鱼，髓鞘就像是小章鱼的腕足，它在迅速地接收、传递信息。

孕妈妈：前置胎盘别害怕

正常情况下，胎盘附着于子宫体上段前壁、后壁或侧壁，如附着于子宫下段或子宫内口则为前置胎盘。

前置胎盘的症状

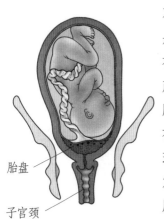

胎盘

子官颈

发生前置胎盘的孕妈妈有些并没有不适症状，有可能是怀孕后期医生在例行的超声波产检时，发现前置胎盘；而更多的是在怀孕 32 周后出现出血症状而被发现的，此种出血属于无痛性出血。

因此，怀孕期间如有不明原因的出血，都应该就医检查以确认原因。另外，已经诊断出前置胎盘的孕妈妈，要更加留意身体的症状，如果有出血、腹痛、阵痛等问题时，都应该立即就医。

前置胎盘不必慌

如果前置胎盘已成事实，是不能改变的，所谓的治疗就是尽量预防症状的发生，并等待胎宝宝发育至成熟时，采取必要的剖宫产或是自然生产方式分娩。

平时预防之道

▶ 避免搬重物：孕中晚期，不宜搬重物或腹部用力。

▶ 视情况暂停性行为：如有出血症状或进入怀孕后期，就不宜有性行为，此外，较轻微的前置胎盘的患者，也要避免太激烈的性行为或压迫腹部的动作。

▶ 有出血应立即就诊：有出血症状时，不管血量多少都要立即就诊，如遇上新的产检医生，应主动告知有前置胎盘的问题。

▶ 注意胎动：每日留意胎动是否正常，如果胎动明显减少时，需尽快就医检查。

▶ 挑选合适的产检医院：选择大医院，一旦发生大出血等问题时，能马上处理。

▶ 不可过度运动：过度运动也可能引发前置胎盘出血或其他症状。

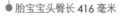

● 离预产期 68 天　　● 胎宝宝体重 1557 克　　前置胎盘多休息　过度运动

● 胎宝宝头臀长 416 毫米　　有出血立即就诊

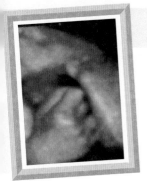

第 213 天 孕31周

胎宝宝：周围有约 850 毫升的羊水

胎宝宝的长势迅猛，体重和个头变化都非常快，胎宝宝的周围大约有 850 毫升的羊水，这些羊水会一直陪伴到胎宝宝出生，是保护胎宝宝的重要存在。

孕妈妈：假宫缩让肚子硬硬的

从孕 8 月开始，就会有假性宫缩的现象。假性宫缩一般没有规律，程度时弱时强。特别是临产前，胎头下降会让假性宫缩出现得越来越频繁。

分辨真假性宫缩

真正的宫缩会从不规则慢慢变得有规律，强度也会越来越强，持续时间也会加长，间隔时间会越来越短，如刚开始间隔 10~15 分钟，持续 10 秒左右，慢慢地就会变成间隔两三分钟，持续 50~60 秒。这就是真的宫缩，表示即将分娩。

假性宫缩是因为子宫肌肉敏感，且宫缩力量很小，宫缩强度通常比较弱，不会越来越强，有时会增强，但之后又会转弱。时间间隔不会越来越短，宫缩疼痛部位通常只在前方疼痛，不能引起宫口张开。

缓解假性宫缩的方法

孕妈妈在疲劳或兴奋时，容易出现假性宫缩的现象，特别是在产前两三周会频繁出现。如果出现假性宫缩，孕妈妈可以稍走几步或改变姿势，多休息，洗个热水澡、做个深呼吸，都可以缓解假性宫缩带来的不适感。此外，脱水也容易引起假性宫缩，喝上几杯温开水能够有效缓解。但如果是真宫缩，通过休息或其他方式都不能缓解。

宫缩伴有腹痛及时去医院

如果孕妈妈假性宫缩频繁，不要自行服药，而且服药一般也不能缓解，要多休息，不要刺激腹部，经常抚摸腹部也会引起假性宫缩导致早产。如果频繁宫缩还伴有强烈的腹痛，让孕妈妈感觉坐立难安，就要及时前往医院就诊。此外，如果孕妈妈怀孕尚未满 37 周，1 小时之内出现 4 次或 4 次以上的宫缩，或出现破水、阴道出血、腹痛等早产的迹象，也要及时去医院检查。

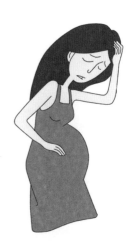

● 离预产期 67 天 　　　● 胎宝宝体重 1585 克 　　　假性宫缩先休息

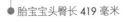

● 胎宝宝头臀长 419 毫米 　　　假性宫缩无规律 　　　—宫缩就去医院

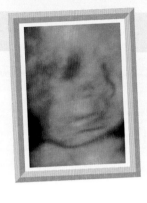

第 214 天 孕31周

胎宝宝：大脑开始复杂化

随着皮下脂肪的堆积，胎宝宝身体上的胎毛正在消退，而且此时他的大脑开始复杂化，胎宝宝看、听、记忆和学习的能力更强了。

孕妈妈：不可缺少的粗粮

不要误以为只有精细的食品才对孕妈妈和胎宝宝有益，其实适量地食用一些粗粮，孕妈妈和胎宝宝才能更健康。

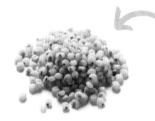

糙米 每 100 克糙米胚芽就含有约 3 克蛋白质、1.2 克脂肪、50 毫克维生素 A、1.8 克维生素 E 以及锌、铁各 20 毫克，镁、磷各 15 毫克，烟酸、叶酸各 250 毫克，这些营养素都是孕妈妈每天需要摄取的。孕妈妈们一定要注意饮食的合理搭配，全面摄取营养，这样，你的宝宝才会长得漂亮、可爱、聪明。

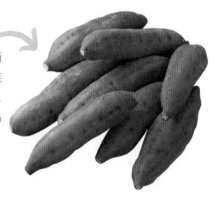

红薯 红薯富含淀粉、钙铁等矿物质，而且其所含的氨基酸、维生素 A、B 族维生素、维生素 C 都要远远高于那些精制细粮。红薯还含有一种类似于雌激素的物质，孕妈妈经常食用，能令皮肤白皙、娇嫩。

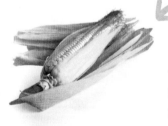

玉米 玉米含有丰富的不饱和脂肪酸、淀粉、粗蛋白、胡萝卜素、矿物质等多种营养成分。黄玉米富含镁，镁能够舒张血管，加强肠壁蠕动，促进身体新陈代谢，加速体内废物排泄；黄玉米还富含谷氨酸，能促进脑细胞的新陈代谢，排出脑组织中的氨。而紫玉米则富含核黄素，如果经常食用，可以预防并且治疗舌炎、口腔溃疡等因缺乏核黄素而引发的病症。

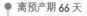
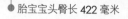

离预产期 66 天		胎宝宝体重 1614 克		粗粮加入主食	过量吃粗粮
	胎宝宝头臀长 422 毫米		粗粮细粮一起吃		

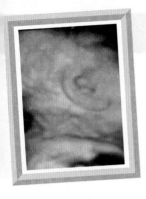

第 215 天 孕31周

胎宝宝：体重增长减缓

从现在到出生这段时间，胎宝宝身长和体重的增长将开始减缓，这是因为大部分器官已经发育成熟了，在未来的两个月里，胎宝宝仍在不断地完善着自己。

孕妈妈：牙齿保健不能忽视

孕期如果牙齿出现问题，要及时看牙医，不能随便用药，因为药物通过孕妈妈的口腔进入胎宝宝的身体里，会影响胎宝宝的健康。

摄取充足钙质

胎宝宝的骨骼形成需要大量的钙质，如果孕妈妈摄入钙质不足，胎宝宝就会从孕妈妈体内直接获取钙质，这就会导致孕妈妈缺钙。孕妈妈应多吃一些富含钙质的食物，如虾皮、牛奶、豆制品等，以满足自身及胎宝宝对钙的需要。

吃过食物勤漱口

有些孕妈妈喜欢吃酸味食物，吃过酸味食物后一定要及时用白开水漱漱口，尽量降低牙齿所受的腐蚀程度。少吃甜食，因为甜食入口之后都会变成酸性物质。也可以使用孕期专用漱口水漱口，但是一定不要吞咽漱口水，因为漱口水中含有氧化物和酒精，会损伤身体。

选用软毛牙刷

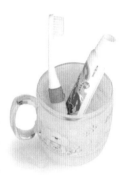

孕期孕妈妈的内分泌系统会发生很大变化，牙龈黏膜会充血、水肿，孕妈妈应选用软毛牙刷，并且应每3个月更换一次。建议孕妈妈每天吃过饭后的3分钟内，用软毛牙刷刷牙，每次3分钟。以免餐后细菌在牙齿表面沉积，形成龋齿。

功能牙膏缓解牙齿不适

如果孕妈妈出现龋齿现象，可选用含氟牙膏；如果有出血、水肿，可选用消炎止血的药物牙膏，如添加了黄芩、冰片、薄荷、金银花等中草药精华的牙膏，它们具有止血和杀菌清凉功效，牙周病患者使用后会感觉清爽舒适。

经常叩齿使牙齿坚固

经常做上下叩齿动作不仅能增强牙齿的坚固性，同时可增加口腔唾液分泌量，其中的溶菌酶具有杀菌、洁齿的作用。

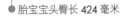

● 离预产期 65 天　　● 胎宝宝体重 1641 克　　　　可使用功能牙膏　选用软毛牙刷

● 胎宝宝头臀长 424 毫米　　　　早晚都刷牙

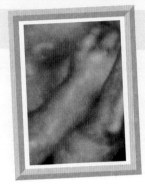

第 216~217 天 孕31 周

胎宝宝：指甲伤不到他

现在，胎宝宝的指甲已经长全了，但是它们还是非常柔软的，所以，即使胎宝宝偶尔挠挠自己的小脸蛋，也不用担心他将自己划伤。

孕妈妈：不要再出远门了

"孕妇不宜出远门"，这句老话是有道理的。孕晚期，孕妈妈体内各系统发生更大变化，稍有不慎就可能出现突发情况，对于孕妈妈和胎宝宝来说都是非常危险的。

孕晚期旅游容易导致早产

孕晚期，子宫、乳房逐渐增大，血容量逐渐增加，身体负担明显加重。其次，胃酸分泌减少，胃蠕动减弱，易出现腹胀和便秘；骨盆韧带变软，关节略松，严重时可造成关节疼痛，加上胎宝宝在肚子里逐渐增大，使孕妈妈体重明显增加，致使孕妈妈行动不太灵活，容易疲劳。

如果孕晚期长途旅游，孕妈妈会因乘车时间过长、体力消耗过度、食欲不佳、睡眠不足等诱发疾病，加上不良环境因素的作用(如路途颠簸、天气变化、环境嘈杂、乘车疲劳等)，也会对孕妈妈心理产生负面影响，甚至会导致早产，对宝宝的身体健康产生不利影响。

外出旅游人多拥挤，建议孕妈妈在孕晚期不要出远门，以保证孕妈妈和胎宝宝的安全，避免旅途中突然临产从而增加危险。

孕晚期不要搭乘飞机

如果孕妈妈必须出行，一定要注意交通工具的选择，如果路途不算太远最好是开私家车，并且走市区道路，沿途的医院最好也提前了解。

孕晚期的孕妈妈不要坐飞机，航空部门也有相关规定，怀孕达 8 个月但不足 9 个月的孕妈妈，需要在乘机前 72 小时内提供省级以上医疗单位盖章的《诊断证明书》，经航空公司同意后方可购票乘机。

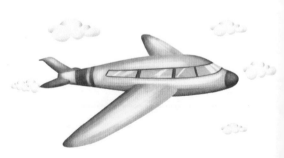

● 离预产期 63 天   ● 胎宝宝体重 1700 克   不搭乘飞机   独自出行

● 胎宝宝头臀长 428 毫米   暂时不出远门

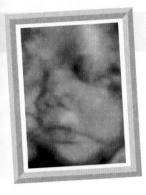

第 218 天 孕 32 周

胎宝宝：骨骼变得壮壮的

胎宝宝的骨骼开始硬化，所以生长速度不会再像之前那样快了。在最后的这段日子里，大多数男宝宝的睾丸就会完全下降到阴囊了。

孕妈妈：孕期尿频巧应对

孕早期可能有 50% 的孕妈妈尿频，但是到了孕晚期，有将近 80% 的孕妈妈被尿频困扰，晚上会多次起床跑厕所，严重影响了睡眠质量。

尿频的原因

尿频大多数是由于增大的子宫压迫到膀胱，让孕妈妈总有"尿意"。

另外，还有心理因素或某些器官的病变所导致，比如情绪紧张或膀胱尿道炎等。

对病变引起的尿频，孕妈妈要引起重视，如发现自己分泌物增多、尿频并有排尿疼痛等症状时，别以为是正常现象不加处理，或是担心服药会影响胎宝宝的健康发育而拒绝看病，那样最后可能导致早产等严重后果。

改善尿频情况

孕妈妈有尿意就要及时排出，不要憋着。睡觉前少喝水。

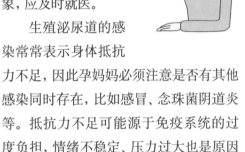

在孕晚期，排尿时可前后摇动身体，有助于减轻膀胱受压及排空膀胱。如果发生尿痛或小便浑浊现象，应及时就医。

生殖泌尿道的感染常常表示身体抵抗力不足，因此孕妈妈必须注意是否有其他感染同时存在，比如感冒、念珠菌阴道炎等。抵抗力不足可能源于免疫系统的过度负担，情绪不稳定、压力过大也是原因之一。

除了调适心理上的压力外，孕妈妈最好注意避免食用刺激性食物，此外发炎、过敏等情况或过多使用化学药物，也会增加心理的不适，加重尿频。

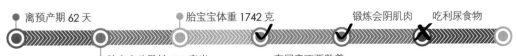

● 离预产期 62 天　　● 胎宝宝体重 1742 克　　锻炼会阴肌肉　　吃利尿食物

● 胎宝宝头臀长 430 毫米　　有尿意不要憋着

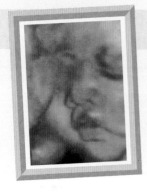

第 219~220 天 孕 32 周

胎宝宝：能同时接收、处理信息

胎宝宝的大脑发育得更完善了，可以同时接收和处理各种信息，比如一边听着孕妈妈和准爸爸给他讲的小故事，一边吸吮软软的小手指。

孕妈妈：多增加一些生活情趣

生活不是缺少美，而是我们缺少发现美的眼睛。不要总是将自己封闭在一个小小的屋子里，走出去，抬起头，看看蔚蓝的天空，自由飞翔的大雁，孕妈妈会觉得开阔的眼界令生活充满惊喜。同时，胎宝宝也能感受到孕妈妈的快乐，这是非常棒的情绪胎教。

在阳台上养点花草，为孕期生活增加情趣和快乐。

养花养草

赠人玫瑰手有余香。在种养花草的过程中，孕妈妈不仅会为一粒种子的破土而出而惊叹生命的强大力量，而且这些可爱的小生命初露的每一片新绿、每一朵花蕾都会令孕妈妈怜爱不已。看着这些美好的不断茁壮成长的花草，孕妈妈是不是也会为自己腹中正在孕育的小生命感到骄傲和自豪呢？

阅读书籍

"开卷有益"，孕妈妈不妨在闲暇时光读一些自己喜欢的图书，童话、散文、美文、小说等，不管是什么体裁，什么内容，只要孕妈妈感兴趣，大可以坐在书桌前，慢慢品一杯飘着淡淡清香的玫瑰茶，享受一个安静且充实的午后。

练习书法

书法有特殊的艺术美感。练习书法时，观摩碑帖、揣其神韵，可以培养审美趣味和审美思想，同时还能得到艺术享受，陶冶性情、修身养性。

● 离预产期 60 天　　● 胎宝宝体重 1826 克　　　出门散心别走远　读些感兴趣的书

● 胎宝宝头臀长 434 毫米　　　养花调节心情

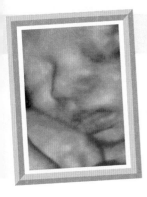

第 221 天 孕32周

胎宝宝：睡眠时间长

胎宝宝每天的睡眠时间很长，一天大部分时间都会在睡眠中度过，但是他的睡眠很有规律，醒来时还会调皮地踢踢孕妈妈呢。

孕妈妈：自制水果面膜

美丽是女人一生的事业。孕妈妈可以在闲暇的午后或晚上入睡前，自制一些水果面膜。想象自己惬意地窝在躺椅或沙发上，听着优美动人的《蓝色多瑙河》，敷着自制的飘着清甜香味的水果面膜，心情是不是也会放松很多？

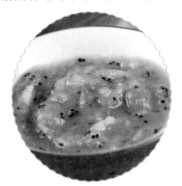

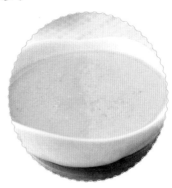

猕猴桃面膜

猕猴桃含有丰富的维生素 C 和矿物质，具有很好的美白保湿效果。

▶做法：先将猕猴桃的果皮剥除，放进干净的容器中捣烂成泥。然后在猕猴桃果泥中加入海藻粉或褐藻酸，搅拌均匀即可。

▶用法：将调制好的果泥均匀地涂抹在脸部，不要遗漏眼角和嘴角部位。15~20 分钟后，即可用清水冲洗干净。

苹果面膜

孕妈妈坚持使用苹果面膜，很快就会让皮肤变得更加透亮和富有弹性。

▶做法：将苹果去皮去核，仅留果肉备用。将果肉研碎成糊状，加入蛋清或蜂蜜搅拌均匀即可。

▶用法：将调制好的果泥均匀地涂抹在脸部，20 分钟后，即可用清水冲洗干净。当然孕妈妈还可以根据自己的皮肤特性，自制香蕉牛奶面膜、玫瑰蜂蜜面膜等。

● 离预产期 59 天　　● 胎宝宝体重 1868 克　　敷后冲洗干净　　入眼立即冲洗

● 胎宝宝头臀长 436 毫米　　水果洗净再用

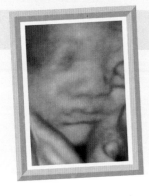

第 222 天 孕 32 周

胎宝宝：眼睛对光有反应

胎宝宝的视力已经发育得很好了，对光线的亮度有较强反应，已经能够辨别明暗了，如果准爸爸用手电筒照着孕妈妈肚皮的右侧，他会因为想要抓住光线而转向右侧。

孕妈妈：孕晚期补钙别过量

很多孕妈妈听说孕期补钙可以使宝宝健康活泼，于是就盲目地大量补充富含钙质的食品及钙剂。这是不对的，长期大量食用富含钙质的食品和钙剂，可能会对胎宝宝的生长产生不良影响。

补钙别过量

如果孕妈妈长期大量补钙，会引起食欲减退、皮肤发痒、毛发脱落、眼球突出、血中凝血酶原不足及维生素 C 代谢障碍等问题。若孕妈妈血中钙浓度过高，还会出现肌肉软弱无力、呕吐和心律失常等，而这些都不利于胎宝宝生长。

孕妈妈摄入过量的钙还会影响铁等其他营养成分的吸收，可导致便秘，甚至容易患上结石。所以，孕妈妈无需在整个孕期都补钙，只需在孕 24~28 周服用钙片，然后在孕 32 周以及之后重新开始吃钙片，直到宝宝出世即可。孕妈妈平时只需正常饮食，保持营养均衡。即使在补钙期间，孕妈妈也不要随意大量补钙，而应该在医生的指导下服用钙剂。

食补是最好的方式

补钙的最好方式自然还是食补。最好的补钙食品是各类奶制品，因为奶制品不仅含钙量丰富且容易吸收。孕妈妈补钙的食物主要有乳类、豆类、海产品、肉类蛋类等，具体如牛奶、海带、虾米、牛肉、蛋黄、核桃等。孕妈妈适量食用可增强免疫力，也可获得丰富的钙质和其他所需营养，对孕妈妈和胎宝宝都有好处。

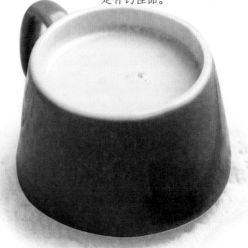

牛奶含钙量高且易吸收，是补钙佳品。

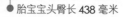

离预产期 58 天　　　　胎宝宝体重 1910 克　　　　多晒太阳　　　　随意服用钙剂

胎宝宝头臀长 438 毫米　　　　每天一杯牛奶

第 223~224 天 孕32周

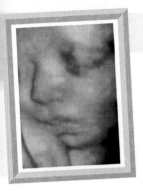

胎宝宝：头发变长了

胎宝宝头发开始长长，根据遗传倾向，出生时可能是满头秀发，也可能是几缕发丝贴着头皮，这都是很正常的，孕妈妈也不用担心以后宝宝的头发会过多或过少。

孕妈妈：预防胎宝宝提前报到

早产是指在满 28 孕周至 37 孕周之间的分娩，在此期间出生的体重在 1000~2499 克，且身体各器官未成熟的新生儿，称为早产儿。由于早产儿各器官系统尚未发育成熟，生存力弱，容易罹患疾病，如肺部疾病、颅内出血、感染、硬肿症等，少数可能留有智力障碍或神经系统的后遗症。

早产的症状

孕妈妈现在更要时刻关注胎宝宝的安全，当出现阴道出血或破水中的任何一种情况时必须去医院检查。

▶阴道出血：少量出血是临产的先兆之一，但有时宫颈炎症、前置胎盘及胎盘早剥时均会出现阴道出血，这时出血量较多，应立即去医院检查。

▶破水：温水样的液体流出，就是早期破水，但一般情况下是破水后阵痛随之开始，此时可平卧，最好把臀部垫高，并马上送医院。

含铜食物可防止胎膜早破

铜在胶原纤维的胶原和弹性蛋白的成熟过程中起重要作用，而胶原和弹性蛋白又为胎膜提供了特别的弹性与可塑性。如果孕妈妈体内铜元素水平低就极易导致胎膜变薄，弹性和韧性降低，从而发生胎膜早破。

体内的铜往往以食物摄入为主。含铜量高的食物有动物肝脏、豆类、海产类、贝壳类、蔬菜、水果等。

黑豆、红豆有利于防止胎膜早破，可以经常煮粥吃。

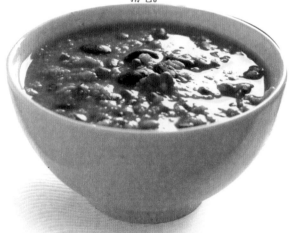

离预产期 56 天　　　胎宝宝体重 2000 克　　　有征兆立即就医　过量补铜

胎宝宝头臀长 442 毫米　　　预防早产

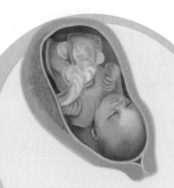

第 33 周

胎宝宝全身粉嫩嫩的

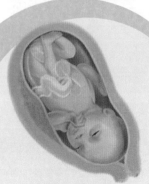

第 34 周

有的胎宝宝已经
进入骨盆了

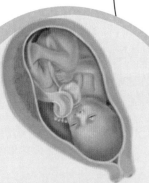

第 35 周

圆滚滚的小胖子

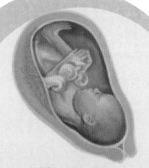

第 36 周

会打哈欠、揉鼻子了

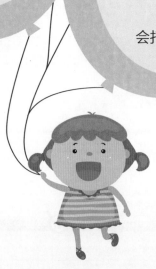

孕9月
已经头朝下了

　　孕晚期的各种不适、疼痛接踵而来，笨重的身体总是让孕妈妈疲惫不堪，可是只要一想到腹中健康可爱的胎宝宝和体贴入微的准爸爸，想到漫长的十月怀胎之旅已经接近尾声，想到不久就要见到宝宝了，孕妈妈是不是顿时觉得充满了力量呢？

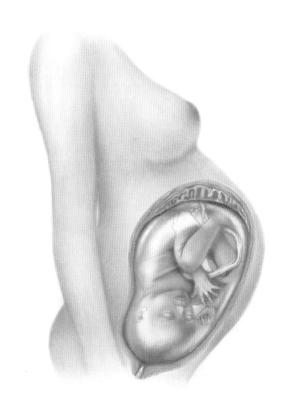

本月要事提前知

　　这个月是羊水量最多的时候，但胎宝宝的活动频率相对减少了，这是因为子宫里的空间受限的缘故，而且胎宝宝基本上是头朝下的姿势了，活动起来没有以前方便了。

　　胎宝宝现在是"随时待命"准备出生了。对孕妈妈来说，此时体重增加速度非常快，每周体重都会增加 0.5 千克，稍不注意还可能以每周 1 千克的速度在增长，这时孕妈妈要适当减少脂肪摄入，以防胎宝宝太胖增加顺产难度。

就快见到胎宝宝了，
孕妈妈在饮食生活上照顾好自己！

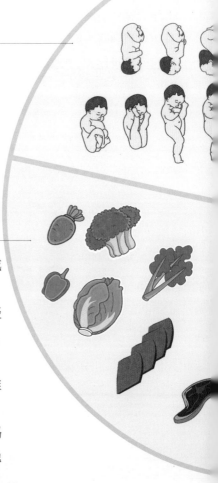

需要提前入院

▶ 如孕妈妈患有内科疾病，如心脏病、肺结核、高血压、重度贫血等，为了保证母婴安全，需要提前入院。

▶ 经医生确诊为骨盆肌软产道明显异常，不能经产道分娩的孕妈妈需要提前入院。

▶ 胎位不正，如出现臀位、横位以及多胎妊娠的孕妈妈需要提前入院，根据需要进行剖宫产手术。

多吃易消化的食物，为分娩储能

▶ 本月孕妈妈的体重增长速度很快，孕妈妈要注意减少脂肪的摄入，以免体重超标，增加顺产难度。

▶ 胎宝宝随时都有可能出生，因此孕妈妈要多吃清淡且容易消化的食物，为分娩储能，如清淡的蔬菜粥、番茄面疙瘩等。

▶ 孕妈妈注意补充如瘦肉、绿叶蔬菜、肝脏等富含维生素 K 的食物，以预防产后大出血。

▶ 胎宝宝在孕 9 月的发育仍然需要钙质，但是孕妈妈不要过量补充，以免造成胎宝宝骨骼硬化，增加分娩难度。

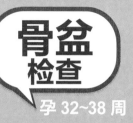

孕 9 月产检项目

骨盆检查

孕 32~38 周

- 体重检查：监测孕妈妈体重有无超标。
- 血压检查：是否患有妊娠高血压或妊娠低血压疾病。
- 尿常规、血常规检查：了解孕妈妈肾脏情况和有无贫血。
- 听胎心音：了解胎宝宝心跳情况。
- 白带检查：判断孕妈妈是否有生殖道感染情况。
- 骨盆检查：骨盆狭小或畸形骨盆均可引起难产。

(以上产检项目可作为孕妈妈产检参考,具体产检项目以医院及医生提供的建议为准)

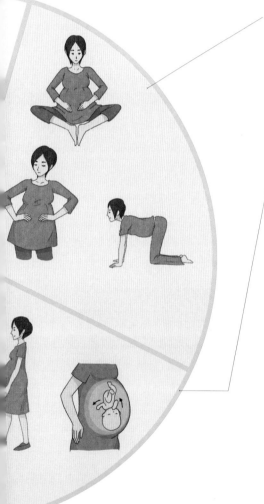

做有助于分娩的运动

➤ 虽然孕 9 月的孕妈妈已经非常辛苦了，但此时仍然要坚持做适当运动，本月适宜做增强孕妈妈腹肌、腰肌和骨盆底肌能力的运动。

➤ 促进分娩运动不宜过早练习，最好在预产期前的 14 天左右开始练习。

孕妈妈身体上出现的一系列变化

➤ 孕妈妈的肚子又增大了一些，腹部经常阵发性地变硬变紧，外阴变得柔软而肿胀。

➤ 由于胎头下降，孕妈妈全身的关节和韧带逐渐松弛，不规则的宫缩次数有所增加，子宫壁和腹壁都变得很薄，生活中要注意避免用力。

➤ 有少数孕妈妈在本月可能出现羊水过少或胎膜早破的情况，这对于胎宝宝来说都是有害的，孕妈妈一旦发现有此情况，一定要及时就医，听取医生的建议。

第225天 孕33周

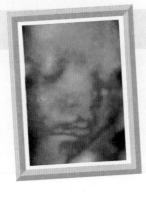

胎宝宝：遗传基因决定秀发

胎宝宝的头发在长长，如果胎宝宝遗传了父母中头发较多较黑一方的基因，那么现在的他肯定会有一头乌黑柔发，反之则可能还是一个小光头。

孕妈妈：提前安排护理工作

无论是顺产还是剖宫产，产后新妈妈的身体一般都比较虚弱。在住院期间，新妈妈需要有人特别照顾。全家人应做好分工，只有事先分配好了，才能保证到时候不会手忙脚乱。

安排好月子期间家庭成员的分工

可爱的宝宝降生会给全家带来欢笑，但是繁琐的护理工作、夜间的哭闹、完全被打乱的生活也会引发许多家庭矛盾，所以在孩子出生前就开个家庭会议，把孩子出生后照顾的工作分配一下，让所有家庭成员都明确自己的分工与责任，比如月子

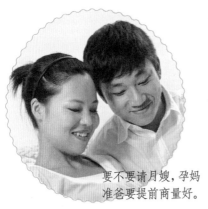

要不要请月嫂，孕妈准爸要提前商量好。

餐谁来做，尿布谁来洗，宝宝谁来照看等，尽力为宝宝创造一个和谐的家庭环境。

要不要请月子看护

现在各大医院及社会组织也会专门推出月子看护等服务，这些护工受过专业培训并有一定的新妈妈和新生儿护理知识，对于新妈妈和新爸爸来说，她们的帮助十分有用。而且月嫂可以教会新妈妈许多新生儿护理知识，也可以避免家庭成员因为育儿观念的不同而产生矛盾。

当然，专业月嫂的薪酬也是不菲的，所以，到底要不要请月嫂，准爸爸和孕妈妈可以根据家庭的实际情况来决定。

跟月嫂确定时间

如果请了月嫂，可以在住院前就让月嫂来照顾你，也可以入产房前，给月嫂打电话。经验丰富的月嫂照顾起你和宝宝来，更得心应手，可以大大减轻家人的负担。如果家里人手很多，也可以让月嫂晚来几天，但在出院前，最好请月嫂来。

● 离预产期 55 天　　　　● 胎宝宝体重 2030 克　　　　谁带孩子早决定　慌乱应对分娩

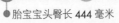　　

● 胎宝宝头臀长 444 毫米　　　安排好家事

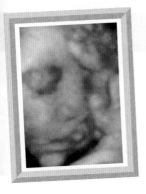

第 226 天 孕33周

胎宝宝：遇上光线会闭上眼睛

此时，胎宝宝会时常吸吮他的手指，同时，对光线也有了较强的反应，如果准爸爸用手电筒照射胎宝宝的头部，他会马上闭上眼睛。

孕妈妈：感觉肚子胀胀的

进入孕 9 月，不断增大的子宫压迫胃，使之容积相对减小，胃感到很不舒服，有时候还会胃痛。孕妈妈可以少食多餐，吃一些比较容易消化的食物，比如粥类食物。也不要太担心，保持心情愉快，这样对胎宝宝的成长是有帮助的。

腹胀因人而异

孕晚期腹胀是由于外界各种刺激而引起的子宫收缩，这些刺激包括身体疲劳、精神紧张等。每个人的状况不同，受到同样刺激有人感觉明显，有人则没什么感觉，这都是正常的，所以孕妈妈不要因为自己的情况与其他人不同而太过担心。一般比较敏感的人就比较容易腹胀。

腹胀对胎宝宝有影响吗

腹胀时，子宫处于收缩状态，这时提供给胎宝宝的氧气会略微减少。因此，有些孕妈妈担心这种感觉会使胎宝宝难受。但实际上与孕妈妈的担心相反，正常的生理性腹胀反而会刺激、促进胎宝宝的发育。

对于腹中的胎宝宝来说，子宫的收缩就像是妈妈在轻拍着逗他玩一样，他会觉得很有趣。

腹胀时的对策

无论是否是正常的生理性腹胀，孕妈妈首先要做的就是要坐下休息一下，当然能躺下是最好的了。

很多孕妈妈也会在早上醒来时感觉腹胀，这是因为刚醒来，各种感觉比较敏感的缘故，或者可能是对将要开始的一天感到紧张。这时，孕妈妈不要着急起床，稍微休息一下，感觉好点后再起床。

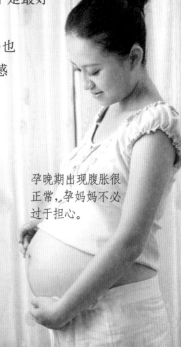

孕晚期出现腹胀很正常，孕妈妈不必过于担心。

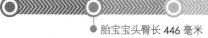

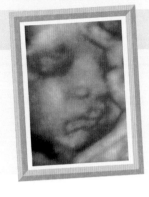

第 227 天 孕 33 周

胎宝宝：可以做规律呼吸动作了

胎宝宝的肺部能做出非常有节奏的呼吸动作了，但还没发育成熟，胎宝宝从现在到分娩之前都会坚持练习，等出生后就能顺利适应子宫外的生活了。

孕妈妈：孕晚期的胃灼痛

孕晚期，孕妈妈总是觉得胃部麻乱，有烧灼感，有时烧灼感逐渐加重而成为烧灼痛。尤其在晚上，胃灼热的程度加重，甚至影响孕妈妈的睡眠。这种胃灼热通常在孕晚期出现，分娩后会自行消失。

内分泌惹的祸

孕晚期胃灼热的主要原因是内分泌发生变化，导致胃酸反流，刺激食管下段的痛觉感受器，引起灼热感。此外，妊娠时巨大的子宫、胎儿对胃有较大的压力，肠胃蠕动速度减慢，胃液在胃内滞留时间较长，也容易使胃酸反流，引起胃灼痛。

如何预防

为了缓解和预防胃灼热，在日常饮食中孕妈妈应避免过饱，少食用高脂肪食物，不要吃口味重或油煎的食品，因为这些都会加重胃的负担，导致消化不良，胃酸分泌过多。另外，临睡前喝一杯热牛奶，有很好的缓解效果。除此之外，孕妈妈睡觉时可将枕头垫高一些，这样可防止胃酸倒流，减轻胃灼痛。

另外，孕妈妈要特别注意，即使到了孕晚期，也不可未经医生同意而自行服用治疗消化不良的药物。

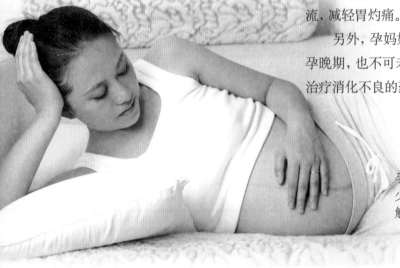

孕晚期坚持做到少食多餐，可以缓解胃灼痛的症状。

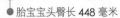

● 离预产期 53 天　　● 胎宝宝体重 2087 克　　胃灼痛去就医　　给自己制造压力

● 胎宝宝头臀长 448 毫米　　别乱用药

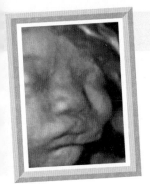

第 228 天 孕33周

胎宝宝：脐带是玩具

在胎宝宝的眼里，脐带只是一根粗粗的柔软的绳子，有时候他会像小猫玩线团一样拨弄它，有时候会拉着它打转。

孕妈妈：脐带绕颈并不可怕

一听说脐带绕颈，孕妈妈都会非常担心。有的孕妈妈甚至会担心自己肚子里的胎宝宝因为太活泼而出现这个情况。

怎么会脐带绕颈

脐带绕颈与脐带长度及胎动有关，如胎宝宝较多地自动、倒转，都可能导致脐带绕颈。脐带绕颈一般没什么危险，不必过于担心。

脐带绕颈会不会勒坏胎宝宝

脐带绕颈一周的情况很常见。脐带绕颈松弛，不影响脐带血循环，不会危及胎宝宝的生命安全。脐带绕颈的发生率为20%~25%，也就是说，每四五个胎儿中就有一个生下来发现是脐带绕颈的。有很多绕了几圈的，宝宝也都很好。

当然，也不排除意外。如果脐带绕颈过紧可使脐血管受压，导致血循环受阻或胎宝宝颈静脉受压，使胎宝宝脑组织缺血、缺氧，造成宫内窘迫甚至死胎、死产或新生儿窒息。这种现象多发生于分娩期，如

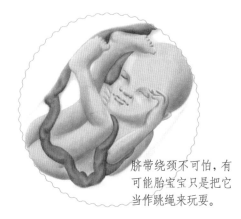

脐带绕颈不可怕，有可能胎宝宝只是把它当作跳绳来玩耍。

同时伴有脐带过短或相对过短，往往在产程中影响胎先露（最先进入骨盆入口的胎儿部分）下降，导致产程延长，加重胎宝宝缺氧，危及胎宝宝。

脐带绕颈了，孕妈妈该怎么办

▶回家要经常数一下胎动，如果突然发生激烈且大量的胎动，赶紧去医院检查。

▶学会数胎动，胎动过多或过少时，应及时去医院检查。羊水过多或过少、胎位不正的要做好产前检查。通过胎心监测和超声检查等间接方法，判断脐带的情况。

▶胎宝宝脐带绕颈，孕妈妈要注意的就是减少震动，保持左侧卧睡眠。

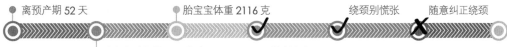

离预产期 52 天　　胎宝宝体重 2116 克　　绕颈别慌张　　随意纠正绕颈

胎宝宝头臀长 450 毫米　　关注胎动

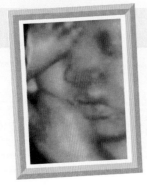

第 229~230 天 孕33周

胎宝宝：粉红色的皮肤

随着胎宝宝皮下脂肪的积累，皮肤的颜色从暗红色变成透明或半透明的粉红色，甚至是那些出生后肤色较深的胎宝宝，此时也会有粉红色的皮肤。

孕妈妈：巧妙应对腹泻

孕晚期腹泻对孕妈妈和胎宝宝来说可不是什么好事，因为这很有可能导致早产，所以即使到了孕晚期，孕妈妈也要注意在饮食上保护自己和胎宝宝，不要放纵口腹之欲。

腹泻的原因

着凉容易引起肠胃不适而造成腹泻。所以孕妈妈一定要注意保暖，即使是在夏季，也不要贪图凉快而将空调调得温度太低。睡觉的时候，一定要盖一条薄毯子，至少要盖住腹部。

消化不良会导致胃酸分泌过多，肠胃蠕动速度加快，引起腹泻，因此孕妈妈一定要吃一些清淡、软烂和易消化的食物。

病毒感染是孕妈妈腹泻最常见的原因，所以孕妈妈一定要注意饮食卫生。

哪些坏习惯易引起腹泻

不注意生活细节是引起腹泻的主要原因。虽然到了孕晚期，但是孕妈妈还是不能粗心大意。

1. 身体或腹部受凉。衣着单薄或不小心吹了冷风等最容易引起腹泻。

2. 饮食刺激太大。孕妈妈如果吃过辣、过凉等会对肠胃造成刺激和负担的食物，也会引发腹泻。

3. 食用了变质的食物或饮水不卫生。食物和饮水中的细菌、病毒会引起腹泻，所以要吃新鲜的食物，吃水果和蔬菜前要充分洗净，不要喝生水。

腹泻了怎么办

孕妈妈如果一天大便三四次，无发热、呕吐、腹痛等症状，可以喝点热粥，或者躺在床上休息一会儿。如果孕妈妈腹泻的次数较少，且伴有微微的腹痛感，但无发热等症状，则可能是消化不良。这时候，孕妈妈最好暂时禁食，然后到医院检查一下。

如果孕妈妈腹痛剧烈，腹泻不止，不管有没有发热症状，都要立即到医院就诊，因为这可能是病毒感染，如果治疗不及时，不仅会造成孕妈妈脱水，而且可能危及胎宝宝的健康。

离预产期 50 天　　胎宝宝体重 2174 克　　注意腹部保暖　　吃路边摊

胎宝宝头臀长 454 毫米　　不吃过冷的食物

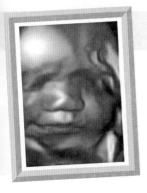

第231天 孕33周

胎宝宝：大脑迅速发育

在这最后的几周，胎宝宝的大脑迅速发育生长，这也正是胎宝宝智力发育的重要阶段，孕妈妈不要忽略了营养的补充，适当吃些核桃、松仁等坚果，对胎宝宝大脑发育有益处。

孕妈妈：孕 9 月别忽视的细节

胎宝宝发育得很好，孕妈妈一定会非常开心。可是，千万不要忘了，在胎宝宝出世之前，孕妈妈依然肩负着保护胎宝宝安全的重要使命，因此生活中的一些小细节，孕妈妈还是要特别注意。

别太贪嘴

不要因为嘴馋而吃一些不卫生的食品，比如路边的麻辣烫、烧烤串等。血糖偏高的孕妈妈尽量少吃含有甜味剂的食物，包括白糖、豆沙饼及巧克力、可乐、罐头水果、人造奶油、冰激凌、冰冻果汁露、沙拉酱等。

高龄孕妈妈宜提早休产假

大部分医生认为高龄孕妈妈孕 36 周以后就不宜再工作。因为，这时孕妈妈的心脏、肺及其他重要器官的负担加重，而且孕妈妈笨重的身体对自身脊柱、关节和肌肉都会形成沉重的负担，所以孕妈妈应尽可能提前 1 个月休产假，充分休息。

做家务要注意

现在孕妈妈的肚子已经变得非常大，洗衣服会让孕妈妈腰酸背痛。体贴的准爸爸如果能包揽洗净家里所有要洗的衣物的任务，孕妈妈一定会很欣慰。

预防早产

要预防早产，孕妈妈在日常生活中需注意以下几点：对初次分娩的不安等紧张情绪均可引起早产，所以孕妈妈要保持精神上的愉快和放松，不要胡思乱想。轻度疲劳也可能引起早产，要注意避免睡眠不足。不要碰撞到腹部，避免刺激子宫。

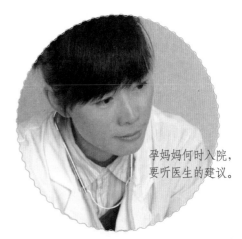

孕妈妈何时入院，要听医生的建议。

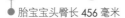

离预产期 49 天　　　胎宝宝体重 2200 克　　　根据情况休假　　早早入院

胎宝宝头臀长 456 毫米　　　吃健康食物

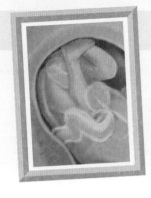

第232~233天 孕34周

胎宝宝：越来越顽皮了

调皮的胎宝宝有时候也喜欢和孕妈妈、准爸爸捉迷藏，当孕妈准爸轻拍肚皮的时候，他像睡着了一样安静，可是当孕妈妈不注意的时候，又会突然猛踢孕妈妈的肚皮。

孕妈妈：骨盆测量很重要

孕晚期，医生一般会建议孕妈妈做骨盆测量检查。一些孕妈妈担心这项检查会很痛而拒绝，这是不明智的行为。

为什么要测量骨盆

产道的通畅与否将直接关系到孕妈妈的安危，为了防止由于骨盆过于狭窄而引起的难产，在孕晚期，医生会对孕妈妈进行骨盆测量。骨盆测量分为外测量和内测量两个部分，主要测量孕妈妈骨盆入口和出口的大小。

如果入口过小，胎宝宝的头部无法正常入盆。如果出口过小，胎头无法顺利娩出。如果分娩时间过长会导致胎宝宝颅内出血，孕妈妈则会因频繁宫缩发生先兆子宫破裂。

如何进行骨盆测量

医院通常首先进行骨盆外测量，如果骨盆外测量各径线或某径线结果异常，会在临产时进行骨盆内测量，并根据胎宝宝大小、胎位、产力选择分娩方式。多数医院在孕28~34周之间测量骨盆，也有的医院在孕37~38周时还要做一次鉴定，以判断胎宝宝是否能经阴道分娩。

怎样配合医生测量

在孕晚期产检时，要进行骨盆检查，千万不要因为害怕疼痛而拒绝进行。在配合医生检查时，做深呼吸运动，同时放松腹部肌肉，你越紧张，医生的操作越困难，你的痛苦也越大。

髂棘间径(IS) 正常
值：23~26厘米

髂嵴间径(IC) 正常
值：25~28厘米

骶耻外径(EC) 正常
值：18~20厘米

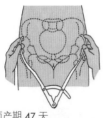

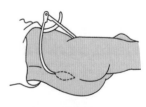

● 离预产期47天

● 胎宝宝体重2228克

骨盆测量有点疼　怕疼不做测量

● 胎宝宝头臀长460毫米

配合医生测量

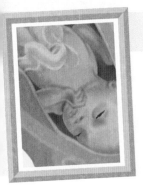

第 234 天 孕 34 周

胎宝宝：全身骨骼在慢慢硬化

胎宝宝全身骨骼都在慢慢硬化，但头骨还是软软的，颅骨骨缝依然比较宽，头骨还没有完全闭合，这是胎宝宝为了顺利完成分娩而特意准备的。

孕妈妈：如果你属于剖宫产后再孕

剖宫产后再怀孕的孕妈妈容易出现子宫破裂等情况，因此，这类孕妈妈需要特别注意，预防瘢痕处裂开，而且一旦感到腹痛或出血，一定要及时到医院就诊。基于以上情况，建议此类孕妈妈最好提前入院。

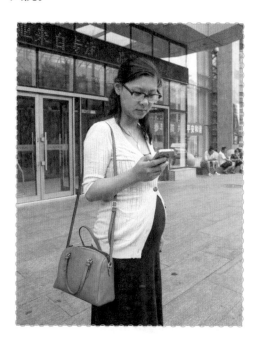

避免挤压腹部

孕妈妈乘车、走路等要避开拥挤人群，不做有下蹲或弯腰姿势的家务，睡眠应侧卧，暂停性生活，避免腹部受到撞压。

发生腹痛及早就医

瘢痕子宫到孕晚期有的会出现自发性破裂，腹痛是主要表现。由于子宫瘢痕愈合不良，随妊娠月份的增加，宫内压力增大，虽无任何诱因，子宫也可从其瘢痕处胀发而破裂。子宫破裂时可出现轻重不等的腹痛，有时腹痛虽轻，但子宫可能已破裂，所以孕妈妈必须提高警惕。

最好提前住院待产

瘢痕性子宫越接近产期，破裂的危险越大。为预防发生子宫破裂危害胎宝宝的安全，孕妈妈应提前两周住院待产，以便尽早发现问题并及时处理。此类孕妈妈再次分娩应以剖宫产为宜，因为这与顺产相比较为安全。

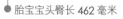

离预产期 46 天　　　胎宝宝体重 2242 克　　　　提前入院待产　　下蹲压迫腹部

胎宝宝头臀长 462 毫米　　　腹痛要就医

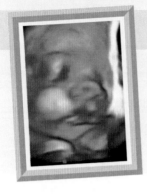

第 235 天 孕34周

胎宝宝：胎宝宝眼里都是蓝色的

胎宝宝的眼睛还不能分辨颜色，现在所有的东西在胎宝宝眼里都是纯净的蓝色，像蔚蓝的天空、深蓝色的大海一样。

孕妈妈：别忽视羊水的多少

羊水就像一面镜子，孕妈妈在产检时，医生通过 B 超检查或检测羊水的成分，可以了解胎宝宝在子宫内的发育和成熟情况。那么，羊水到底有什么奇妙之处呢？羊水过多或过少对胎宝宝有危害吗？

超过 2000 毫升为羊水过多

临床上羊水量以 300~2000 毫升为正常范围，超过了 2000 毫升就称为"羊水过多"。羊水过多会压迫孕妈妈腹部，影响正常的消化功能，还会挤压到心脏和肺部，影响孕妈妈心肺功能，导致呼吸急促等不适。此外，羊水过多会使子宫胀大增高，容易引起早产。

急性羊水增多应及时就医

如果是急性羊水增多，孕妈妈在几天之内子宫迅速增大，并伴有腹部胀痛、呼吸困难、行走不便或不能平躺等现象，要及时就医。

引起羊水过少的原因

羊水过少与胎宝宝畸形、胎盘功能异常、胎膜病变和孕妈妈身体不适有关。如果孕妈妈出现过严重腹泻、呕吐或喝水过少的现象，就有可能导致羊水不足。此外，孕妈妈血容量不足或缺氧也会引起羊水过少，此时要补铁、吸氧，还要多喝水增加血液循环。

羊水过少应产检

如果孕妈妈出现羊水过少的现象，要按照医生的要求进行 B 超检查和胎心监护。在家的时候要多喝水，每天数胎动的次数，如果胎宝宝突然变得不那么爱动，要立即去医院就诊。此外，由于羊水的减少会使顺产变得困难，医生会建议孕妈妈进行剖宫产。

羊水过少时，孕妈妈要特别注意数胎动，防止胎宝宝窒息。

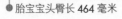

离预产期 45 天　　　　胎宝宝体重 2256 克　　　　按医嘱进行调养　羊水多不重视

胎宝宝头臀长 464 毫米　　羊水少补些水

第236天 孕34周

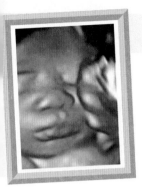

胎宝宝：脂肪层越来越厚

胎宝宝的脂肪层越来越厚了，他看起来胖乎乎的，更丰满了，皮肤也不再皱巴巴的了，孕妈妈是不是想要先了解一下他有多重呢？

孕妈妈：胎宝宝体重预先估算

胎宝宝体重的决定因素很多，比如基因、孕妈妈的出生体重、孕妈妈孕期体重及孕期的营养等。一般来说，孕期体重增加越多，胎宝宝会越重。

产前检查的时候，医生会根据孕妈妈的宫高和腹围来推算胎宝宝的重量，此外通过B超参数用特定的公式也可以推算出胎宝宝的重量。这些方式推算的体重可能会和胎宝宝的真实体重上下相差一两斤，结果仅供参考。

宫高和腹围推算体重

胎宝宝体重＝宫高 × 腹围＋200

宫高就是孕妈妈自己用手在肚子上摸到子宫的最上方，也就是肚子里感觉硬硬的地方，到肚子下方耻骨的距离；腹围是用软尺绕脐带一周的长度。宫高和腹围的单位都为厘米，计算出的胎宝宝体重单位为克。孕妈妈在家就可以通过这种方法来推算胎宝宝的体重，随着孕周的增加，孕妈妈可以每周测量一次。

通过B超数据推算体重

胎宝宝体重
$= 1.07× (BPD)^3 + 0.3× (AC)^2 ×FL$

BPD 为双顶径，AC 为腹围，FL 为股骨长，单位均为厘米，计算出的胎宝宝体重单位为克。孕妈妈可以根据B超单的数据推算胎宝宝的体重。

孕妈妈在家测量宫高、腹围时，可请准爸爸帮忙。

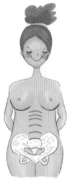
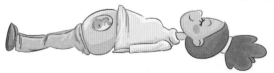

离预产期 44 天　胎宝宝头臀长 466 毫米　胎宝宝体重 2270 克　医院测算较准　多方考虑再顺产　只看妈妈体重

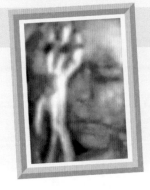

第 237~238 天 孕34周

胎宝宝：坚强的小家伙

虽然孕妈妈依然在为胎宝宝提供免疫保护，但是坚强的胎宝宝已经开始发育自己的免疫系统了。就像小麻雀总要学会飞翔一样，胎宝宝最后也会获得保护自己的能力。

孕妈妈：预先了解分娩产程

提前了解一下分娩的三个产程，孕妈妈预先学习应对技巧，等到真正分娩的时候，才能做到不害怕，让分娩更顺利。

第一产程：第一产程持续时间最长，一般为2~9个小时。其主要任务就是宫口开全，直至可让胎宝宝的头通过宫颈口。宫缩间隔时间会越来越短，宫缩持续时间越来越长，强度也随之增加。

应对方法：在每两次宫缩之间休息，保持体力。随着宫缩吸气和呼气。宫缩一开始就深呼吸一口气，缓慢有节奏地从鼻子吸气，然后从嘴巴吐出。宫缩结束时，再次深呼吸，释放全身的紧张。

第二产程：宫口开全就会进入第二产程，当子宫颈全开，胎儿的头下降进入产道，应在医生的指挥下用力。到胎儿娩出，第二产程就结束了。

应对方法：用力应短促、多次用力。一般五六秒用力一次，每次宫缩用力三四次，在连续地使尽力气用力推出之后，进行一组深呼吸，准备下一次用力。在两次宫缩之间充分休息，尽可能使身体放松。

第三产程：只有第三产程娩出胎盘，整个分娩才会随之结束。这个过程可能需要5~30分钟。

应对方法：在子宫收缩娩出胎盘的时候，你会感觉到像抽筋一样，子宫会继续收缩，如有条件，可以让宝宝吸吮你的乳头，这种刺激会帮助子宫快速收缩。

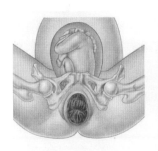

宫口开全，出现胎头

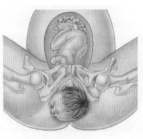

胎头显露

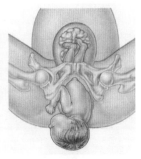

顺利娩出

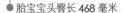

● 离预产期 42 天　　　　● 胎宝宝体重 2300 克　　　　应对方法提前知　分娩时慌张害怕

● 胎宝宝头臀长 468 毫米　　　　了解产程不会怕

第 239~240 天 孕35周

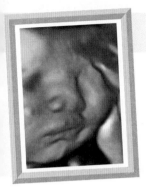

胎宝宝：会有不同的姿势

根据胎宝宝的大小和在子宫里的姿势，胎位可能会高一点（压迫孕妈妈的肺），或低一点（压迫孕妈妈的骨盆），胎宝宝躺的姿势不同也会使孕妈妈的肚子看起来宽一些或小一些。

孕妈妈：提前要学的拉梅兹呼吸法

拉梅兹分娩呼吸法，也称为心理预防式的分娩准备法。这种分娩呼吸方法，可有效地让产妇在分娩时将注意力集中在对自己的呼吸控制上，从而转移疼痛，适度放松肌肉，促进顺产。

拉梅兹呼吸法步骤和做法

第 1 步——胸部呼吸：在宫颈口刚刚打开时，孕妈妈感到阵痛初次来袭时，先放松身体，用鼻子深深地吸一口气，尽量挺起胸部，好像把这口气暂时储存在胸部一样，然后用嘴吐出这口气。

第 2 步——"嘻嘻"式浅呼吸：当宫颈口开到 3~7 厘米时，阵痛几乎每三四分钟一次，而且疼痛的程度加深。这时候，用嘴吸一小口气，暂时储存在喉咙，然后轻轻用嘴呼出，就像欢快地笑着，发出"嘻嘻"的声音似的。

第 3 步——喘息呼吸：当宫颈口几乎完全打开时，阵痛每隔 1 分钟左右一次。

这时候，孕妈妈先深深地呼气，然后深吸气，接着迅速连做 4~6 次浅呼气。

第 4 步——哈气：强烈的疼痛感几乎让孕妈妈难以忍受，不要喊叫。先深吸气，然后快速有力地连吐 4 口气，接着使劲吐出所有的气。

第 5 步——推气：胎宝宝正在努力向宫颈口移动时，孕妈妈要用力把肺部的气向腹部下压，呼气要迅速，接着继续吸满满一口气，努力将气向腹部下压，直到分娩结束。

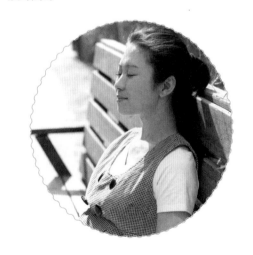

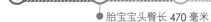

● 离预产期 40 天　　　　● 胎宝宝体重 2386 克　　　　多做练习　　　　练习时放松肌肉

● 胎宝宝头臀长 470 毫米　　　　控制呼吸

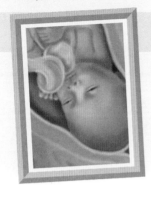

第 241 天 孕35周

胎宝宝：对声音更敏感了

胎宝宝的神经中枢系统还没有完全发育成熟，但已经对声音十分敏感了，听到声响的反应也更多了。

孕妈妈：为母乳喂养做准备

很多人认为奶水的多少是天生的，赶紧放弃这种错误的观点吧！虽然奶水的多少跟个人体质有很大的关系，但是后天的准备和努力一样能改变奶水的数量和质量。成功的母乳喂养，需要从孕期中一点一滴的生活细节做起。

注意乳房的保养

经常按摩乳房体，以疏通乳腺管。若孕妈妈有扁平乳头、乳头凹陷等问题，应在医生指导下进行适度纠正。

摄入足够的营养

在整个孕期和哺乳期，孕妈妈都需要摄入足够的营养，多吃含丰富蛋白质、维生素和矿物质的食物，特别是豆制品，有助于母乳分泌，为产后泌乳做准备。此外孕妈妈要多吃水果蔬菜，保证营养平衡，并有利于身体排毒。

睡姿要正确

孕妈妈在睡眠时要采取适宜的睡姿，最好是侧卧位，不要长时间仰卧睡，这样容易使乳房受到挤压，使血液循环不通畅，影响乳腺发育，从而不利于乳汁分泌和母乳喂养。

学习相关知识

孕妈妈和准爸爸在产前就要主动学习关于母乳喂养的基本知识，坚定母乳喂养的信心，有条件的可以参加母乳喂养培训班。

吃点豆类食物，补充优质蛋白质，为产后泌乳做准备。

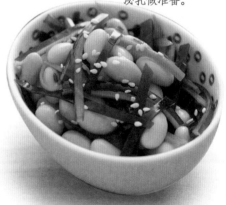

● 离预产期 39 天　　　　● 胎宝宝体重 2429 克　　　　摄取充足营养　　睡觉压迫乳房

● 胎宝宝头臀长 471 毫米　　　按摩要轻柔

第 242 天 孕35周

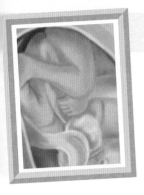

胎宝宝：圆乎乎的小皮球

因为现在没有足够的活动空间，胎宝宝的活动量变得越来越小。孕妈妈不断的营养供应让胎宝宝变得像个圆乎乎的小皮球。

孕妈妈：坚持运动

这个时期，孕妈妈的肚子更加突出，身体的重心前移，背部以及腰部的肌肉常处在紧张状态，增大的子宫对腰部神经的压迫会直接造成腰背疼痛。做一些舒展和活动筋骨的运动能够帮助孕妈妈缓解不适。

彻底静养要不得

虽然到了孕 9 月，孕妈妈更易疲惫，但还是要适当活动，现在离临盆还有一段时间呢。适当的运动能增强孕妈妈腹肌、腰肌和骨盆底肌的能力，避免肥胖，减少妊娠水肿和高血压的发生，使胎宝宝及与分娩直接有关的骨盆关节和肌肉受到锻炼，为日后的顺利分娩创造有利的条件。

运动总原则

离分娩越来越近了，此时的运动以不累为准，即孕妈妈每次运动不会感到劳累，参考运动有散步、舒展体操、孕期瑜伽、下棋等。

其中，以有准爸爸陪伴着散步为最佳，地点可以选择海边、公园或绿色的郊外，这样既可以增强体质，也能避免分娩前孕妈妈产生恐惧感、焦虑感和孤独感。

运动要小心

此时，孕妈妈身体负担特别重，这时候的运动一定要注意安全，要避免在闷热的天气里进行运动，每次运动时间不要超过 15 分钟，要时刻记得"慢"。

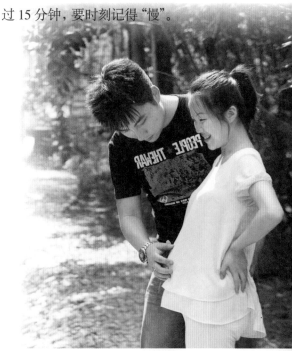

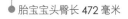

离预产期 38 天　　胎宝宝体重 2472 克　　增加产力的运动　高强度运动

胎宝宝头臀长 472 毫米　　运动注意安全

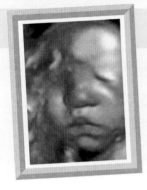

第 243 天 孕35周

胎宝宝：发育很好，等待分娩

胎宝宝的消化系统和肺部都已经发育得很好了，不过如果此时出生，胎宝宝还需要进入婴儿监护室进行监护。孕妈妈现在是不是正在为分娩担心？放松心情，胎宝宝也会感受到你的心情的。

孕妈妈：心理难产是什么

有些孕妈妈的产力不错，胎位、产道都很正常，胎儿大小也适中，却因心理性原因而导致难产。

心理难产的原因

孕妈妈会发生心理性难产的原因大致可以分为以下几点，可以来看看是否也有你担心的。

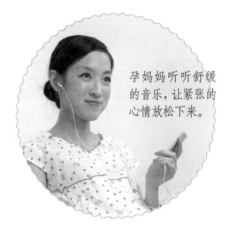

孕妈妈听听舒缓的音乐，让紧张的心情放松下来。

❧ 认知错觉：很多孕妈妈受到电视剧、书籍中分娩情节的不良影响。剧中，为了故事的戏剧性，常常会设置难产的剧情。如果不能正确认识，孕妈妈容易认为顺产发生难产的可能性很高，自己也会难产。

❧ 情绪记忆：一些孕妈妈在备孕期间听到"难产"事件的时候，产生强烈的害怕情绪，这些情绪成为记忆储存在脑海里，当上了产床，这些记忆就会让她们紧张害怕，不能顺利分娩，甚至医生的劝导在这些孕妈妈身上也不起作用。

❧ 害怕失控感：有些孕妈妈认为分娩中有太多不可控的情况，会有一种失控的感觉，每天都会伴随着焦虑、恐惧，对精神和身体产生极大的负担。

其实，孕妈妈要相信自己，也要相信医学，不要被心理的恐惧打败，要知道，顺产是大自然赐予女性的本能，是一种最自然、最正常的分娩方式。

下面介绍几种产前放松的小方法：

❧ 听着轻音乐小睡一会儿。

❧ 给最好的朋友打个电话。

❧ 读一本好玩的小说或漫画书。

❧ 泡个热水澡。

❧ 整理一下你买来的宝宝服，以及很多可爱的宝宝用品。

离预产期 37 天 ● | 胎宝宝体重 2500 克 ● | 保持孕期好心情 ✓ 害怕分娩 ✗

胎宝宝头臀长 473 毫米 ● | 继续记孕期日记

第 244~245 天 孕35周

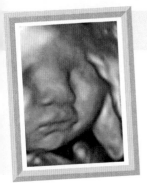

胎宝宝：胃肠系统还没发挥作用

胎宝宝此时通过脐带吸收营养和排泄垃圾，这使胎宝宝缓慢发育的肠胃系统在出生前不能发挥更大的作用，直到宝宝长到三四岁时才能发育成熟。

孕妈妈：食物让心情更好

此时孕妈妈的心情一定很复杂，既有即将与宝宝见面的喜悦，也有面对分娩的紧张不安。情绪可能也时好时坏。这时，孕妈妈不妨尝试吃一些好吃的，让自己的心情更愉悦。

早餐是很好的情绪调节剂

早餐不可忽视。有些孕妈妈上班赶时间，常常来不及吃早餐。研究表明，早餐不仅能提供足够的营养，还能愉悦心情，减少身心压力。所以，为了自己和胎宝宝的健康，一定要吃早餐。孕妈妈可以简单做一碗燕麦粥，其中富含的维生素 B_6 能帮助孕妈妈放松心情。

适量吃肉，情绪好控制

有些孕妈妈喜欢吃肉食，遇到孕期需要补充营养的时候就更多地摄取肉类，但其实这样做对情绪、体重管理都没有好处。如果孕妈妈大量吃肉，肉类中的动物蛋白质会使大脑中的"色氨酸"含量减少、大量的饱和脂肪酸会使血压升高且血液中的钙含量下降，这些都易导致人的情绪急躁。因此，孕妈妈要适量吃肉，最好每天控制在 100~150 克，保证蛋白质、铁的足量供给即可。

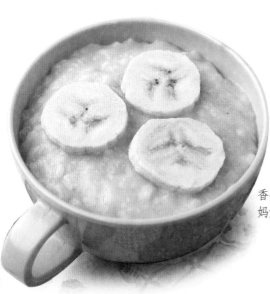

香蕉燕麦粥香甜可口，给孕妈妈带来好食欲、好心情。

离预产期 35 天 | 胎宝宝体重 2546 克 | 过量吃肉

胎宝宝头臀长 475 毫米 | 保持好心情 | 早餐一定要吃

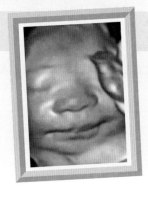

第 246 天 孕36周

胎宝宝：等不及了，好想出来

如果胎宝宝此时出生，他已能基本适应子宫外面的世界了，特别是一些胎宝宝显然等不及了，急着要出世了。

孕妈妈：做有助于顺产的产前运动

为了更安全顺利地迎接小宝宝，孕妈妈最好是从本周开始练习一些分娩促进运动，这对顺产大有裨益！

下肢运动

下肢运动有助于增强腿部内侧肌肉，有助于分娩。

1. 盘腿坐在地上，背部挺直，双手握住脚掌，使两脚脚底靠在一起。

2. 大腿外侧向下压，心中默数 5 下后放松，重复 10 次。

骨盆运动

骨盆运动可以锻炼骨盆底部及背部肌肉，储备产力的同时也帮助孕妈妈做好顺产准备。

1. 站立，双腿分开与肩同宽，膝盖自然弯曲，双手放在腰间，一边呼气一边左右运动骨盆，也可以前后运动。

2. 坐在瑜伽球上，张开双腿，将球向后推，同时身体向前倾，以不压迫腹部为宜。

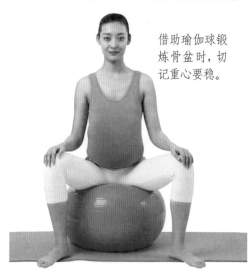

借助瑜伽球锻炼骨盆时，切记重心要稳。

3. 坐在地上，两腿最大限度地张开，双臂分别向左右伸展。整个身体向前倾，然后向后仰。反复几次。

4. 坐在地上，端正身体，一条腿向旁边伸直，另一条腿向内弯曲，手自然握住脚踝，上身慢慢向下弯，以能弯曲到最大程度为限。

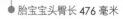

● 离预产期 34 天　　　● 胎宝宝体重 2562 克　　　家人在一旁保护　做扭转运动

● 胎宝宝头臀长 476 毫米　　　摆放好运动器材

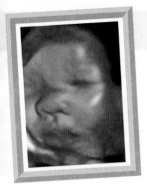

第 247 天 孕36周

胎宝宝：任务是增加体重

在分娩前的绝大部分时间，胎宝宝的主要任务就是增加体重，为出生后做好充分准备，所以要积累更多的脂肪，但是孕妈妈不能胡吃海塞，要吃些少而精的食物。

孕妈妈：孕晚期更要注意心理保健

进入孕晚期以后，孕妈妈子宫已经极度胀大，各器官、系统的负担也接近高峰，因而，孕妈妈心理上的压力也是比较重的。

了解分娩知识

克服分娩恐惧，最好的办法是让孕妈妈了解分娩的全过程以及可能出现的情况，对孕妈妈进行分娩前的有关训练。

许多地方的医院或有关机构均举办有"孕妇学校"，在怀孕的早、中、晚期对孕妈妈及准爸爸进行教育，专门讲解有关的医学知识，以及孕妈妈在分娩时的配合方法。这能有效地减轻孕妈妈心理压力，解除思想负担，对做好孕期保健，及时发现并诊治各类异常情况等均大有帮助。

做好分娩准备

分娩的准备包括孕晚期的健康检查、心理上的准备和物质上的准备。一切准备的目的都是希望母婴平安，所以，准备的过程也是对孕妈妈的安慰。如果孕妈妈了解到家人及医生为自己做了大量的工作，

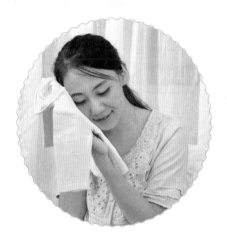

焦虑感就会大大减少。孕晚期，特别是临近预产期时，准爸爸应多留在家中陪伴孕妈妈，使她心中有所依托。

不宜过早入院

提早入院等待时间太长也不一定就好，因为医院不可能像家中那样舒适、安静和方便。而且孕妈妈入院后较长时间不临产，会有一种紧迫感，尤其看到后入院者已经分娩，对她也是一种刺激。产科病房内的每一件事都可能影响住院者的情绪，这种影响有时候并不十分有利。

● 离预产期 33 天　　● 胎宝宝体重 2586 克　　　准爸爸时常赞美　过早住院

● 胎宝宝头臀长 477 毫米　　别增加心理负担

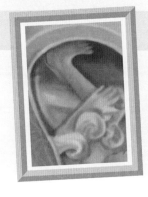

第 248 天 孕36周

胎宝宝：进入生长缓慢期

在胎宝宝发育的完成时期，他将进入生长缓慢期，脂肪累积在胎宝宝皮肤表面下，不仅有助于胎宝宝保持恒定的体温，还能燃烧化作能量，这也是在为出生过程储存能量。

孕妈妈：胎膜早破怎么办

如果在子宫没有出现规律性收缩以及阴道见红的情况下发生了胎膜破裂，也就是胎膜在临产前自然破裂了，这种情况被称为胎膜早破。胎膜早破会引发早产、胎儿宫内窘迫、母婴感染等不良后果。

怎么判断是胎膜早破

孕妈妈发生胎膜早破时，通常会以为是自己小便尿湿了内裤，并不知道是胎膜早破。当不明确究竟是羊水还是尿液流出时，可以试着用锻炼盆底肌肉的方法来控制液体流出，如果液体停止流出，则是尿液；如果不能控制，则是羊水。

羊水无色透明，而尿液有些刺鼻的氨水味。此外，还可以在家备一些羊水诊断试纸，一旦发现有不明液体，就用试纸来测试。

发生胎膜早破怎么办

发生胎膜早破，孕妈妈和家人都不要过于慌张，孕妈妈立即躺下，把臀位抬高，防止胎宝宝的脐带脱垂，家人及时在孕妈妈外阴垫上一片干净的卫生巾，保持外阴的清洁，注意不可再入浴，应立即赶往医院就诊。在去医院途中也要保持臀位高的躺卧姿势。

引起胎膜早破的原因

➤ 孕妈妈的宫颈口松弛，使胎膜受到刺激而引发胎膜早破。

➤ 胎膜发育不良，如存在羊膜绒毛膜炎等，造成羊膜腔里压力过大，引起胎膜早破。

➤ 胎位不正、骨盆狭窄、头盆不相称、羊水过多、多胎妊娠等，也可以使羊膜腔里压力增大，发生胎膜早破。

➤ 孕期性生活不慎引起羊膜绒毛膜感染，特别是精液中的前列腺素可以诱发子宫收缩，导致羊膜腔压力不均匀，引发胎膜早破。

➤ 其他因素，如孕期剧烈咳嗽、猛然大笑及做重体力活等，都可能使腹腔压力急剧增高，致使胎膜早破。

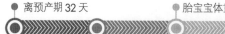

● 离预产期 32 天　　　● 胎宝宝体重 2629 克　　　胎膜早破后平躺　胎膜早破快就医

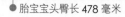

● 胎宝宝头臀长 478 毫米　　　学会分辨羊水

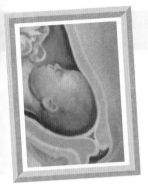

第 249 天 孕36周

胎宝宝：专心等待出生

胎宝宝的肾脏发育完全，肝脏也能代谢一些废物了。此时，胎宝宝的活动空间越来越小了，他已经不能再游来游去或是翻跟头了，而是在专心地等待出生。

孕妈妈：了解胎盘成熟度

胎盘的形态和功能随着胎宝宝生长发育的需要而发育，并逐渐完善。胎盘成熟度不会影响分娩时间，但过期妊娠应提防胎盘老化，以免影响胎宝宝的健康。

胎盘成熟度级别

正常 B 超胎盘厚度为 3.6~3.8 厘米，一般不超过 5 厘米。到胎宝宝足月时，胎盘呈椭圆形，直径 16~20 厘米，像一般的盘子那么大，重达 500~600 克。在产检报告单上胎盘成熟度会分为 4 个级别：0 级、1 级、2 级和 3 级。

1 级表示胎盘基本成熟；2 级表示胎盘成熟；3 级表示胎盘开始趋向衰老，会影响胎宝宝的供血供氧。孕早期胎盘为 0 级；孕 30 周之后胎盘成熟度为 1 级；孕 36 周以后胎盘成熟度为 2 级，意味着胎盘比较成熟；孕 38 周以后胎盘成熟度为 3 级，标志胎盘已经成熟。如果在孕 37 周发现胎盘 3 级，结合胎宝宝的双顶径和体重，可以推算胎盘是否早熟。

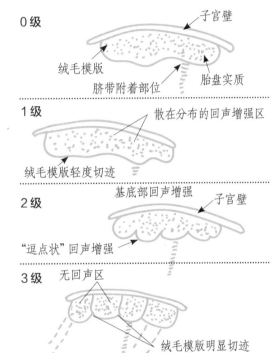

过期妊娠提防胎盘老化

过期妊娠是指超过孕 42 周仍没有分娩的情况，过期妊娠要提防胎盘随着时间而老化。如果胎盘老化，给胎宝宝提供的氧气和养分都会不够，容易造成胎宝宝缺氧，威胁胎宝宝的健康。如果出现过期妊娠的现象，孕妈妈要每天在家数胎动，一旦出现异常，要及时去医院检查。

● 离预产期 31 天　　● 胎宝宝体重 2672 克　　　胎盘老化要催产　一味追求顺产

胎宝宝头臀长 479 毫米　　　胎盘成熟宜分娩

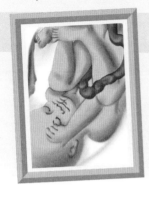

第 250 天 孕36周

胎宝宝：胎动有所减少

现在，孕妈妈的"小房子"变得拥挤起来，胎宝宝的动作不方便了，胎动因此有所减少。此时，无论胎宝宝在打转，还是在翻身，孕妈妈的肚皮都会突然鼓起一大片。

孕妈妈：待产饮食方案

从现在开始，孕妈妈进入准备分娩期了。这时候的胎宝宝即将成熟，孕妈妈这个月要继续补充钙和铁，以满足胎宝宝的生长需要。

保质保量补充蛋白质

胎宝宝处于生长发育最旺盛的时期，需要的蛋白质相对较多。长期缺乏蛋白质的胎宝宝会出现生长发育迟缓、出生体重过轻的情况，甚至还会影响智力发育。此外，孕晚期的孕妈妈还要注意均衡补充蛋白质，最好做到植物蛋白质和动物蛋白质都适量补充。

富含优质蛋白质的食物

动物蛋白质丰富的食物：牛奶、鸡蛋、鸡肉、牛肉、猪肉、羊肉、鸭肉、黄鳝、虾、鱼、贝类等。

植物蛋白含量较多的食物：大豆、花生、核桃、葵花子、西瓜子、大麦、大米等。

补锌助顺产

锌是促顺产的非常重要的营养素，它可以促进子宫收缩，使子宫产生强大的收缩力，增强孕妈妈的产力，帮助孕妈妈将胎宝宝娩出子宫，有效缩短产程，避免出现难产的情况。孕妈妈最好从本周就开始适当摄入含锌食物，到分娩时就能动用体内的锌储备了。孕晚期，孕妈妈最好从日常的海产品、鱼类、肉类等食物中摄取，尽量避免食用补充剂。

虾仁高蛋白、低脂肪，还富含锌，适合孕妈妈此时进补。

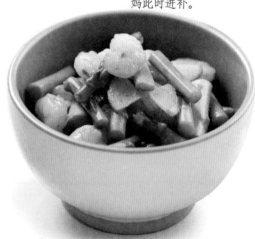

离预产期 30 天

胎宝宝体重 2715 克

吃增强产力的食物 ✓

胎宝宝头臀长 480 毫米

植物蛋白质也要吃 ✓

过量补锌 ✗

第 251~252 天 孕36 周

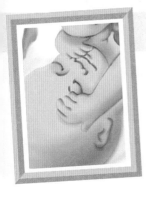

胎宝宝：下降到骨盆里了

从本周伊始，胎宝宝就开始为自己的降生做准备了，他的头开始慢慢向孕妈妈的宫颈口转动，到这几天，胎宝宝的小脑袋已经下降到孕妈妈的骨盆里了。

孕妈妈：在家待产做什么

到了孕 9 月，孕妈妈就要随时做好入院生产的准备了。不要紧张，按照下面的步骤做，多给自己一点信心就可以了。

每天洗澡

尽可能每天洗澡，清洁身体。淋浴或只擦擦身体也可以。特别要注意保持外阴部的清洁。头发也要每天整理好。

吃好睡好

初产妇从宫缩加剧到分娩结束需要经历 12~16 个小时（但时间的长短也是因人而异的），所以孕妈妈要吃好睡好，为分娩积蓄体力。

不要走远了

不知道什么时候会在哪儿开始宫缩，因此要避免一个人在外走得太远，顶多买买菜、短途散步。如需去远处，要将地点、时间等向家里人交代清楚再出去。

再确认一下住院准备的落实情况

再次确认一下，物品、车辆的安排，与准爸爸和家里人的联系方法，不在家期间的事情等，是否都安排妥当了。

提前将分娩时所用的物品以及宝宝出生后用的物品整理后放入待产包里，放到容易拿取的地方，如果宝宝提前"报到"或有紧急状况，孕妈妈可立刻拿着走，不会因为慌乱而落下东西。

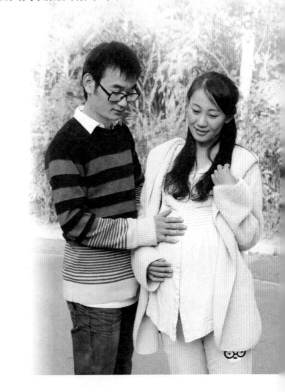

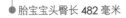

● 离预产期 28 天　　　● 胎宝宝体重 2800 克　　　备好待产包　　　出门旅行

　　　● 胎宝宝头臀长 482 毫米　　　充分休息

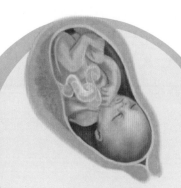

第 37 周

本周末就足月了，
随时可能出生

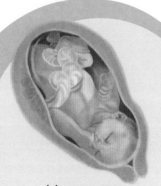

第 38 周

各器官进一步发育
成熟

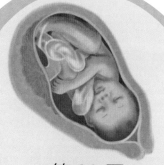

第 39 周

身上的胎毛逐渐褪去

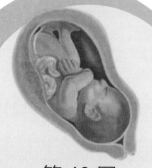

第 40 周

能完全适应"宫"外
的生活了

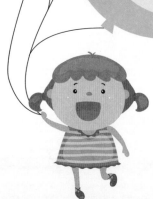

孕10月

外面什么样儿

　　这个月一结束，胎宝宝就可以和爸爸妈妈见面了。虽然一颗激动的心无论如何也按捺不住，但孕妈妈还是要保持心态平和，每天要坚持散步，坚持均衡饮食。如果是已经在家休产假的孕妈妈，可以在空闲时间继续为胎宝宝做胎教，这个时候胎宝宝已经是一个聪明的小家伙了。

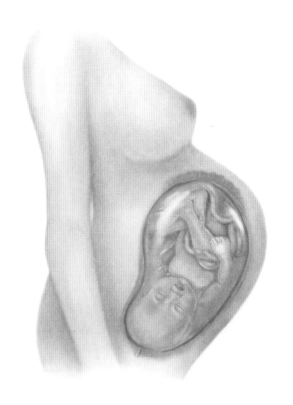

本月要事提前知

现在的胎宝宝已经足月，随时可能出生。胎宝宝已经具备了很多反射能力，完全可以适应子宫外的生活了，他的皮肤变得红润，体形也丰满了，胎头开始或者已经进入孕妈妈的骨盆入口或骨盆中。

到本月，仍然有明显而有力的胎动，但胎宝宝的胎动次数更少了，因为胎宝宝本身占据了子宫里的大部分空间。但如果胎动过于频繁，最好到医院检查一下，防止胎宝宝出现缺氧的情况。

要与宝宝见面了，提前了解下分娩会面临的问题吧！

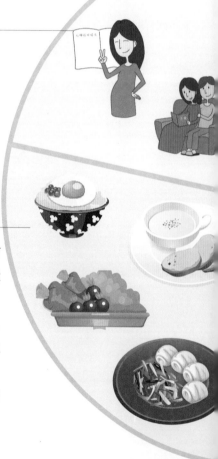

需要提前学习、准备的有很多

▶ 了解临产征兆、学习拉梅兹呼吸法、了解产程等准备工作都是为了更好、更顺利地分娩，孕妈妈要提前了解。

▶ 提前确定好分娩时期家中的事情以及产后谁来照顾宝宝和妈妈的问题，让迎接宝宝更加从容。

分娩前吃易消化的食物

▶ 即将分娩，孕妈妈的心情一定既期待又紧张，不妨吃一些有助于稳定情绪的食物，以保证分娩过程中能冷静地听从医生的指导。

▶ 顺产的孕妈妈在分娩前要吃些清淡、易消化的食物，因为分娩过程需要消耗大量体力，孕妈妈吃些易消化的食物能更好地为分娩做准备。

▶ 剖宫产前，孕妈妈不要吃任何东西，以保证肠道清洁，降低术中感染的概率。

孕 10 月产检项目

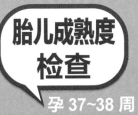

胎儿成熟度检查

孕 37~38 周

- 手摸宫缩：宫缩的频度和强度是指导医生进行相应处理的依据。
- 羊膜镜检查：判断胎儿安危的检查。
- 胎位检查：确定孕妈妈顺产还是剖宫产。
- 胎儿成熟度检查：依据宫高、腹围推算胎儿成熟度。

(以上产检项目可作为孕妈妈产检参考，具体产检项目以医院及医生提供的建议为准)

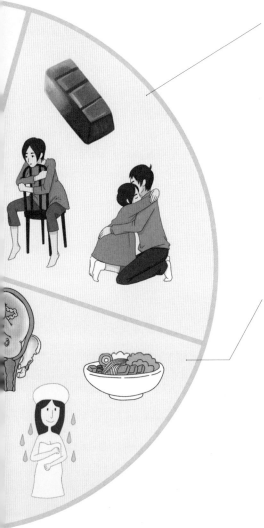

分娩过程注意多

➤ 孕妈妈在第一产程中强烈的宫缩刺激下，很容易忘记自己要做什么，这时候如果准爸爸能够在旁引导孕妈妈呼吸，安慰、鼓励孕妈妈，能有效减轻孕妈妈的痛苦。

➤ 在分娩过程中，孕妈妈一定要听从医生的指挥进行用力、呼吸等，这样会让分娩更加轻松。

➤ 分娩过程中，孕妈妈可以在宫缩间歇中喝些温水、吃些巧克力补充能量，也可以短时间闭目休息一下。

出现临产征兆

➤ 孕妈妈出现见红不要慌张，洗好澡、吃好饭，等宫缩规律至间隔 5 分钟一次后再到医院待产。

➤ 出现破水情况及时到医院就诊，以免危害到胎宝宝。

➤ 有些孕妈妈也会经常发生毫无规律、疼痛并不增强的假性宫缩，这并不是要分娩的信号，孕妈妈要注意辨别，避免慌乱。

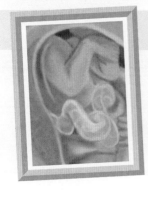

第 253~254 天 孕37周

胎宝宝：生长速度变慢

本月开始，胎宝宝的生长会变得很慢，胎头下降到骨盆，此时他正在等待与孕妈妈的第一次相遇。

孕妈妈：了解分娩征兆

从进入本周开始，孕妈妈到了怀孕的最后阶段，每过 1 小时，胎宝宝就为出生做了更充足的准备，孕妈妈也开始为分娩多做一些准备吧，多了解一些知识，多储备一些营养。

子宫底下降

初次生产的孕妈妈到了临产前两周左右，子宫底会下降，这时会觉得上腹部轻松起来，呼吸也变得比以前舒畅，饭量也会随之增加。

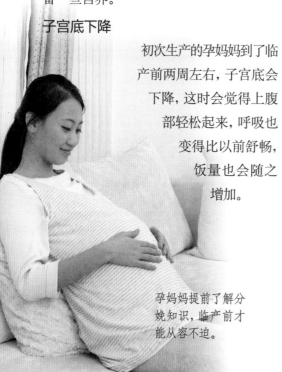

孕妈妈提前了解分娩知识，临产前才能从容不迫。

宫缩

孕妈妈一天内有好几次腹部发紧的感觉，并且这种感觉慢慢地转为很有规律的下坠痛、腰部酸痛，每次持续 30 秒、间隔 10 分钟。之后疼痛时间逐渐延长，间隔时间缩短。

规律性的疼痛达到每五六分钟 1 次，孕妈妈就应该去医院了，因为这意味着将要临产了。

破水

破水即阴道流出羊水。因为子宫强有力的收缩，子宫腔内的压力逐渐增加，子宫口开大，胎宝宝头部下降，引起胎膜破裂，羊水流出。羊水正常的颜色是淡黄色，如果是血样、绿色浑浊，必须告诉医生。

见红

临产前因子宫内口胎膜与宫壁分离，会产生少量出血，称为"见红"。见红是分娩即将开始时比较可靠的征兆。见红后的 24 小时内就会开始阵痛，进入分娩阶段。但是实际情况是很多人见红后几天甚至一周后才分娩，个体差异很大。

● 离预产期 26 天　　● 胎宝宝体重 2856 克　　观察宫缩情况　　一见红立即就医

● 胎宝宝头臀长 484 毫米　　破水立即就医

第 255~256 天 孕37周

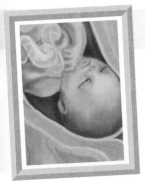

胎宝宝：追随光线的小"向日葵"

现在胎宝宝对光线变得更加敏感，像向日葵总是朝着太阳一样，胎宝宝总喜欢面朝比较明亮的方向，就好像是迫不及待要出来一样。

准爸爸：待产时做好后勤保障

待产过程中，准爸爸的作用不可忽视，要学着分散孕妈妈的注意力，分担她的痛苦，并为她做好后勤保障。

缓解孕妈妈痛苦的"奇招"

▶ 招数一：好话说尽。坚持鼓励她，要表现出对她能够顺利生产的信心，要让她知道她将带给生活一个崭新的开始，要一再表达对她的感情和感激之情。

▶ 招数二：按摩高手。在整个生产过程中，要通过对孕妈妈不同身体部位的按摩，达到缓解疼痛的效果，比如背部按摩、腰部按摩，还有腹部两侧按摩。

▶ 招数三：制造轻松气氛。为鼓励她挺住，在阵痛间隙，可以和她一起畅想即将诞生的宝宝的模样，将来怎样培养他，调侃宝宝会像彼此的缺点，会如何调皮，如何可爱，生活会如何精彩等，也可以回忆以前有趣的生活事件，要竭尽全力制造轻松欢乐的气氛。

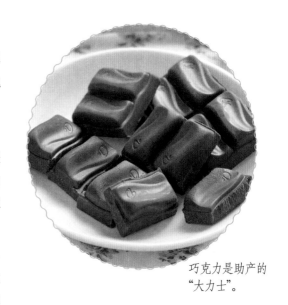

巧克力是助产的"大力士"。

"兵马"未动，"粮草"先行

要准备好充足的水、点心或者她平时最喜欢吃的小零食，最好还有巧克力，随时准备给她补充能量，这很重要。孕妈妈在生产过程中，体力消耗巨大，汗水淋漓，虽然没有胃口吃什么东西，但是需要喝水，对于产程长的孕妈妈，准爸爸有时候需要耐心劝她进食，保证她在关键时刻有力气。

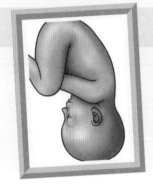

第 257~258 天 孕37周

胎宝宝：又圆又结实的小家伙

随着脂肪的不断堆积，胎宝宝的手肘和膝盖开始内凹，胎宝宝现在已经是一个又圆又结实的小家伙了！

孕妈妈：为分娩储能

最后1个月，胎宝宝在为出生做准备，他体内需要贮存的营养素会增多，孕妈妈需要的营养也达到最高峰。为此，孕妈妈的膳食应多样化，尽力扩大营养素的来源，保证营养和热量的供给。

继续坚持少食多餐

进入怀孕的最后1个月了，孕妈妈还是要坚持少食多餐的饮食原则。因为此时胃肠很容易受到压迫，从而引起便秘或腹泻，导致营养吸收不良或者营养流失，所以，孕妈妈一定要增加进餐的次数，每次少吃一些。

多为身体储存能量

这个月孕妈妈的饮食要照顾到胎宝宝的营养需要，也要为分娩储备能量，所以宜保证足够的营养，所幸由于胎头已入盆，孕妈妈胃部的不适感减轻，食欲也增加了，可适当多吃蛋白质、碳水化合物含量丰富的食物。

补充维生素K预防产后大出血

孕妈妈适当摄取富含维生素K的食物，可预防产后大出血，同时也能预防宝宝出生后因维生素K缺乏引起的出血疾病。绿叶蔬菜、瘦肉、肝脏中含有丰富的维生素K，孕妈妈可适当多吃一些。

建议孕妈妈每天通过吃些绿叶蔬菜和动物肝脏来补充维生素K，但要注意不应过量补充，也不要滥用维生素K补充剂，以免发生溶血性贫血及胎宝宝出生后出现高胆红素血症和黄疸。

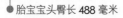

● 离预产期 22 天　　　● 胎宝宝体重 2968 克　　　营养补充要全面　饮食不节制

● 胎宝宝头臀长 488 毫米　　　食补维生素 K

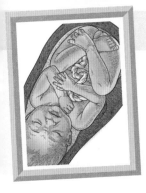

第 259 天 孕37 周

胎宝宝：肠内积聚胎粪

胎宝宝的肠内积聚了大量胎粪，正常情况下，这些胎粪会在他出生后很快排泄出来，这可能会导致胎宝宝在出生后体重稍微有些下降。

孕妈妈：助产食物大盘点

产前的饮食是千万不能马虎的，除了要给孕妈妈补充营养外，还有一个很重要的作用，那就是助产。有哪些食物可以兼顾营养和助产双重作用呢？

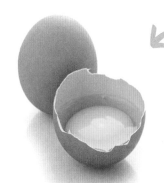

鸡蛋 在临近预产期的一段日子里，适量补充一些鸡蛋，作为孕妈妈身体的能量储备，是非常有益的。但是煮鸡蛋或煎鸡蛋会产生较强的饱腹感，消化速度慢，很可能引起腹胀等不适，如果孕妈妈宫缩强烈，还可能导致恶心。因此不建议在待产和分娩时吃煮鸡蛋或煎鸡蛋，而是要喝一些清淡的蛋花汤。

巧克力 这几乎是每一个待产的孕妈妈必备的。因为在待产过程中，孕妈妈能摄入的食物非常有限，作为能量补充，巧克力无疑是很好的选择。另外，巧克力还能增加愉悦感和缓解紧张感，是必备的助产食物。

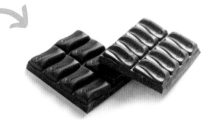

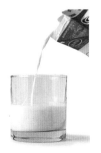

牛奶 孕妈妈在临产期会出很多汗，丢失大量水分和矿物质，不少人觉得此时喝点运动型饮料很有益，其实，孕妈妈最好的饮品是牛奶。比起运动型饮料，牛奶含有更多的乳糖、蛋白质、脂肪，能量供给更出色。不过，如果孕妈妈有乳糖不耐受的问题，一定不能在分娩过程中喝牛奶。如果平时没有喝牛奶的习惯，也最好不要在这个关键时刻尝试。

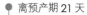
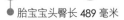

离预产期 21 天　　　胎宝宝体重 3000 克　　　吃巧克力助产　　牛奶当水喝

胎宝宝头臀长 489 毫米　　　产前喝蛋花汤

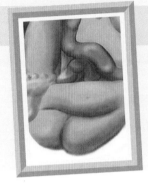

第 260～261 天 孕38周

胎宝宝：胎粪的排泄

胎宝宝肠内的粪便会在出生后很快排泄，但如果分娩过程太久，有时会在出生前排泄。后一种情况下，出生时羊水里会有胎粪，此时应帮助胎宝宝及早娩出，以免胎宝宝的肺部被污染。

孕妈妈：待产中可能出现的突发情况

每个孕妈妈既要对自己的分娩有信心，也要知道一些在医院待产时可能出现的突发情况。孕妈妈心理准备越充分，越有利于生产的顺利完成。遭遇突发事件时不要慌忙，要理智地配合医生。

胎儿窘迫

若胎儿心跳频率下降，可能是胎儿脐带受压迫、解胎便、胎头下降受到骨盆压迫等原因造成的。此时，医生会先给孕妈妈吸氧气、打点滴。如果胎心音仍未恢复正常，就必须立即进行剖宫产。

胎盘早期剥离

在待产过程中，如果孕妈妈的阵痛转变为持续性的腹痛，且阴道出血有所增加，则可能为胎盘早期剥离。出现这种情况，孕妈妈要立即告诉医生，如确诊为胎盘早期剥离，医生需紧急为孕妈妈实施剖宫产。

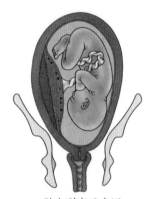

胎盘剥离示意图

胎头与骨盆不相称

胎头太大或孕妈妈骨盆腔过于狭窄，致使子宫颈无法开足，或是胎头不再下降，出现这种情况，医生多半要采用剖宫产了。

脐带脱出

脐带脱出大多发生在早期破水、胎头尚在高位及胎位不正时。脱出的脐带会受到胎头压迫，中断胎儿的血液及养分供应，会危及胎宝宝的生命。因此，待产中的孕妈妈一旦出现这种状况，就需立即实施剖宫产。

● 离预产期 19 天　　● 胎宝宝体重 3058 克　　监测胎心音　　有异常不重视

● 胎宝宝头臀长 491 毫米　　家人一同去医院

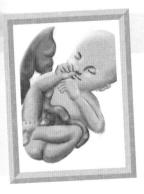

第 262~263 天 孕38周

胎宝宝：活动量变小

胎宝宝的四肢正如预料的那样弯曲着紧靠身体，由于子宫空间有限，胎宝宝的活动相当受限制，胎动也在变少，不过胎动强度并没有什么较大的改变。

孕妈妈：饮食调节，为分娩做准备

本周开始，孕妈妈的饮食依然遵从食品多样化、营养均衡、适当摄入碳水化合物的原则，不过，不要再额外补充大量钙质了，每天保证摄入 1500 毫克的钙即可，以免造成胎宝宝骨骼硬化，增加分娩难度。

可以吃助眠食物

很多孕妈妈到了孕晚期都会出现睡眠质量差的现象，可以适当补充一些助眠食物，保证睡眠质量，为分娩做好体力储备。

牛奶有安眠的作用，如果在睡前喝杯牛奶，可使孕妈妈较快地进入梦乡。

苹果、香蕉等水果，可抵抗肌肉疲劳，每天吃适量的水果，也有很好的安眠作用。

小米、莴笋、莲藕、莲子都有助眠的功效，孕妈妈在日常饮食中可以用小米、莲子煮粥，在晚餐时食用或睡前食用。莴笋、莲藕洗净切片用来煮汤，加适量蜂蜜喝，有很好的安神助眠功效。

没必要天天喝浓汤

孕晚期不应该天天喝脂肪含量很高的浓汤，如猪蹄汤、鸡汤等，因为过多的高脂食物不仅让孕妈妈发胖，也会导致胎宝宝过大，增加分娩困难。比较适宜的汤是富含蛋白质、维生素、钙、磷、铁、锌等营养素的清汤，如瘦肉汤、蔬菜汤、蛋花汤、鲜鱼汤等。而且要保证汤和肉一块吃，这样才能真正摄取到营养。

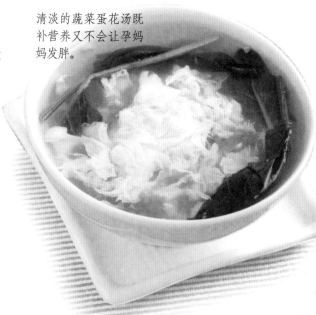

清淡的蔬菜蛋花汤既补营养又不会让孕妈妈发胖。

● 离预产期 17 天　　● 胎宝宝体重 3116 克　　吃好睡好，为分娩储力

● 胎宝宝头臀长 493 毫米　　吃营养全面、好吸收的食物

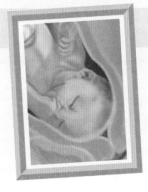

第 264~265 天 孕38周

胎宝宝：头围基本等于臀围

到今天为止，胎宝宝的头围和臀围基本相等，沉甸甸的胎宝宝可能已经让妈妈很辛苦了，这个时候孕妈妈一定要学会放松自己，方有利于胎宝宝最后的发育和即将到来的分娩。

孕妈妈：分娩方式多了解

怀孕之后，很多孕妈妈常常困扰的事情就是：到底要剖宫产还是顺产？下面就来看看几种分娩方式的优缺点，选择一个适合自己的吧！

剖宫产

优点：

❯当顺产有困难或可能对母婴有危险时，剖宫产可以挽救母婴的生命。

❯减少妊娠并发症和合并症对母婴的影响，更适合高龄产妇与有生育功能性缺陷的孕妈妈。

❯免去遭受产前阵痛以及顺产可能引起的大小便失禁之苦。

❯腹腔内有其他疾病，可在手术中同时处理。

缺点：

❯手术时可能发生大出血及副损伤，术后可能发生合并症。

❯可能发生子宫切口愈合不良、肠粘连等症。

❯产后新妈妈的子宫及全身的恢复都比顺产的慢。

❯再次分娩时为了防止原切口创伤，需要再次剖宫。

❯剖宫产出生的宝宝，可能会发生呼吸窘迫综合征和多动症。

顺产

优点：

❯产后恢复快，可立即进食、哺喂母乳。

❯仅有会阴部位伤口，并发症少。

❯经过产道的挤压，可以使宝宝的肺功能、皮肤神经末梢得到锻炼。

❯腹部能够很快恢复原来的平坦。

缺点：

❯产前阵痛。

❯阴道松弛，但可通过产后运动恢复。

❯有可能造成骨盆腔子宫膀胱脱垂的后遗症。

❯如需以产钳或真空吸引帮助生产，会引起胎宝宝头部肿大。

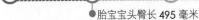

离预产期 15 天　　胎宝宝体重 3174 克　　剖宫产保证安全

胎宝宝头臀长 495 毫米　　顺产对宝宝更好

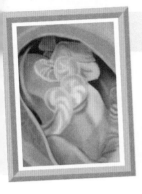

第 266 天 孕38 周

胎宝宝：随时和妈妈见面

胎宝宝已经发育得很成熟了，随时有可能和孕妈妈见面，大约有85% 的胎宝宝会在预产期前后 2 周内出生，孕妈妈要密切关注胎宝宝和自己身体的状况，一旦有了临产征兆要及时入院。

孕妈妈：临产六忌

临产阶段对很多孕妈妈来说都是既紧张又激动的，既盼着见到宝宝又对即将到来的分娩感到恐惧。如果多了解一些临产时的注意事项，对分娩有更多的知识储备，就能减轻恐惧感。

一忌怕

孕妈妈应该放松心情，正确对待阵痛等分娩过程，在现代医学条件下，只要认真进行产前检查，分娩的安全性几乎接近百分之百。

二忌饥饿

产妇分娩时会消耗很大的体力。因此临产前一定要吃饱、吃好，即使阵痛时，也要坚持吃些东西，切忌什么东西都不吃就进产房。

三忌粗心

一些孕妈妈大大咧咧，到了预产日期仍不以为然，不去准备东西。这样，往往到临产时由于准备不充分而弄得手忙脚乱，很容易出差错。所以孕妈妈一定要进行精心的准备，预防未知的情况发生。

四忌累

到了孕晚期，活动量要适当减少，工作强度也应该适当降低，并根据自己的情况休产假，特别是要注意休息好，睡眠充足。只有这样才能养精蓄锐，使分娩时精力充沛。

五忌急

有些孕妈妈在分娩上也是一个"急性子"，没到预产期就焦急地盼望能早日见到小宝贝；到了预产期，更是终日寝食不安。其实，预产期有一个正常范围，提前 10 天或延后 10 天左右都是正常现象。俗话说"瓜熟蒂落"，所以孕妈妈不必着急。

六忌远行

一般在接近预产期的前半个月就不宜远行了。因为旅途中各种条件都受到限制，一旦在旅途中分娩将是很危险的事情，它有可能威胁到母婴安全。

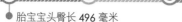

离预产期 14 天　　胎宝宝体重 3200 克　　工作加班到太晚　随意用药

胎宝宝头臀长 496 毫米　　待产也吃点东西

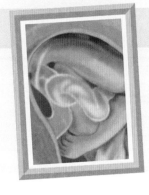

第 267~268 天 孕39周

胎宝宝：越来越白的小胖子

胎宝宝的皮肤由红色或粉红色变成白色或蓝红色，这是由于胎宝宝的皮下脂肪层厚度的增加造成的。一般情况下，胎宝宝在孕妈妈的子宫里每待一天，就会获得 14 克左右的脂肪。

孕妈妈：分娩痛要多久

当孕妈妈在经历难熬的分娩痛时，如果她们心里对"分娩疼痛到底还有多久"有数，那么就可以在最艰难的时候作为心理支柱，让她们最终实现顺产的愿望。对于还在孕期的孕妈妈来说，知道生产时疼痛的大概时间，会帮助她们树立信心，也会辅助加快产程。

为什么会有分娩痛

分娩痛来自于宫缩，每一次宫缩都会伴随着疼痛，孕妈妈会觉得像浪潮涌来一样，疼痛感会向下腹扩散，可能还会有腰酸或者排便感，而每一次宫缩都是为宝宝出生做准备，宫缩开始是不规律的，强度较弱，痛感也较弱，之后会逐渐变得规律，强度渐强，持续时间也会越来越长。

疼痛要多久

从下表可以看出，宫口开到 3 厘米时，宫缩总时为 20~40 分钟，3~7 厘米时，宫缩总时约为 60 分钟，7~10 厘米时，宫缩总时为 40~60 分钟，如此算来，宫缩疼痛的总时长小于 3 小时。而且这 3 个小时可不是一直持续地痛，而是间歇性的，一会儿痛，一会儿又不痛了，孕妈妈是有时间休息的，不痛时孕妈妈可以喝点儿水或小睡一会儿。看到这里，是不是让即将临产的孕妈妈能放下沉重的心理负担了呢？

宫口	时间	宫缩间隔	宫缩时间	宫缩次数	宫缩总时
0~3 厘米	7~8 小时	5~10 分钟	约 30 秒	40~80 次	20~40 分钟
3~7 厘米	3~5 小时	3~5 分钟	30~60 秒	约 60 次	约 60 分钟
7~10 厘米	0.5~2 小时	1~3 分钟	45~60 秒	约 40 次	40~60 分钟

● 离预产期 12 天　　　　● 胎宝宝体重 3228 克　　　　疼痛有间歇　　怕痛选择剖宫产

● 胎宝宝头臀长 498 毫米　　　　痛不过 3 小时

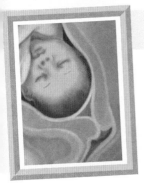

第 269~270 天 孕39周

胎宝宝：胎头不断下降

胎宝宝仍然在为出生做着准备，胎头不断下降，身体各项功能也在做着相应的准备，此时孕妈妈的身体也会逐渐发生变化，这都是在为分娩做准备。

孕妈妈：缓解阵痛小妙招

阵痛的时候，孕妈妈确实感到疼痛难忍，也可以通过以下几种方法进行缓解。

小方法缓解阵痛

泡脚：血液流通缓慢会加剧疼痛感，可以尝试用温水泡脚或者穿上保暖的鞋子，促进血液流通，减轻疼痛。

补充能量：忍受身体疼痛的时候会消耗一些体能，可以利用阵痛的间歇补充能量。

喝点水：在通过调整呼吸法抵御疼痛的同时，喉咙会感到干渴，让孕妈妈感到痛苦加倍，最好携带水杯，不痛时喝口水减轻身体的不适。

小动作缓解阵痛

从阵痛开始到正式分娩，大概还需经历若干小时，孕妈妈不要一味地坐等一波又一波阵痛的来临，可以尝试以下动作，让身体动起来，以分散注意力，缓解阵痛。

来回走动：在阵痛刚开始还不是很剧烈的时候，孕妈妈可以下床走动，一边走一边匀速呼吸。

盘腿坐：盘腿坐，两脚相对，双手放在肚子或膝盖上轻按。

扭腰：两脚分开，与肩同宽，深呼吸，闭上眼睛，同时前后左右大幅度地慢慢扭腰。

和准爸爸拥抱：双膝跪地，坐在自己脚上，双手抱住准爸爸，可放松心情。

抱住椅背坐：像骑马一样坐在有靠背的椅子上，双腿分开，双手抱住椅背。

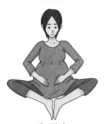

盘腿坐

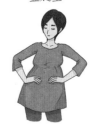

扭腰

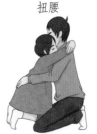

和准爸爸拥抱

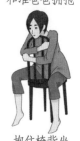

抱住椅背坐

离预产期 10 天　　　　胎宝宝体重 3256 克　　　　痛时转移注意力　大喊大叫

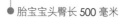

胎宝宝头臀长 500 毫米　　　运动缓解阵痛

第271~273天 孕39周

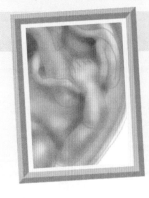

胎宝宝：胎毛正在消失

胎宝宝的胎毛正在消失，如果有的胎宝宝的胎毛能够保留到出生，大部分会出现在他的肩部、前额和颈部，这都是正常的，孕妈妈不用觉得奇怪。

孕妈妈：会阴侧切不可怕

会阴侧切是为了防止孕妈妈会阴撕裂、保护盆底肌肉、使胎宝宝尽快降生，以免胎宝宝心跳减弱、回旋不能顺利进行等可能出现的情况，是避免胎宝宝出现危险的手段。

什么情况需要会阴侧切

会阴侧切是顺产中的一个极小的手术，有以下情况的孕妈妈需要会阴侧切。

▶ 胎头过大，无法顺利通过产道。

▶ 需要用产钳或胎头吸引器进行助产的孕妈妈。

▶ 初产，胎宝宝臀位经阴道分娩的孕妈妈。

▶ 患心脏病、高血压等疾病，需要缩短第二产程。

▶ 曾做会阴切开缝合，或修补后瘢痕大，影响会阴扩展的孕妈妈。

▶ 初产头位分娩时会阴紧张、会阴体长、组织硬韧或发育不良等致使会阴未能充分扩张，估计胎头娩出时将发生严重裂伤的孕妈妈。

会阴侧切不可怕

会阴侧切是通过扩大阴道的出口，促进分娩在12小时内完成的一种处理手段。一般有正中切口和侧切口两种切口方式。一般会在会阴侧切之前进行局部麻醉，所以在切开或缝合时不会感觉到疼痛。会阴侧切后，术后恢复也快，不会对产妇的生活造成影响，所以孕妈妈大可不必担心。

会阴侧切也可以避免

分娩时也可避免会阴侧切，不过需要在怀孕时注意自己的饮食，并加强运动。下面是避免会阴侧切的一些小方法，孕妈妈可以借鉴一下。

怀孕期间只要稍加控制饮食、避免胎宝宝过大，少吃淀粉食物，并增加蛋白质的摄取，并养成运动的好习惯，不但可以使产程较为顺利，也可以降低会阴侧切的概率。

多散步、多爬楼梯，练习拉梅兹呼吸法等，都可以加强肌肉力量，帮助生产，避免侧切。

● 离预产期7天　　　● 胎宝宝体重3300克　　　会阴侧切好恢复　胎儿过大要侧切

● 胎宝宝头臀长503毫米　　　锻炼会阴肌肉

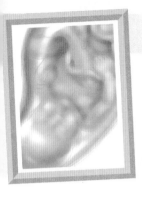

第 274~275 天 孕 40 周

胎宝宝：肺泡发育完全

胎宝宝的第 1 次呼吸最费劲，因为吸入的空气要把成千上万个还没有充气的细小肺泡扩大。而此时，胎宝宝的肺泡已经发育完全了，正等待着第 1 次的呼吸呢。

孕妈妈：舒缓情绪，释放压力

越临近分娩，孕妈妈的压力越大，情绪越紧张。千万不要让这种情绪一直持续，找到疏解的方法，让分娩前的时光安然度过。

孕妈妈在焦虑什么

临产时期是孕妈妈心情焦虑的易发时期，大致的原因可以分为 6 点，孕妈妈也来看看有没有你所担心的，不过，别担心，相信医生、相信自己，总有办法将这些问题一一解决的。

- 担心分娩时会有生命危险。
- 害怕分娩的疼痛，无法选择是剖宫产还是顺产。
- 担心住院以后看到其他产妇的痛苦状况。
- 怕超过预产期而出现意外。
- 在选择母乳喂养还是人工喂养的问题上举棋不定。
- 分娩的日子很快到来，担心自己无法胜任妈妈的角色而产生忧虑。

自创好心情

遇到不如人意的事也不要自怨自艾、怨天尤人，应以开朗明快的心情面对问题，对家人要善解人意，心存宽容和谅解，协调好家庭关系。

离预产期 5 天　　　　胎宝宝体重 3328 克　　　　与准爸爸聊聊天　总害怕分娩

胎宝宝头臀长 505 毫米　　　　主动纾解压力

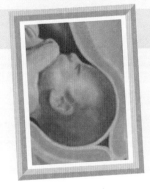

第 276~277 天 孕40周

胎宝宝：会"变形"的小脑袋

胎宝宝的头颅骨还没有完全固化，头颅骨是由 5 块分开的骨盘组成，出生时骨盘会被挤压在一起。出生后，胎宝宝颅骨骨盘间的骨缝叫做颅囟，从这里能够感觉到宝宝跳动的血管。

孕妈妈：别忽视过期妊娠

如果孕妈妈的月经规律正常，而妊娠期达到或超过 42 周还未分娩，即是过期妊娠。过期妊娠对孕妈妈和胎宝宝都有一定危害，孕妈妈一定要重视这个问题。

过期妊娠对孕妈妈的影响

过期妊娠不仅会加重孕妈妈的焦虑，而且会增加分娩难度，延长产程。如果不

出现过期妊娠时，孕妈妈不宜过度焦虑，听医生安排即可。

及时处理或处理不当，则可能导致孕妈妈难产、大出血，直接威胁孕妈妈的生命。

过期妊娠对胎宝宝的影响

过期妊娠可能造成胎宝宝骨骼过硬或体重过重，加大分娩难度，造成胎宝宝因分娩时间过长而缺氧或窒息。而且，过期妊娠时，孕妈妈的胎盘功能老化，不能很好地为胎宝宝提供氧气和营养，容易造成胎宝宝宫内窘迫。此外，过期妊娠一般会出现羊水变少或胎便污染等情况，对胎宝宝十分不利。

过期妊娠应该怎么办

如果孕妈妈被诊断为过期妊娠，一定要遵照医嘱定期到医院做 B 超检查或胎心监护。

如果孕妈妈胎盘、羊水等各项指标良好，胎宝宝也无体重过重等情况，孕妈妈可遵医嘱选择使用催产素缩短顺产的过程。

如果一旦发现有胎儿宫内窘迫或羊水过少等情况，一定要及时采取剖宫产。

● 离预产期 3 天　　● 胎宝宝体重 3356 克　　必要时做剖宫产 ✓

✓　✓　✓

● 胎宝宝头臀长 507 毫米　　及时就医检查　　不顾具体情况坚持顺产

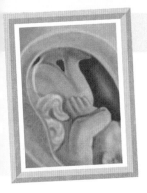

第 278~280 天 孕40 周

胎宝宝：终于要见到妈妈了

终于到了胎宝宝的预产期，这意味着出生前所有的生长发育已经完成，也就是代表胎宝宝已经为你们的相见做好了准备。

孕妈妈：必要时选择剖宫产

一些孕妈妈希望顺产，觉得这样对宝宝和自己的健康都有好处。这的确不错，但是在不能顺产的情况下，还是要听从医生的建议选择剖宫产。现代医学很发达，剖宫产也能保证孕妈妈和胎宝宝的健康。

什么情况需要剖宫产

如果孕妈妈和胎宝宝属于以下情况，那么孕妈妈最好接受医生的建议，及时选择剖宫产。

🔸 胎宝宝窘迫：这是由于胎宝宝缺乏氧气而陷于危险状态。

🔸 胎宝宝过大：胎宝宝体积过大无法经由骨盆腔生产。

🔸 骨盆过小：因孕妈妈骨盆过小，没有足够空间让胎宝宝经由骨盆腔生产。

🔸 胎位不正：臀位、肩位、横位都会给胎宝宝和孕妈妈带来不可预知的危险。

🔸 子痫前期：有高血压、蛋白尿、水肿症状的孕妈妈，胎宝宝将无法从胎盘获得足够的营养与氧气，也不能承受生产过程所带来的压力。

🔸 自然生产过程无法继续进展：因孕妈妈子宫收缩程度薄弱，子宫颈扩张不足，胎宝宝无法产出。

🔸 胎宝宝未成熟：未成熟的胎宝宝会较虚弱，通常胎宝宝小于 36 周，以及体重小于 2.3 千克，可能无法承受顺产的压力。

🔸 前置胎盘：又称低位胎盘，若是胎盘附着在子宫的部位过低，会导致出血以及阻挡胎宝宝出生的通道。

🔸 胎盘剥离：通常胎盘剥离是由高血压或创伤所引起而导致阴道出血的紧急状况。

🔸 孕妈妈罹患某种病症：糖尿病、肾脏病等，对于母体和胎宝宝都会形成压力。

剖宫产过程示意图

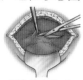

切开腹壁和肌肉。

牵拉膀胱，切开子宫下部。

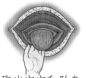

取出宝宝和胎盘。

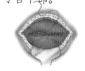

逐层缝合。

● 离预产期 0 天　　　● 胎宝宝体重 3384 克　　　以母婴安全为重　　盲目追求顺产

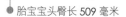

● 胎宝宝头臀长 509 毫米　　　询问医生建议

附录
预产期推算表

根据下表可以速算出预产期：第一行为末次月经的月份和日期；第二行对应的即为预产期的月份和日期。
如末次月经时间为2月25日，预产期即为12月2日。

1月 / 10月

1	2	3	4	5	6	7	8	9	10	11	12	13	14	15	16	17	18	19	20	21	22	23	24	25	26	27	28	29	30	31
8	9	10	11	12	13	14	15	16	17	18	19	20	21	22	23	24	25	26	27	28	29	30	31	1	2	3	4	5	6	7

2月 / 11月

1	2	3	4	5	6	7	8	9	10	11	12	13	14	15	16	17	18	19	20	21	22	23	24	25	26	27	28
8	9	10	11	12	13	14	15	16	17	18	19	20	21	22	23	24	25	26	27	28	29	30	1	2	3	4	5

3月 / 12月

1	2	3	4	5	6	7	8	9	10	11	12	13	14	15	16	17	18	19	20	21	22	23	24	25	26	27	28	29	30	31
6	7	8	9	10	11	12	13	14	15	16	17	18	19	20	21	22	23	24	25	26	27	28	29	30	31	1	2	3	4	5

4月 / 1月

1	2	3	4	5	6	7	8	9	10	11	12	13	14	15	16	17	18	19	20	21	22	23	24	25	26	27	28	29	30
6	7	8	9	10	11	12	13	14	15	16	17	18	19	20	21	22	23	24	25	26	27	28	29	30	31	1	2	3	4

5月 / 2月

1	2	3	4	5	6	7	8	9	10	11	12	13	14	15	16	17	18	19	20	21	22	23	24	25	26	27	28	29	30	31
5	6	7	8	9	10	11	12	13	14	15	16	17	18	19	20	21	22	23	24	25	26	27	28	1	2	3	4	5	6	7

6月 / 3月

1	2	3	4	5	6	7	8	9	10	11	12	13	14	15	16	17	18	19	20	21	22	23	24	25	26	27	28	29	30
8	9	10	11	12	13	14	15	16	17	18	19	20	21	22	23	24	25	26	27	28	29	30	31	1	2	3	4	5	6

7月 / 4月

1	2	3	4	5	6	7	8	9	10	11	12	13	14	15	16	17	18	19	20	21	22	23	24	25	26	27	28	29	30	31
8	9	10	11	12	13	14	15	16	17	18	19	20	21	22	23	24	25	26	27	28	29	30	1	2	3	4	5	6	7

8月 / 5月

1	2	3	4	5	6	7	8	9	10	11	12	13	14	15	16	17	18	19	20	21	22	23	24	25	26	27	28	29	30	31
8	9	10	11	12	13	14	15	16	17	18	19	20	21	22	23	24	25	26	27	28	29	30	31	1	2	3	4	5	6	7

9月 / 6月

1	2	3	4	5	6	7	8	9	10	11	12	13	14	15	16	17	18	19	20	21	22	23	24	25	26	27	28	29	30
8	9	10	11	12	13	14	15	16	17	18	19	20	21	22	23	24	25	26	27	28	29	30	1	2	3	4	5	6	7

10月 / 7月

1	2	3	4	5	6	7	8	9	10	11	12	13	14	15	16	17	18	19	20	21	22	23	24	25	26	27	28	29	30	31
8	9	10	11	12	13	14	15	16	17	18	19	20	21	22	23	24	25	26	27	28	29	30	31	1	2	3	4	5	6	7

11月 / 8月

1	2	3	4	5	6	7	8	9	10	11	12	13	14	15	16	17	18	19	20	21	22	23	24	25	26	27	28	29	30
8	9	10	11	12	13	14	15	16	17	18	19	20	21	22	23	24	25	26	27	28	29	30	31	1	2	3	4	5	6

12月 / 9月

1	2	3	4	5	6	7	8	9	10	11	12	13	14	15	16	17	18	19	20	21	22	23	24	25	26	27	28	29	30	31
7	8	9	10	11	12	13	14	15	16	17	18	19	20	21	22	23	24	25	26	27	28	29	30	1	2	3	4	5	6	7

入院待产包清单

证件
1. 身份证
2. 产检病例
3. 医保卡
4. 准生证
5. 现金及银行卡

衣物
1. 哺乳内衣两三套，内裤多带几条
2. 睡衣和替换外衣 2 套
3. 吸奶器及防溢乳垫
4. 拖鞋

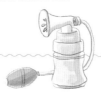

洗浴用品
1. 脸盆 2 个
2. 毛巾 2 条，小方巾若干，可用于产后热敷乳房、擦汗
3. 洗漱套装 1 套
4. 护肤品、梳子和镜子
5. 晾毛巾的小衣架

卫生用品
1. 餐巾纸若干
2. 卫生纸若干
3. 孕妇卫生巾 1 包

食物和餐具
1. 巧克力、红糖及其他助产零食
2. 水或饮料
3. 弯头吸管
4. 水杯 1 个
5. 餐具 1 套或保温瓶

宝宝喂养用品
1. 奶瓶 2 个
2. 奶瓶刷
3. 配方奶粉（小袋装即可，以备母乳不足时使用）

宝宝护肤用品
1. 婴儿护臀霜
2. 婴儿湿巾若干
3. NB 号纸尿裤或棉质尿布

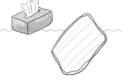

宝宝服装用品
1. 婴儿服两三套
2. 胎帽 1 顶
3. 和尚领内衣两三件
4. 出院时穿的衣物和抱被 1 套

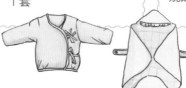

注：入院之前就要准备好待产包，不过每个医院需要的证件不同，也有的医院会提供部分母婴用品，所以，最好事先向准备分娩的医院了解一下。

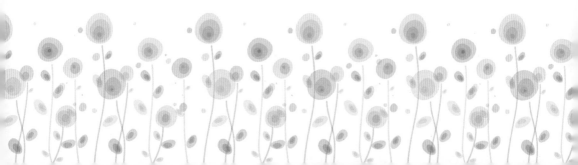

图书在版编目(CIP)数据

孕期胎儿发育一天一页 / 王琪主编 . – 北京：中国轻工
业出版社，2018.4
ISBN 978-7-5184-1634-9

Ⅰ . ①孕⋯ Ⅱ . ①王⋯ Ⅲ . ①胎儿－生长发育－基本
知识 Ⅳ . ① R714.51

中国版本图书馆 CIP 数据核字 (2017) 第 233243 号

责任编辑：高惠京　　责任终审：张乃東　　整体设计：唐　心
策划编辑：龙志丹　　责任校对：李　靖　　责任监印：张京华

出版发行：中国轻工业出版社（北京东长安街 6 号，邮编：100740）
印　　刷：北京博海升彩色印刷有限公司
经　　销：各地新华书店
版　　次：2018 年 4 月第 1 版第 1 次印刷
开　　本：720×1000　1/16　印张：16
字　　数：250 千字
书　　号：ISBN 978-7-5184-1634-9　定价：49.80 元
邮购电话：010-65241695
发行电话：010-85119835　传真：85113293
网　　址：http ://www.chlip.com.cn
Email：club@chlip.com.cn
如发现图书残缺请与我社邮购联系调换
170640S3X101ZBW